여자로 태어나
아프지 않고
사는 법

여자로 태어나
아프지 않고
사는 법

장허야오 지음

정주은 옮김

비타북스

여성의 심신 건강을 지키는 오행 원리

● 세상의 모든 존재는 나무(木), 불(火), 흙(土), 쇠(金), 물(水), 이 다섯 가지 속성으로 나눌 수 있다.

나무 : 나서 자라고 막힘없이 밖으로 뻗어나가는 작용을 하는 사물.

불 : 뜨겁고 위로 솟는 작용을 하는 사물.

흙 : 심어서 기르고 수확하는 작용을 하는 사물.

쇠 : 청결하고 소슬하며 변혁하는 작용을 하는 사물.

물 : 아래로 흘러 윤택하게 하고 차가운 작용을 하는 사물.

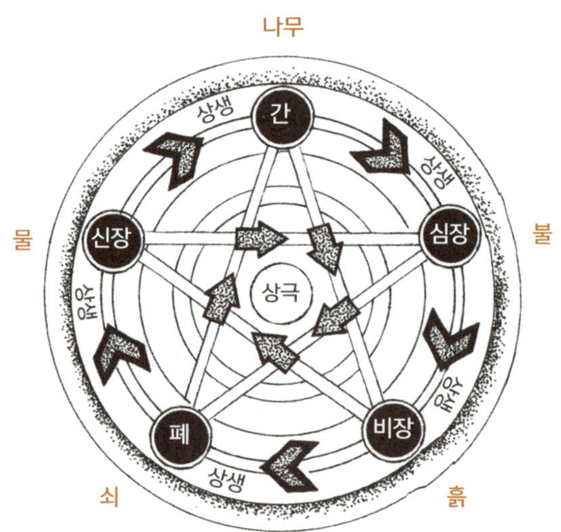

오행에 따른 다섯 가지 체질과 특징

 목 체질 여성

- **신체적 특징** : 매사에 혼신의 힘을 다한다. 간에 열이 많고 간의 기운이 원활하지 못한 편이다.
- **신경 써야 할 장기** : 간, 쓸개
- **걸리기 쉬운 질병** : 유선증식, 경추 질환, 허리근육 손상, 신경쇠약, 간과 쓸개 질환
- **황금 혈자리** : 태충혈

목 체질에 약이 되는 음식

- **곡물** : 옥수수, 귀리
- **채소** : 미나리, 청경채, 시금치, 팽이버섯, 표고버섯, 당근, 쑥갓, 마늘종, 냉이, 완두콩 싹
- **육류, 어류, 알류** : 장어, 청어, 농어, 갈치, 문어, 게, 굴, 우렁이, 민물조개, 누에번데기
- **과일** : 자두, 금귤, 오디, 두리안
- **약재** : 영지, 결명자, 국화, 느티나무꽃, 장미꽃, 월계화, 치자꽃, 재스민
- **음료** : 여주차, 보이차, 국화차
- **조미료** : 식초, 사과식초, 콩기름, 간장
- **견과** : 호박씨

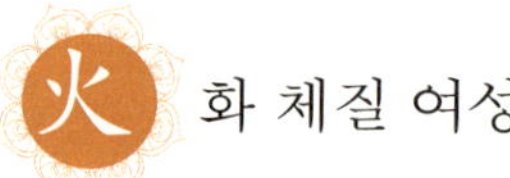

화 체질 여성

- **신체적 특징 :** 선천적으로 몸에 열이 많은 편이다. 특히 심장에 열이 많고 불면증이 있으며, 가슴이 두근거리고 잘 놀란다. 구강 궤양에 잘 걸리고 여드름이 잘 난다.
- **신경 써야 할 장기 :** 심장, 소장
- **걸리기 쉬운 질병 :** 고혈압, 심장병, 동맥경화, 뇌출혈 등 심뇌혈관 질환과 소장 질환
- **황금 혈자리 :** 내관혈

화 체질에 약이 되는 음식

- **곡물 :** 밀(가루), 팥, 녹두
- **채소 :** 청경채, 목이버섯, 토마토, 가지, 양파, 조롱박, 여주, 고추, 풋고추, 숙주, 상추, 씀바귀
- **육류, 어류, 알류 :** 돼지 심장, 소 심장, 메뚜기, 조기, 살치, 상어 지느러미, 달걀
- **과일 :** 키위, 레몬, 석류, 파파야, 앵두, 딸기, 수박, 대추
- **약재 :** 산조인, 인삼, 당귀, 서양삼, 백자인, 죽엽, 라벤더
- **음료 :** 적포도주, 백포도주, 맥주, 홍차, 녹차, 우롱차, 커피
- **조미료 :** 겨자, 땅콩기름, 갈색설탕
- **견과 :** 해바라기씨

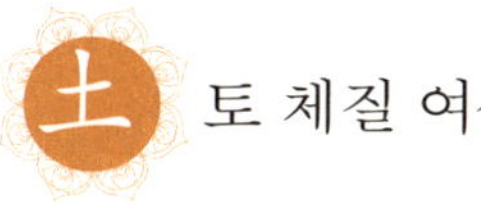

토 체질 여성

- **신체적 특징 :** 선천적으로 위장이 강하고 비장이 약하다. 음식을 잘 먹는 편이지만 소화가 잘 되지 않는다. 게으르고 운동을 싫어한다.
- **신경 써야 할 장기 :** 비장, 위장
- **걸리기 쉬운 질병 :** 비만, 고지혈증, 고혈압, 고혈당
- **황금 혈자리 :** 삼음교혈

토 체질에 약이 되는 음식

- **곡물 :** 멥쌀, 쌀보리, 수수, 보리, 메밀, 쌀겨, 대두, 완두, 편두, 누에콩, 찹쌀, 좁쌀, 율무
- **채소 :** 느타리버섯, 새송이, 무, 양배추, 강낭콩, 토란, 고수, 단호박, 삼백초, 콩나물
- **육류, 어류, 알류 :** 붕어, 병어, 연어, 방어, 송어, 피조개, 백합
- **과일 :** 산사, 대추, 감귤, 스타푸르트, 망고스틴
- **약재 :** 감초, 사삼, 복령, 가시오갈피, 진피
- **음료 :** 요구르트, 콩물
- **조미료 :** 춘장
- **견과 :** 개암
- **기타 :** 고구마, 엿

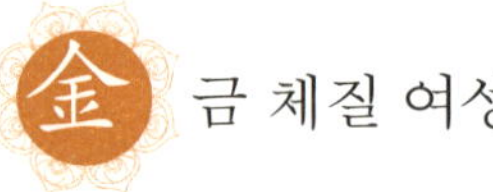 금 체 질 여 성

- **신체적 특징** : 일 중독자인 경우가 많고 경쟁심이 강하다.
- **신경 써야 할 장기** : 폐, 대장
- **걸리기 쉬운 질병** : 만성 기관지염, 폐렴, 어깨와 등의 통증, 피부병
- **황금 혈자리** : 척택혈

금 체질에 약이 되는 음식

- **곡물** : 땅콩
- **채소** : 은이버섯, 김, 해파리, 오이, 백합, 감자, 파, 마늘, 죽순, 삼백초, 대파, 실파
- **육류, 어류, 알류** : 돼지고기, 오리고기, 준치, 잉어, 오리 알, 달걀
- **과일** : 올리브 열매, 복숭아, 살구, 사과, 배, 망고, 사탕수수, 감, 유자, 바나나, 멜론, 무화과
- **약재** : 당삼, 황기, 태자삼, 목서나무꽃, 나리꽃
- **음료** : 우유, 야자즙, 아몬드즙
- **조미료** : 설탕, 생강, 후추, 꿀
- **견과** : 은행나무 열매, 잣
- **기타** : 두부

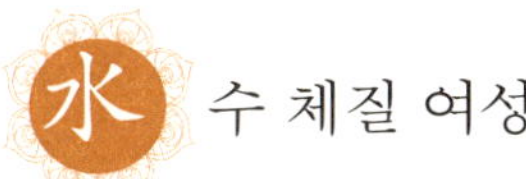 수 체질 여성

- **신체적 특징 :** 유방이 작고 엉덩이가 납작하며, 허벅지에 독소와 지방이 잘 쌓인다.
- **신경 써야 할 장기 :** 신장
- **걸리기 쉬운 질병 :** 질염, 자궁근종, 난소낭종, 허리와 무릎이 시큰거림, 탈모증, 다크서클
- **황금 혈자리 :** 태계혈

── 수 체질에 약이 되는 음식 ──

- **곡물 :** 깨, 흰콩, 검은콩, 작두콩, 흑미, 적미
- **채소 :** 목이버섯, 배추, 양배추, 미역, 파래, 해초, 부추, 원추리, 콜리플라워, 연근, 브로콜리
- **육류, 어류, 알류 :** 닭고기, 개고기, 양고기, 달팽이, 오골계, 오징어, 관자, 미꾸라지, 해삼, 새우, 홍합, 전복
- **과일 :** 파인애플, 포도, 오렌지
- **약재 :** 구기자, 동충하초, 하수오, 백작약, 검실, 복숭아꽃
- **조미료 :** 소금, 굴소스
- **견과 :** 밤, 호두
- **기타 :** 로열젤리

미리 알아두면 좋은 용어

- 간담肝膽 : 간과 쓸개를 이르는 말.

- 간목肝木 : 간을 오행의 목에 소속시켜 이르는 말.

- 괄사刮痧 : 물소 뿔, 숟가락 등의 다양한 도구로 피부를 긁거나 문질러 자극함으로써 치유 능력을 활성화하는 경락마사지.

- 비위脾胃 : 비장과 위장을 이르는 말.

- 비토脾土 : 비장을 오행의 토에 소속시켜 이르는 말.

- 소설疏泄 : 온몸의 기의 운동을 소통하고 배설시킴.

- 신수腎水 : 신장을 오행의 수에 소속시켜 이르는 말.

- 심화心火 : 심장을 오행의 화에 소속시켜 이르는 말.

- 십이경맥十二經脈 : 모든 경맥들 중 기본이 되는 12개의 경맥. 연계된 오장육부에 따라 폐경, 심포경, 심경, 대장경, 삼초경, 소장경, 비경, 간경, 신경, 위경, 담경, 방광경으로 나뉜다.

- 울결鬱結 : 한곳에 몰려 흩어지지 않음.

- 폐금肺金 : 폐를 오행의 금에 소속시켜 이르는 말.

꽃을 전한 손에는 향기가 남는다

내 어머니는 병약한 체질을 타고난 나 때문에 근심 걱정이 그칠 날이 없었다. 고향에서 멀리 떨어진 학교에 진학했을 때는 내가 금방이라도 어떻게 될 것처럼 안절부절못하셨다. 그런데 우연히 만난 스승님께서 오랜 세월 나를 괴롭혀온 질병을 깨끗이 치료해주셨다. 게다가 나를 제자로 받아주시기까지 해서 의학을 배우기 시작했다. 그 후 고향에 돌아갈 때마다 건강하고 생기가 넘치는 내 모습에 어머니의 입가에 미소가 떠올랐다. 또한 그동안 배운 것을 바탕으로 긴 세월 어머니를 괴롭힌 변비와 잦은 감기도 치료해드렸다. 그쯤 되니 어머니도 진정으로 마음을 놓으셨다. 물론 내 건강에 대해 안심하신 것도 있지만 내가 하는 일이 어머니의 한결같은 가르침인 '좋은 것이 있으면 남과 나누고 기쁨을 선사해라'는 말에 딱 들어맞았기 때문이다.

나는 평생 어머니의 가르침을 마음 깊이 새기고 환자 모두를 진심으로 대했다. 지금까지 나를 찾아와 건강을 되찾은 환자가 1만 명이 넘는데, 병의 경중을 떠나 모든 환자가 저마다 사연이 있었다. 나는 그녀들과 함께 질병과 노화와 싸우면서 건강이 얼마나 중요한지 나눔과 사랑의 힘이 얼마나 큰지 몸소 깨닫게 되었다.

그런데 수많은 여성 환자를 만나면서 한 가지 이상한 사실을 알게 되었다. 대부분의 여성이 병원을 멀리한다는 사실이다. 여성들이 병원을 찾지 않는 이유는 제각각이었다. 병원에 갈 돈이 있으면 차라리 아이를 위해 쓰겠다는 사람도 있었고, 온갖 검사를 받고 셀 수 없이 많은 약을 먹어도 증세가 호전되지 않기 때문이라는 사람도 있었다. 또 가슴이 작거나 모공이 크거나 월경 중에 아랫배가 팽팽해지는 증상 등 '별 것 아닌' 문제로 병원까지 갈 필요는 없다고 생각하는 사람도 있었고, 외음부가 가렵거나 질이 느슨해지는 증상 등 '남부끄러운' 문제로 병원을 찾기가 망설여진다는 사람도 있었다.

같은 여성으로서 나 또한 그녀들의 심정을 십분 이해한다. 그래서 의학자의 길로 들어서면서 굳게 다짐했다. '앞으로 만나게 될 모든 여성이 병이 나기 전에 스스로 예방하게 하고, 이미 병이 났다면 스스로 치료할 수 있도록 하겠다!'라고 말이다. 나는 오랜 의학 공부와 수많은 임상 경험 끝에 여성에게 흔히 발생하는 질병의 원인과 치료의 해답을 '오행(五行)'에서 찾게 되었다.

오행의 규칙에 따라 여성의 체질은 목, 화, 토, 금, 수, 이 다섯 가지로 나뉜다. 사람은 저마다 다른 체질을 타고나고, 잘 걸리는 질병과 집중적으로 보살펴야 하는 장기도 다 다르다. 일단 책의 부록을 펼쳐 자신의 생년월일에 해당하는 체질을 찾기만 하면 건강과 아름다움을 지킬 당신만을 위한 방법을 확인할 수 있을 것이다.

　이 책은 심오하고 어려운 오행에 대해 설명하는 책이 아니다. 그저 많은 여성에게 진정한 아름다움과 건강을 선사하기 위해 내가 해본 오행 건강법을 소개하고 질병을 치료하는 원리를 설명한다. 1장에서는 여성과 오행의 관계에 대해 소개한다. 2~6장에서는 오행 중 목, 화, 토, 금, 수에 대응하는 장기인 간, 심장, 비장, 폐, 신장을 보양하는 방법에 대해 설명한다. 그리고 마지막 장에서는 내가 지난 세월 동안 터득한 건강 비법을 공개한다. 이 방법을 익히면 누구든지 더 건강하고 아름다운 몸으로 거듭날 수 있을 것이다.

　경락 혈자리로 질병을 치료하는 법에 대한 참신한 해석은 이 책의 특별한 점 중 하나이다. 이 밖에도 약선과 차, 약주로 병을 치료하는 방법, 다섯 개의 음이 오장에 들어간다는 이치에 따라 음악 치료법을 소개하고 있다. 일상에서 간단히 할 수 있는 오행 요법이므로 한가할 때 꼭 따라 해보기 바란다.

　이 책이 질병으로 고통받는 여성들에게 위안과 희망을 줄 수 있기를 바란다. 꽃을 전한 손에는 향기가 남는다. 책 속 방법에 따라 독자들 스스로 자신의 몸과 마음을 잘 다스리고 그 비법을 다른 사람과 함께 누리는 것, 내 바람은 오직 이것뿐이다.

베이징에서
장허야오

저자의 말_ 꽃을 전한 손에는 향기가 남는다 11

제1장
오행을 따르는 여자가 진짜 건강하다

여성의 신체와 피부는 오행에 달려 있다 21
우리 몸속 오장육부의 상생상극 관계 28
생년월일에 따라 타고난 체질이 다르다 33
여성은 자신을 위해 무엇을 돌봐야 하는가 36
계절마다 다른 오행의 규칙을 따르면 사시사철 이롭다 44
'오행 건강법'은 여성에게 평안한 인생을 선사한다 48

제2장
간은 평생 믿고 따라야 할 두 번째 어머니

간에 문제가 있으면 늙어 보인다 55
다섯 개 혈을 자극해 회춘의 지름길을 뚫어라 59
마음속 응어리를 풀려면 옆구리를 문질러라 66
우울증을 싹 날려버리는 혈자리와 책 한 권 71
혈을 누르는 것만으로 유선증식을 막을 수 있다 76
유선 섬유선종을 막는 상반신 오행 보양법 80
가슴이 납작한 여성이라면 바스트업 나비자세 84
먹어서 생긴 병은 먹어서 없앤다 91
눈의 노화를 예방하는 특급 비법 96
밝고 촉촉한 눈을 원하면 귓불을 공략하라 100

제 3 장

심장은 여자의 영원한 집

심장에 탈이 나면 얼굴이 빛을 잃는다 105
다섯 개 혈을 자극해 심장을 지켜라 108
하루 20분, 속이 편안해지는 습관 113
변비로 고생한다면 삼초경을 지압하라 118
먹을수록 수명이 길어지는 오행 심장 보양죽 122
가슴이 답답할 때 이것만 알아두세요 127
단잠을 위한 숙면 팁, 굿바이 불면증! 132
열등감과 소심함도 치료될 수 있다 136

제 4 장

여자의 근본인 비장을 잊지 마라

비위가 상하면 여성의 근본이 흔들린다 143
다섯 개 혈을 자극해 부족한 기혈을 보강하라 147
살을 빼려면 몸부터 보양하라 153
당뇨병을 물리치는 오행 비장 보양법 158
한 푼으로 위궤양 치료하기 163
발바닥 긁기로 위하수를 예방하자 168
만성 위염을 예방하는 신통방통 귓속 혈자리 171

제 5 장

폐가 튼튼해야 촉촉해 보이는 법

폐가 망가지면 피부에 생기가 사라진다 177
다섯 개 혈을 자극해 여성의 고민을 한방에 날려라 180
피부가 하얗고 맑아지는 습관, 쌀뜨물 세안 185
오행 폐 보양죽으로 호흡기 질병에 작별을 고하라 188
만성 비염은 어떻게 해야 떨칠 수 있을까 193
작은 병은 바로 치료하라 197
주견이 없는 당신, 담력은 키울 수 있다 203

제 6 장

신장이 튼튼한 여자가 다복하다

신장이 나쁘면 여성미가 부족해 보인다 209
다섯 개 혈을 자극해 활력 넘치는 몸을 만들자 212
행복한 성생활을 부르는 오행 검은콩 깨 율무죽 218
난소낭종을 낮게 하고 재발을 막는 비책 224
월경통을 다스리는 법, 따뜻해야 몸이 가볍다 230
여성의 골반강은 한 송이 꽃으로 다스려라 234
깨끗한 질은 쑥물과 중극혈에게 맡겨라 239

제 7 장
건강과 미모를 동시에 잡는 장선생의 특급 비법

비법1 머리만 잘 빗어도 젊음을 유지할 수 있다 245

비법2 허리와 다리 시림을 치료하는 오행 족욕법 249

비법3 여성의 두 번째 얼굴, 손을 지키는 오행 보양법 254

비법4 여성의 구강 질환을 치료하는 오행 요법 257

비법5 '식초'로 고혈압, 고지혈, 고혈당을 잡자 261

비법6 무시무시한 대상포진을 한방에 날리는 방법 264

비법7 화타도 솔깃할 두통 잡는 특급 노하우 269

비법8 몸이 불편할 때는 복부를 문지르자 273

비법9 연꽃처럼 앉으면 스트레스가 풀린다 277

비법10 노인성 치매를 예방하는 고치법 284

비법11 가슴 통증에는 신, 음, 통, 영이 답이다 287

비법12 경추 질환에 특효약인 팔사혈을 공략하라 292

비법13 칼슘과 신장 보약을 공짜로 먹는 법 295

비법14 잠자리만 바꿔도 건강해지는 '오행 풍수 건강법' 297

부록1 여성 질환 치료법 일람표 306

부록2 오행 체질 조회표 312

제 1 장

오행을 따르는 여자가 진짜 건강하다

五行 ^오 行 ^행

여성의 일생은 고난의 행군이다. 월경, 결혼, 출산은 물론이고 불가능에 가까운 '일과 가정의 양립'을 가능하게 만들기 위해 고군분투하는 사이, 여성의 몸과 마음은 점점 쇠약해져간다. 주변만 살펴봐도 열에 아홉은 몸 안팎이 삐걱거린다고 하고, 그중에는 심각한 질병을 앓는 사람도 있다. 그러다가 오행 건강법을 배우면서부터 그녀들의 삶은 백팔십도로 달라졌다. 몸과 마음의 문제는 대부분 자신의 힘으로 해결할 수 있다는 사실을 깨닫기 때문이다.

여성의 신체와 피부는
오행에 달려 있다

《황제내경(黃帝內經)》에 이런 말이 있다. "세상의 모든 존재는 다섯 가지 속성으로 나눌 수 있다. 하나, 나무는 나서 자라고 막힘없이 밖으로 뻗어나가는 작용을 하는 사물을 가리킨다. 둘, 불은 뜨겁고 위로 솟는 작용을 하는 사물을 이른다. 셋, 흙은 심어서 기르고 수확하는 작용을 하는 사물을 말한다. 넷, 쇠는 청결하고 소슬하며 변혁하는 작용을 하는 사물을 대표한다. 다섯, 물은 아래로 흘러 윤택하게 하고 차가운 작용을 하는 사물을 가리킨다." 우주 만물을 이루는 이 다섯 가지 속성을 가리켜 오행(五行)이라고 부른다.

하늘에는 오행이 있고 인간에게는 오장(五臟)이 있다. 다시 말해 대자연에는 나무, 불, 흙, 쇠, 물이라는 오행이 있다면 인체에는 이에 상응해서 간, 심장, 비장, 폐, 신장의 오장이 있다. 오장은 다시 쓸개, 소장, 위장, 대장, 방광 등 오부(五腑)와 힘줄, 경맥, 살, 피부, 뼈의 오체(五體)를 곁에 둔다. 여성이 평생 고민하는 신체의 건강과 외모의 아름다움은 결코 이 오행의 섭리를 벗어날 수 없다.

○

오행을 모르면 비싼 화장품도 효과가 없다

만약 여성의 삶이 아름다움을 추구하는 레이스라면, 이 레이스의 성공 여부를 결정짓는 것은 피부이다. 당신이 만약 감탄사가 절로 나오는 무결점 피부를 가지고 있다면 연인이나 친구 앞에서, 직장이나 일상에서 더 당당해지지 않을까? 이런 소망을 안고 수많은 여성이 화장품을 사는 데 돈을 아끼지 않는다. 심지어 입이 떡 벌어지는 가격의 화장품도 거침없이 사들인다.

그런데 값비싼 화장품을 아무리 발라도 원판은 불변한다. 도대체 그 이유가 무엇일까? 하나, 중의학에서 말하는 "폐가 피모(皮毛, 피부와 머리카락)를 주관한다"라는 이치를 모르기 때문이다. 둘, 피부가 쉽게 건조해지고 주름이 생기는 문제를 해결하기 위해서는 근본적인 부분, 즉 비위(脾胃, 비장과 위장을 이르는 말)를 잘 다스려야 한다는 사실을 모르기 때문이다. 폐는 오행 중 쇠에 속하고 비위는 흙에 속한다. 오행에서 흙은 쇠를 낳는다고 한다. 다시 말해 비위는 폐의 어머니와 다름없다. 따라서 비위를 튼튼하게 하면 근본적으로 폐에 도움이 된다. 마치 모체의 영양이 풍부하면 아기도 영양소를 고루 갖춘 젖을 먹게 되는 것과 같은 이치이다.

비위가 튼튼하면 폐에 충분한 기를 공급하고, 이에 따라 폐의 기운이 충분해지면 피부에서도 반질반질 윤이 나고 촉촉해진다. 피부를 가꾸려면 비위부터 다스려야 한다는 이치를 알고 있다면 화장품을 고르느라 시간과 에너지를 낭비할 필요가 없어진다. 왜냐하면 태어나면서부터 가지고 있는 오장 자체가 당신의 피부를 가꾸어줄 것이기 때문이다. 그러려면 오장 사이의 상생상극 관계를 알아야 한다.

○

풍만한 가슴도 오행에서 비롯된다

여성의 신체에서 가장 아름답고 중요한 부위는 가슴이다. 길거리 광고판을 점령한 가슴 확대 수술 광고만 보더라도 이 사실을 부인할 수 없다. 많은 여성이 가슴을 키우는 효능이 있다는 기구나 크림을 구매해 날마다 조이고 당기고 문지르며 가슴을 '학대'한다. 하지만 효과는 거의 없다고 할 정도로 미미하다. 가슴을 키우는 제품이 다양해질수록 풍만한 가슴을 원하는 여성들은 미로 속을 헤매게 된다.

이렇듯 수단과 방법을 가리지 않고 가슴을 키우려고 노력하는데,

왜 가슴은 커지지 않는 것일까? 문제는 가슴 자체가 아니라 간경(肝經, 간의 기운이 흐르는 경맥)에 있기 때문이다. 중의학에서 말하길 가슴은 기혈(氣血, 기와 혈)로 키운다고 하는데, 간경의 순행 노선이 바로 여성의 가슴을 지나간다. 그러니까 간경의 기혈이 원활히 흘러야 가슴이 '돌격 앞으로' 모드를 취한다는 뜻이다. 풍만한 가슴을 만들기 위해 가장 먼저 해야 할 일은 간을 튼튼하게 만들어 간경의 기혈을 원활히 흐르게 하는 것이다.

오행 이론에 따르면 간은 나무에 속하고 신장은 물에 속한다. 물은 나무를 낳으므로 신수(腎水, 신장을 오행의 수에 소속시켜 이르는 말)가 가득 차면 간목(肝木, 간을 오행의 목에 소속시켜 이르는 말)이 울창해져 가슴도 저절로 차오르게 된다. 그러므로 풍만한 가슴을 원한다면 간을 튼튼하게 하면서 신장도 보양해야 한다. 그래야 신수가 간목에 충분한 물을 공급해 간목의 잎이 무성해질 테고 가슴도 더불어 풍성해질 것이다.

풍만한 가슴은 모든 여성의 꿈이다. 그러나 유방 통증, 유선증식, 유방 섬유선종 등 유방에 생기는 질병은 이 꿈을 무참히 짓밟는다. 여성은 일반적으로 섬세하고 예민하며 쉽게 우울해하고 답답해하는 경향이 있는데, 그 탓에 간의 기운이 쉽게 울결(鬱結, 한곳에 몰려 흩어지지 않음)된다. 간의 기운이 울결되면 유방에 질병이 잇달아 발생해 그 자체로도 여성에게 고통을 주지만 자궁, 난소, 골반강의 질병까지 야기할 수 있다. 이 문제를 근본적으로 해결하려면 반드시 신장을 튼튼하게 해서 유방의 건강 상태를 개선해야 한다.

○

자궁과 난소의 안녕도 오행에 달려 있다

피부와 가슴이 여성의 아름다움과 직결된다면 자궁, 난소, 골반강에 발생하는 문제는 여성의 건강과 직결된다. 그간 치료한 환자 중 상당수가 자궁이나 골반강과 관련된 질병으로 나를 찾아왔다. 이와 달리 여성의 청춘을 대변하는 난소가 관심을 받기 시작한 것은 최근 몇 년 사이의 일이다. 이제 난소는 피부와 가슴 다음으로 여성이 관심을 보이는 신체 부위가 되었다.

자궁, 난소, 골반강의 문제는 근본적으로 신장에서 비롯된다. 따라서 평생 건강과 아름다움을 지키고 싶은 여성이라면 신장을 튼튼하게 해야 한다. 다만, 신장만으로는 부족하다. 신장을 최우선 순위에 두고 보양하면서 폐 건강도 신경 써야 한다. 그 까닭도 오행에 있다. 오행에서 신장은 물에 속하고 폐는 쇠에 속한다. 쇠는 물을 낳으므로 폐의 기운이 충분해야 폐금(肺金, 폐를 오행의 금에 소속시켜 이르는 말)이 신수를 낳을 수 있고 여성의 신장이 근본적으로 튼튼해질 수 있다.

위가 탈이 났는데 간을 고치는 까닭

지금까지 오장의 상생 관계에 대한 예를 언급했는데, 여기서는 오장의 상극 관계를 설명할 수 있는 예를 들어보겠다. 많은 여성이 속이 불편하다고 하소연한다. "뱃속이 부글거린다", "더부룩하다", "갑갑하다", "밥 먹고 돌아서면 배가 고픈데, 아랫배는 꽉 차 있는 느낌이다" 등 이유는 여러 가지인데, 한결같이 하는 말이 소화기 내과를 찾아가도 좋아지지 않는다는 것이다.

얼핏 들어보면 위장에 탈이 난 것 같지만 사실 이러한 증상은 비위의 문제가 아니라 간의 기운이 원활하게 흐르지 못한 탓에 생기는 것이므로 간의 문제부터 해결해야 한다. 간은 나무에 속하고 비위는 흙에 속한다. 오행 중에서 나무는 흙과 상극한다. 마치 흙의 유실을 막기 위해 나무를 심듯이 나무는 흙을 제약한다. 그러나 간의 간섭이 지나치게 느슨하거나 반대로 지나치게 빡빡하면 비위에 해롭다. 즉, 오행에서 말하는 나무가 흙을 괴롭히는 꼴이 된다. 기분이 안 좋은 상태이거나 정서불안 또는 과도한 약 복용으로 간과 신장이 상하게 되면 간에 있는 열이 비위까지 번져 애꿎은 비위가 화를 당하게 된다. 그런데 근본적인 원인은 제쳐두고 결과물인 위장만 치료하려고 하니 제대로 낫지 않는 것이다.

간을 잘 다스려 불길이 치솟지 않게 해야 비위도 평안할 수 있다.

비위는 괴롭힘을 당해도 허허 웃고 마는 순진한 장기가 아니다. 비위

가 본때를 보여줘야겠다고 다짐하는 순간, 당신의 위장은 끝장나고

말 것이다.

우리 몸속 오장육부의
상생상극 관계

오행의 상생설에 따르면 물에서 나무가 생기고 나무에서 불이 생기며 불에서 흙이 생기고 흙에서 쇠가 생기며 쇠에서 물이 생긴다. 이 말은 곧, 간이 튼튼하면 심장이 튼튼하고, 심장이 튼튼하면 비장이 튼튼하며, 비장이 튼튼하면 폐가 튼튼하고, 폐가 튼튼하면 신장이 튼튼하고, 신장이 튼튼하면 간도 더 튼튼해진다는 뜻이다.

중의학 용어로 설명하자면 간은 피를 저장해 심장을 구제하고, 심장의 열은 비장을 데우고, 비장은 음식물의 영양물질을 만들어 폐를 채우며, 폐는 기를 맑게 하고 아래로 내려보내 신장을 돕고, 신장의 기운은 간을 기른다. 오장 사이의 상생 관계는 간단히 말해서 상부상조하는 선순환 관계라고 할 수 있다.

예전에 한 친구가 온몸에 열이 나고 호흡이 가쁘며 쉴 새 없이 기침을 한 적이 있다. 검사를 받아보니 폐에 문제가 있었다. 곧바로 치료를 받은 덕분에 불편한 증상은 모두 나았지만 얼마 지나지 않아 다른 문제가 생겼다. 하룻밤에도 몇 번씩 소변이 마려워 잠에서 깨는 통에 일상생활이 곤란할 지경이 된 것이다. 중의학 병원을 찾아갔더니 이번에는 신장에 문제가 있다고 했다.

이런 상황에서 폐와 신장의 상생 관계를 모른 채 신장의 문제만 돌본다면 바라는 효과를 볼 수 없을 것이다. 밤중에 소변을 자주 보는 문제를 해결하려면 먼저 폐부터 튼튼하게 해야 한다. 폐가 튼튼해야 신장이 튼튼해지므로 친구에게 폐를 보양해야 더 이상 밤중에 소변이 마려워 깰 일은 없을 것이라고 조언했다.

○

오장은 어떻게 상극하는가?

상생이 있다면 상극도 있게 마련이다. 오행 중 나무는 흙의 양분을 빼앗고, 흙은 물을 막고, 물은 불을 끄고, 불은 쇠를 녹이고, 쇠는 나무를 자른다. 오장육부는 서로 도우면서도 제약하기 때문에 체내에서 오행의 조화를 이룰 수 있다. 상생이 다 같이 잘 먹고 잘 살기 위해 서로 돕는 관계라면 상극은 서로가 엇나가지 않게 눈에 불을 켜고 감시하는 관계이다.

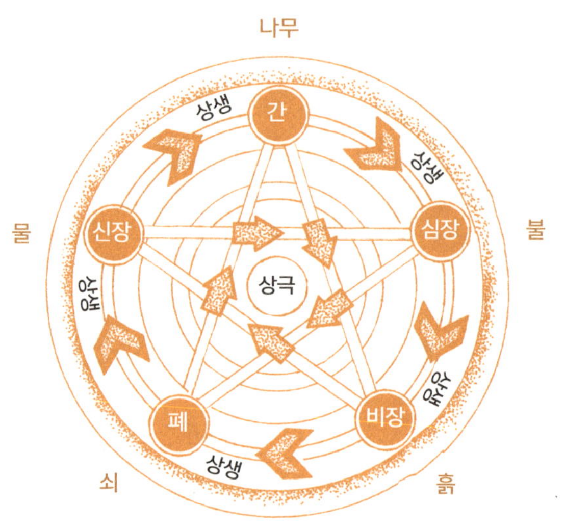

🌸 오행 사이의 상생상극 관계를 잘 알면 평생 병 없이 평안하게 지낼 수 있다.

폐의 기운이 맑아지고 아래로 내려가면 간의 양기가 위로 솟구치는 것을 억누를 수 있다. 즉, 쇠는 나무를 자른다. 간의 기운이 막힘없이 흐르면 퍼지지 못하고 머물러 있던 비토(脾土, 비장을 오행의 토에 소속시켜 이르는 말)를 소통시킬 수 있다. 즉, 나무는 흙의 양분을 빼앗는다. 비장의 운화(運化, 음식물을 소화시키고 영양물질과 수분을 흡수하여 온몸에 운반하는 기능)를 통해 신수의 범람을 막을 수 있다. 즉, 흙이 물을 막는다. 신수가 촉촉이 적셔주면 심장에 열이 왕성해지는 것을 막을 수 있다. 즉, 물이 불을 끈다. 심화(心火, 심장을 오행의 화에 소속시켜 이르는 말)가 따뜻하게 데워주면 폐금의 기가 지나치게 아래로 흐르는 것을 막을 수 있다. 즉, 불이 쇠를 녹인다.

정상적인 상황이라면 서로를 제약하는 상극 관계는 선순환을 이루어야 옳다. 그러나 몸 어딘가에 탈이 나면 상황이 달라진다. 어느 선까지 참고 어느 선부터 막아야 하는지 감을 잃은 관계는 수시로 도를 지나치게 되고 그 결과 매끄럽게 잘 굴러가던 톱니바퀴는 덜컹덜컹 삐걱삐걱 온갖 잡음을 내게 된다.

나무가 흙의 양분을 빼앗는 관계를 오장에 대입시키면 간이 비장을 제약한다고 할 수 있다. 다시 말해 간이 손상되면 비장에도 영향을 미쳐 식욕 저하, 복부팽만 등의 불편한 증상이 나타나게 된다. 간이 비장의 톱니바퀴가 굴러가는 데 제동을 건 것이다. 따라서 위장장애가 나타나면 비위가 아니라 간을 먼저 보살펴야 한다. 비위가 좋지 않다면 비위 자체에 문제가 생겼다기보다 간이 약해 비위에 악영향을 미쳤다고 보는 것이 옳다. 이런 경우 간을 잘 보양하면 비위도 건강한 상태를 회복할 수 있다.

같은 원리로 만약 심장병에 걸렸다면 심장을 보양하면서 신장도 같이 돌봐야 심장병의 마수에서 벗어날 수 있다. 또 다른 예로 심장에 열이 많으면 가슴이 답답하고 숨이 잘 안 쉬어지며 가슴에 찌릿한 통증이 느껴지는데, 이는 심장이 폐를 제약하기 때문이다. 폐에 열이 들면 간에도 열이 오른다. 이것은 폐가 간을 제약하기 때문이다.

건강과 아름다움을 지키고 싶다면 화장품과 건강 보조제, 비싼 옷을 사들일 것이 아니라 오행의 상생상극 관계를 깨우쳐야 할 것이다.

선천적으로 약한 장기를 살뜰히 돌보면서 그와 상생상극을 이루는 장기도 잘 보살펴라. 지금부터라도 그 이치에 따라 '오행 건강법'을 실천한다면 지난날의 자신과는 다른 건강하고 행복한 여성으로 다시 태어나게 될 것이다.

생년월일에 따라
타고난 체질이 다르다

지금쯤 많은 독자가 궁금해하는 문제는 단 하나, 바로 '내 체질은 오행 중 어디에 속하는가?'일 것이다. 독자들이 오행 건강법을 한시라도 빨리 숙지하기 바라는 마음에서 〈오행 체질 조회표〉를 만들었다. 두 번째 부록에서 자신의 생년월일(양력)에 해당하는 체질이 무엇인지 찾아보기 바란다. 일단 자신의 체질을 알면 자신이 걸리기 쉬운 질병과 특별히 신경 써서 보살펴야 하는 장기가 무엇인지 저절로 알게 된다. 그러면 가장 이상적인 경우 평생 병에 걸리지 않을 수 있고, 비교적 바람직한 경우 병에 덜 걸릴 수 있고, 최악의 경우 설령 병에 걸리더라도 나을 수 있는 방법을 알게 된다.

예를 들어 내 옆집에 사는 여성은 1985년 11월 26일생이므로 토 체질에 속한다. 이러한 체질은 선천적으로 오행 중 토에 속하는 비위가 약한 편이라 소화기 질환에 걸리기 쉽다. 비위에 문제가 생길 확률이 높고 일단 문제가 생기면 쉽게 낫지 않을 것이며, 어렵사리 치료가 되었더라도 재발할 확률이 매우 높다. 이 밖에 오랫동안 앓고 있는 만성질환이 있다면 이 또한 비위에서 원인을 찾아야 할 것이다. 다른 체질에 속하는 사람도 이와 마찬가지로 선천적으로 약한 장기에 신경을 써야 한다.

자신의 오행 체질과 선천적으로 약한 장기가 무엇인지 알고 나면 지긋지긋한 만성질환을 깨끗이 떨쳐낼 수 있는 방법도 대충 감이 잡힌다. 그런데 이쯤 설명을 하고 나면 환자들이 똑같은 질문을 던진다.

"제가 화 체질이라고 가정해볼게요. 심장은 오행 중 화에 속하잖아요? 그렇다면 제 심장이 매우 튼튼하다는 뜻인데, 구태여 심장을 다른 장기보다 살뜰히 보살필 필요가 있나요?"

똑같은 질문에 나 또한 똑같은 답을 내어준다.

"중의학에서는 오장이 오기(五氣)를 받아들여 간직한다고 봅니다. 예를 들어, 인체를 집에 비유하면 심장은 집안 가득 훈훈한 온기를 전하는 난로라고 할 수 있어요. 화 체질인 사람은 다른 체질에 비해 화의 기운이 왕성해요. 이 말을 곱씹어보면 다른 체질보다 난로의 연료가 더 빨리 닳는다는 뜻이 됩니다. 그러니까 더 살뜰히 보살피는 것이 당연하죠."

월경, 결혼, 출산 등 피할 수 없는 과정을 겪는 여성의 몸은 정도의 차이만 있을 뿐 모두 골병이 들게 된다. 그래서 특정 계절만 되면 자꾸만 어딘가가 쑤시고 결린다. 그러나 여성마다 아픈 부위가 다 다른데, 이 모든 증상을 일괄적으로 '부인과 질환'이라고 진단해 천편일률적으로 처방해주는 약을 먹어봐야 증상이 호전될 리 없다. 돈은 돈대로 쓰고 시간은 시간대로 낭비하고도 완치는 요원하다는 뜻이다.

훗날 결혼식장에서 누구의 손을 잡고 있을지 결혼 전에는 알 수 없는 것처럼 여자의 미래는 예측할 수 없는 미지의 영역이다. 그러나 자신이 약하게 타고난 장기가 무엇인지 일찍 알수록 더 빨리 손을 써서 훗날 일어날지도 모르는 불상사를 미연에 막을 수 있다. 병에 걸렸을 때 잡을 수 있는 유일한 동아줄은 의사가 아니다. 내 몸을 다른 사람에게 맡기고 난 이후의 결과에 온전히 만족할 사람은 아무도 없다. 그러므로 안락하고 평온한 삶을 바란다면 먼저 자신이 약한 장기를 찾아내 그에 맞는 자연 치료법을 실시해야 한다.

여성은 자신을 위해
무엇을 돌봐야 하는가

오장육부가 끊임없이 운동하면서 일으키는 질병은 셀 수 없이 많다. 이 질병들을 치료하고 예방하고자 오행 건강법에 따르기로 마음먹었다면, 자신의 체질이 오행 중 어디에 속하는지를 파악한 다음 선천적으로 약한 장기의 기능을 강화하는 음식을 먹을 차례이다. 흔히들 병은 입으로 들어간다고 하는데, 건강도 입으로 들어간다. 건강한 몸을 원한다면 장기 사이의 조화를 유지하기 위해 힘쓰는 한편 음식 섭취에도 각별히 유의해야 한다.

물론 사람은 여러 음식을 통해 영양을 섭취해야 한다. 금 체질인 사람이라고 해서 반드시 금에 속하는 음식만 먹고 목에 속하는 음식 등 다른 음식은 절대로 먹으면 안 된다는 뜻이 아니다. 되도록 금에 속하는 음식을 많이 먹는 것이 이롭고, 특히 몸이 좋지 않을 때 금에 속하는 음식을 많이 먹으면 더 빨리 건강을 회복할 수 있다는 뜻이다. 다음은 각 오행에 속하는 장기와 맛, 음식을 적은 것이다.

오행	목(木)	화(火)	토(土)	금(金)	수(水)
오장	간	심장	비장	폐	신장
오미	신 맛	쓴 맛	단 맛	매운 맛	짠 맛
오행 음식	목에 속하는 음식	화에 속하는 음식	토에 속하는 음식	금에 속하는 음식	수에 속하는 음식

오행 음식 대조표

표에서 알 수 있듯이 금 체질인 사람은 폐가 약하기 때문에 평소에 폐를 보양하는 금에 속하는 음식을 많이 섭취하고 매운 음식은 조절해서 먹어야 한다. 위장에서 음식물을 소화시키면 매운 맛은 폐로 들어가 폐의 기능은 왕성해지지만 상대적으로 다른 장부는 허약해져 맛을 편식한 것과 같기 때문이다. 즉, 금 체질인 사람은 매운 맛이 지나치면 오히려 해롭고 적당하게 조절해야 몸에 이롭다. 마찬가지로 목 체질인 사람은 간에 탈이 나기 쉽기 때문에 간담(肝膽, 간과 쓸개를 이르는 말)을 보양하는 목에 속하는 음식을 많이 섭취하고 신 음식은 조절해서 먹어야 한다. 다른 세 가지 체질에 속하는 사람도 이와 같은 이치로 음식을 섭취하면 건강을 지킬 수 있다.

여기서는 각각의 오행 체질에 따라 평소에 자주 섭취해야 하는 식품과 건강을 유지하는 데 도움이 되는 약재를 소개하겠다. 오행의 속성에 따라 식품을 나누었는데, 매우 간단해서 쉽게 이해할 수 있다. 예를 들어 화 체질에 속하는 사람이라면 화의 속성을 가진 음식을 먹어 심장을 보양해야 한다. 다른 체질에 속하는 사람도 앞서 설명한 대로 자신의 체질 속성에 맞는 음식을 먹으면 된다.

구체적으로 어떠한 곡물, 채소, 육류, 과일, 견과류, 조미료, 음료 등이 각기 다른 오행 음식에 속하는지에 대해 일목요연하게 정리해 두었으므로 각자의 체질에 맞는 음식과 음료, 건강에 도움이 되는 약재가 무엇인지 한눈에 알 수 있다.

목 체질 여성인 경우

- **신체적 특징** : 매사에 혼신의 힘을 다한다. 간에 열이 많고 간의 기운이 원활하지 못한 편이다.
- **신경 써야 할 장기** : 간담
- **걸리기 쉬운 질병** : 유선증식, 경추 질환, 허리근육 손상, 신경쇠약, 간담 질환
- **황금 혈자리** : 매일 오후 5시부터 7시 사이에 두 발에 있는 태충혈을 20분씩 눌러주면 앞서 언급한 질병을 예방하거나 증상을 개선할 수 있다.
- **목에 속하는 음식**

곡물 : 옥수수, 귀리

채소 : 미나리, 청경채, 시금치, 팽이버섯, 표고버섯, 당근, 쑥갓, 마늘종, 냉이, 완두콩 싹

육류, 어류, 알류 : 장어, 청어, 농어, 갈치, 문어, 게, 굴, 우렁이, 민물조개, 누에번데기

과일 : 자두, 금귤, 오디, 두리안

약재 : 영지, 결명자, 국화, 느티나무꽃, 장미꽃, 월계화, 치자꽃, 재스민

음료 : 여주차, 보이차, 국화차

조미료 : 식초, 사과식초, 콩기름, 간장

견과 : 호박씨

화 체질 여성인 경우

- 신체적 특징 : 선천적으로 몸에 열이 많은 편이다. 특히 심장에 열이 많고 불면증이 있으며, 가슴이 두근거리고 잘 놀란다. 구강 궤양에 잘 걸리고 여드름이 잘 난다.
- 신경 써야 할 장기 : 심장, 소장
- 걸리기 쉬운 질병 : 고혈압, 심장병, 동맥경화, 뇌출혈 등 심뇌혈관 질환과 소장 질환
- 황금 혈자리 : 매일 저녁 7시부터 9시 사이에 두 손에 있는 내관혈을 20분씩 눌러주면 앞서 언급한 질병을 예방하거나 증상을 개선

할 수 있다.

- 화에 속하는 음식

곡물 : 밀(가루), 팥, 녹두

채소 : 청경채, 목이버섯, 토마토, 가지, 양파, 조롱박, 여주, 고추, 풋고추, 숙주, 상추, 씀바귀

육류, 어류, 알류 : 돼지 심장, 소 심장, 메뚜기, 조기, 살치, 상어 지느러미, 달걀

과일 : 키위, 레몬, 석류, 파파야, 앵두, 딸기, 수박, 대추

약재 : 산조인, 인삼, 당귀, 서양삼, 백자인, 죽엽, 라벤더

음료 : 적포도주, 백포도주, 맥주, 홍차, 녹차, 우롱차, 커피

조미료 : 겨자, 땅콩기름, 갈색설탕

견과 : 해바라기씨

토 체질 여성인 경우

- **신체적 특징** : 선천적으로 위장이 강하고 비장이 약하다. 음식을 잘 먹는 편이지만 소화가 잘 되지 않는다. 비장이 허약해 게으르고 운동을 싫어한다.
- **신경 써야 할 장기** : 비위
- **걸리기 쉬운 질병** : 비만, 고지혈증, 고혈압, 고혈당
- **황금 혈자리** : 매일 오전 9시부터 11시 사이에 양쪽 무릎에 있는 삼음교혈을 20분씩 눌러주면 앞서 언급한 질병을 예방하거나 증

상을 개선할 수 있다.

- **토에 속하는 음식**

곡물 : 멥쌀, 쌀보리, 수수, 보리, 메밀, 쌀겨, 대두, 완두, 편두, 누에콩, 찹쌀, 좁쌀, 율무

채소 : 느타리버섯, 새송이, 무, 양배추, 강낭콩, 토란, 고수, 단호박, 삼백초, 콩나물

육류, 어류, 알류 : 붕어, 병어, 연어, 방어, 송어, 피조개, 백합(白蛤)

과일 : 산사, 대추, 감귤, 스타푸르트, 망고스틴

약재 : 감초, 사삼, 복령, 가시오갈피, 진피

음료 : 요구르트, 콩물

조미료 : 춘장

견과 : 개암

기타 : 고구마, 엿

금 체질 여성인 경우

- **신체적 특징** : 일 중독자인 경우가 많고 경쟁심이 강하다.
- **신경 써야 할 장기** : 폐, 대장
- **걸리기 쉬운 질병** : 만성 기관지염, 폐렴, 어깨와 등의 통증, 피부병
- **황금 혈자리** : 오전 11시에 두 팔에 있는 척택혈을 30분씩 눌러주면 앞서 언급한 질환을 예방하거나 증상을 개선할 수 있다.

- 금에 속하는 음식

곡물 : 땅콩

채소 : 은이버섯, 김, 해파리, 오이, 백합(白合, Lily), 감자, 파, 마늘, 죽순, 삼백초, 대파, 실파

육류, 어류, 알류 : 돼지고기, 오리고기, 준치, 잉어, 오리 알, 달걀

과일 : 올리브 열매, 복숭아, 살구, 사과, 배, 망고, 사탕수수, 감, 유자, 바나나, 멜론, 무화과

약재 : 당삼, 황기, 태자삼, 목서나무꽃, 나리꽃

음료 : 우유, 야자즙, 아몬드즙

조미료 : 설탕, 생강, 후추, 꿀

견과 : 은행나무 열매, 잣

기타 : 두부

수 체질 여성인 경우

- 신체적 특징 : 유방이 작고 엉덩이가 납작하며, 허벅지에 독소와 지방이 잘 쌓인다.

- 신경 써야 할 장기 : 신장

- 걸리기 쉬운 질병 : 질염, 자궁근종, 난소낭종, 허리와 무릎이 시큰 거림, 탈모증, 다크서클

- 황금 혈자리 : 매일 오후 5시부터 7시 사이에 두 발에 있는 태계혈을 20분씩 눌러주면 앞서 언급한 질병을 예방하거나 증상을 개선

할 수 있다.

• 수에 속하는 음식

곡물 : 깨, 흰콩, 검은콩, 작두콩, 흑미, 적미

채소 : 목이버섯, 배추, 양배추, 미역, 파래, 해초, 부추, 원추리, 콜리

플라워, 연근, 브로콜리

육류, 어류, 알류 : 닭고기, 개고기, 양고기, 달팽이, 오골계, 오징어,

관자, 미꾸라지, 해삼, 새우, 홍합, 전복

과일 : 파인애플, 포도, 오렌지

약재 : 구기자, 동충하초, 하수오, 백작약, 검실, 복숭아꽃

조미료 : 소금, 굴소스

견과 : 밤, 호두

기타 : 로열젤리

계절마다 다른 오행의 규칙을
따르면 사시사철 이롭다

지금부터 계절에 따른 오행 건강법을 알려주려고 한다. 이 방법대로만 하면 누구든지 병마에 맞서 싸워 승리를 쟁취할 수 있다. 계절마다 다른 오행의 규칙에 따르는 것은 사시사철을 건강하게 나기 위한 첫걸음이다. 만약 오행의 규칙을 거스르면 자신의 얼굴과 몸으로 그 결과를 감당해야 할 것이다.

유비무환이라고 했다. 계절의 오행 속성에 대해 이해하고 계절이 바뀌기에 앞서 만반의 준비를 한다면 봄, 여름, 가을, 겨울, 어느 계절이 찾아와도 미소로 맞이할 수 있다. 다음에서 각 계절에 상응하는 오행 및 계절마다 주의해야 할 사항에 대해 정리했다.

오계절	오행	오장	잘 걸리는 질병	잘 걸리는 사람	방법
봄 (1~3월)	목	간	흉부(겨드랑이와 가슴 부위 이하) 팽만, 유선증식 등 간 질환에 걸리기 쉽다. 쉽게 졸음을 느끼고 온몸에 기운이 없으며 눈이 뻑뻑한 증상이 나타난다.	목 체질 여성과 간 질환을 앓은 적이 있는 사람	간경 및 담경(膽經, 쓸개의 기운이 흐르는 경맥)을 자극한다.
여름 (4~6월)	화	심장	가슴이 답답하고 두근거리며 불면증이 생기기 쉽다. 심장 질환에 잘 걸린다.	화 체질 여성과 심장 질환을 앓은 적이 있는 사람	박수치기 및 손바닥으로 발뒤꿈치를 누른다.
장하 (長夏, 6~8월)	토	비장	복부가 더부룩하고 설사를 하며 계속 잠이 쏟아진다. 사고가 느려지고 눈 밑 처짐이 심하다.	토 체질 여성과 비위 질환을 앓은 적이 있는 사람	손가락을 구부려 발바닥을 긁는다.
가을 (9~10월)	금	폐	코와 인후부가 건조하고 목구멍이 가렵다. 기침이 잦고 피부가 가렵다. 손톱 주변에 거스러미가 생기는 사람도 있다.	금 체질 여성과 폐 질환을 앓은 적이 있는 사람	폐경(肺經, 폐의 기운이 흐르는 경맥)을 자극한다.
겨울 (10~12월)	수	신장	빈뇨, 질염, 자궁근종의 증상이 나타나기 쉬우며 허리와 다리 저림, 자궁이 차서 생기는 월경통의 증상이 나타날 수 있다.	수 체질 여성과 신장 질환을 앓은 적이 있는 사람	보온에 신경 쓰고 신장 보양에 힘쓴다. 팔료혈을 자극한다.

오계절 대조표

진찰실을 찾는 젊은 여성 중 상당수가 겨울철에도 짧은 치마를 즐겨 입는다. 이는 계절의 오행 규칙에 어긋날 뿐만 아니라 수많은 부인과 질환을 일으키는 원흉이기도 하다. 겨울은 오행 중 수, 즉 물에 속하는 계절이며 오장 중 물에 속하는 장기는 신장이다. 따라서 겨울철에 보온에 소홀하면 신수가 부족해 간목을 제대로 자양할 수 없는 탓에 이듬해 봄이 되면 간에 문제가 생겨 유방 통증, 유선증식, 월경불순 등의 증상이 나타날 수 있다. 반드시 계절의 오행 규칙에 따라야 건강과 아름다움을 지켜낼 수 있다.

계절마다 다른 기후의 특징과 질병을 초래하는 원인에 대해 알았다면 이제부터는 계절에 맞게 오행 음식을 섭취해야 할 것이다. 예를 들어 봄에는 간담의 기능을 강화하는 목에 속하는 음식을 주로 섭취해야 하고, 여름에는 심장과 소장의 기능을 강화하는 데 도움이 되는 화에 속하는 음식을 섭취해야 한다. 장하에는 비위의 기능을 강화하는 토에 속하는 음식을 많이 섭취해야 하고, 가을에는 폐와 대장의 기능을 튼튼하게 하는 금에 속하는 음식을 많이 섭취해야 한다. 그리고 겨울에는 신장의 기능을 강화하는 데 도움이 되는 수에 속하는 음식을 많이 섭취해야 한다. 앞서 오행에 속하는 음식을 소개했으니 참고하면 될 것이다.

계절은 저마다 아름다운 풍광을 자랑한다. 하지만 그 풍광에 마음을 뺏겨 몸을 돌보지 않으면 호시탐탐 인체를 습격할 기회만 노리던 질병이 당신의 오장육부 중 어느 하나가 가장 취약할 때를 골라 순식간에 덮칠지도 모른다. 지피지기면 백전백승이라고 했다. 오행과 오계절의 관계를 알고 자신의 오장 중 어느 장기가 어느 계절에 가장 취약한지를 알았다면 이미 만반의 준비를 마친 셈이다.

'오행 건강법'은 여성에게 평안한 인생을 선사한다

우리 몸의 십이경맥(十二經脈, 모든 경맥들 중 기본이 되는 12개의 경맥)에는 각각 정혈(井穴), 형혈(滎穴), 수혈(輸穴), 경혈(經穴), 합혈(合穴)이 있다. 이 다섯 개의 신통방통한 혈을 일러 오행혈(五行穴) 또는 오수혈(五輸穴)이라 부른다. 만약 인체의 십이경맥을 한 도시 안에 있는 12개의 주요 간선 도로라고 한다면 오행혈은 각각의 도로 위에 있는 가장 중요한 다섯 개의 교차로라고 할 수 있다. 만약 도로가 꽉 막히면 이 다섯 개의 교차로를 집중적으로 관리해야만 교통량이 원활한 흐름을 유지할 수 있다.

오장이 속한 여섯 개의 경맥 중 정혈은 목에 속하고 형혈은 화에 속하며 수혈은 토에 속하고 경혈은 금에 속하며 합혈은 수에 속한다.

육부의 경맥 여섯 개 중에서 정혈은 금에 속하고 형혈은 수에 속하며 수혈은 목에 속하고 경혈은 화에 속하며 합혈은 토에 속한다. 경맥과 혈자리의 구체적인 오행 속성은 다음을 참고하기 바란다.

오장 경맥 명칭	정혈[목]	형혈[화]	수혈[토]	경혈[금]	합혈[수]
간[목]	대돈	행간	태충	중봉	곡천
심장[화]	소충	소부	신문	영도	소해
비장[토]	은백	대도	태백	상구	음릉천
폐[금]	소상	어제	태연	경거	척택
신장[수]	용천	연곡	태계	복류	음곡
심포*[상화]	중충	노궁	대릉	간사	곡택

*심장을 싸고 있는 막

오장의 오행혈표

육부 경맥 명칭	정혈[금]	형혈[수]	수혈[목]	경혈[화]	합혈[토]
쓸개[목]	족규음	협계	족임읍	양보	양릉천
소장[화]	소택	전곡	후계	양곡	외소해
위장[토]	여태	내정	함곡	해계	족삼리
대장[금]	상양	이간	삼간	양계	곡지
방광[수]	지음	족통곡	속골	곤륜	위중
삼초[상화]	완골	액문	중저	지구	천정

육부의 오행혈표

표를 보고 나서 미간을 찌푸리는 사람이 적지 않을 테지만 설명을 듣고 나면 오행혈이 아주 간단하면서도 현묘한 것임을 깨닫게 될 것이다. 예를 들어 간은 목에 속하는데, 수는 목을 낳고 목은 화를 낳는다. 간경의 합혈인 곡천혈은 간경의 모혈(母穴)이고 형혈인 행간혈은 간경의 자혈(子穴)이다. 여기에서 말하는 어머니와 자식의 관계는 큰 강과 작은 물줄기의 관계와 비슷하다.

각각의 오장육부에 열이 오르거나 염증이 생기면 그 경맥의 자혈에 사법(瀉法, 혈자리를 누를 때 있는 힘껏 꾹 누르는 것), 즉 병증을 깎아 내리고 처내는 방법을 쓰면 된다. 쉽게 말해 큰 강에 물이 넘칠 듯이 차면 작은 물줄기를 내서 큰 강의 물높이를 조절할 수 있다. 이와 달리 온몸에 기운이 없고 머리가 어지러우며 가슴이 두근거리고 기혈이 부족한 경우 그 경맥의 모혈에 보법(補法, 적당히 힘을 주거나 약하게 누르는 것), 즉 보호해주고 채워 넣어주는 방법을 써야 한다.

앞서 말한 것과 같은 이치로 작은 물줄기의 물이 너무 적으면 서둘러 큰 강의 물을 가득 채운다. 큰 강의 물이 많아지면 자연스럽게 작은 물줄기로 흘러드는 물의 양도 많아지기 때문이다. 예를 들어 간에 열이 왕성하면 귀가 울리고 눈이 충혈되며 붓는 증상이 나타난다. 이때는 간경의 자혈인 행간혈을 힘껏 문질러 간의 열을 누그러뜨린다. 또 월경불순, 폐경인 경우나 쥐가 자주 나는 경우에는 간경의 모혈인 곡천혈을 날마다 1~3분씩 누르거나 두드려준다. 그렇게 3~5일 꾸준히 곡천혈을 자극하면 따로 약을 먹지 않아도 증상이 개선된다.

경락 혈자리의 오행 속성과 그들 사이의 상생상극 관계를 알고 모혈과 자혈, 큰 강과 작은 물줄기를 구분할 줄 알면 몸이 불편할 때 큰 강의 물을 채워야 하는지, 아니면 작은 물줄기를 내주어야 하는지를 알 수 있다. 이 방법은 모든 건강 문제를 해결할 수 있는 만능열쇠이자 이제부터 소개할 모든 건강법을 이해하고 능수능란하게 활용할 수 있는 관건이다.

제 2 장

간은 평생 믿고 따라야 할 두 번째 어머니

여성은 매달 월경을 한다. 이 말은 곧 달마다 일정량의 피를 잃게 된다는 뜻이다. 출산 또는 유산을 할 때도 어마어마한 양의 피가 몸 밖으로 빠져나간다. 아이를 낳고 모유 수유를 하는 여성이 많은데, 모유도 몸속의 피 중에 영양분이 가장 풍부한 엑기스로 만들어진다. 이렇듯 여성은 평생 동안 엄청난 양의 피를 잃게 된다. 그래서 중의학에서는 여성의 건강을 지키려면 우선 피를 보충해야 한다고 강조한다.

간에 문제가 있으면 늙어 보인다

땅에 물이 부족하면 점점 척박하게 변해 거북이 등껍질처럼 쩍쩍 갈라지게 된다. 이런 땅에서 자란 나무와 꽃이 푸르른 생명력을 발산할 리 만무하다. 마찬가지로 여성의 간에 피가 부족하면 일찍 주름이 생기고 얼굴빛이 칙칙해지며, 입술과 손톱이 창백해진다. 또 어지럼증을 자주 느껴 눈앞이 어질어질하고 기운이 없으며 가슴이 두근거리는 증상이 나타난다. 게다가 노화가 일찍 시작된다.

어떤 여성은 팔다리가 뻣뻣해지고 월경량이 줄어들거나 일찍 폐경이 되기도 한다. 연령대별로 살펴보면 다음과 같다. 25~35세 여성의 경우, 월경통이 심하고 폐경이 되기도 하며 유방에 통증이 느껴지고 멍울이 잡히기도 한다. 또 양 옆구리가 땡땡하고 심각한 경우 불임이 되기도 한다. 36~50세 여성의 경우, 감정 기복이 심하고 어지럼증과 두통, 불면증, 건망증, 식욕 감퇴 등 이른바 조기 갱년기증후군이 나타나며 얼굴에 기미가 생기기도 한다.

간은 체내에서 피를 담아두는 저장 탱크 역할을 하는데, 구체적으로 말하면 혈액을 저장하고 분배하는 일을 한다. 충분한 혈액을 저장해두고 우선적으로 심장에 공급하면서 몸 어딘가가 피를 요구하면 곧바로 필요한 곳으로 피를 보낸다. 또 간은 몸 상태에 따라서 혈액량을 조절하기도 한다. 예를 들어 잠을 잘 때는 필요한 혈액량이 적기 때문에 일부 혈액을 간 속에 저장했다가 일을 하거나 격렬한 활동을 시작하면 피를 내보내 온몸 구석구석 필요한 곳에 공급한다. 이처럼 간은 인체의 혈액순환을 총괄하다 보니 팔을 펴거나 다리를 차는 동작은 물론이고 하다못해 눈동자를 굴리는 것 같은 사소한 동작도 모두 간의 지휘를 받아 이루어진다.

○

입맛이 떨어지는 것도 간 때문이다

여성은 대부분 섬세하고 민감하며 감정적이기 때문에 남성보다 간의 기운이 잘 울결된다. 오행 이론에서 간은 목에 속하고 비장은 토에 속한다. 목은 토를 제압하므로 비토는 간목의 관할로 들어간다. 쉽게 말해 간은 비위의 직속상관이라고 할 수 있다. 정상적인 상황에서는 각 장기가 제 할 일만 하면 되기 때문에 문젯거리가 안 된다. 그러나 화가 나거나 우울할 때는 간의 기운이 지나치게 왕성해지거나 울결되기 쉽다. 이런 경우, 종로에서 뺨 맞고 한강에 가서 눈 흘긴다고 간은 자신이 받은 화를 직속 부하인 비위에게 쏟아내버린다. 이러한 상황을 중의학에서는 '목왕승토(木旺乘土)', 즉 간목이 지나치게 왕성해 비토를 상하게 한다고 표현한다.

많은 여성이 화가 나면 밥이 넘어가지 않는다고 하소연한다. 이런 말을 들으면 대부분 한심하다는 듯 "뭐 하러 그래? 아무리 화가 나도 그렇지 자기 몸을 상하게 할 필요가 뭐 있어?"라며 핀잔을 줄 것이다. 하지만 나는 절대로 이렇게 말하지 않는다. 그녀들이 자신의 의지로 밥을 '안' 먹는 것이 아니라 '못' 먹는 것이라는 사실을 알기 때문이다. 화가 나면 간의 기운이 울결되어 간이 모든 기를 비위에 쏟아낸 탓에 엉뚱하게 화풀이를 당한 비위는 억울해서 일할 기분이 안 난다. 그래서 밥 생각이 안 나게 되는 것이다.

따라서 화가 나서 밥 먹기가 싫은 것은 의지가 아니라 본능이다. 본능적으로 먹기 싫다는 사람을 아무리 설득해봐야 괜히 입만 아플 뿐이다. 간의 기운을 소통시켜야 비위의 기도 뚫려 저절로 먹고 싶어진다.

간이 나쁘면 나타나는
내 몸의 이상 신호

목 체질 여성은 다른 사람의 감정을 지나치게 신경 써 자신의 감정을 잘 억누르는 데다 사소한 일에도 집착해 외곬으로 치닫기 쉬운 탓에 간의 기가 울결되거나 간에 피가 부족한 사람이 많다. 다음 내용을 참고해 평소 간 건강에 이상이 없는지 체크해보기 바란다.

· **얼굴에 생기는 변화**

이마 양쪽에 여드름이 나고 모공이 커진다. 또 간의 반응점은 왼쪽 볼이기 때문에 간에 열이 왕성하면 왼쪽 볼에 여드름이 나게 된다.

· **월경에 생기는 변화**

간에 피가 부족하면 월경량이 갈수록 줄어들어 폐경이 되기도 한다. 심각한 경우 자궁과 난소가 위축되기도 한다.

· **피부와 눈에 생기는 변화**

하얀 종이 위에 회색 먼지가 내려앉은 것처럼 피부가 거무칙칙해진다. 두 눈이 마르고 뻑뻑해서 물건이 흐릿하게 보이거나 야맹증 등의 증상이 있다면 간 기능에 문제가 생겨 눈에 필요한 영양을 제대로 공급하지 못하고 있음을 뜻한다.

· **관절 부위에 생기는 문제**

간은 온몸의 힘줄을 주관한다. 관절염, 건초염, 허리와 무릎 시큰거림 등 관절 부위의 불편한 증상은 모두 이 힘줄에 생긴 질병으로 볼 수 있다. 간에 피가 부족하면 힘줄을 제대로 보양할 수 없어 힘줄이 약하고 뻣뻣해져 다치기 쉬운 상태가 된다.

다섯 개 혈을 자극해
회춘의 지름길을 뚫어라

월경불순, 난소낭종, 자궁경부염, 질염, 변비, 비만 등 여성의 몸에서 발생하는 온갖 골치 아픈 문제들은 몸속의 '독'과 관계가 깊다. 다행히 간경과 담경에 있는 다섯 송이 황금꽃인 오행혈은 하나같이 독을 배출하는 데 탁월한 효능이 있어 이번 기회에 알아두면 매우 요긴하게 쓸 수 있다.

우선 간경은 엄지발가락에서 시작해 위장 근처에 있는 기문혈까지 올라가서 끝나는 경락으로, 총 14쌍의 혈자리가 있다. 간경의 혈자리는 하나하나가 신묘한 효능이 있으나 한꺼번에 기억하는 것이 힘들기 때문에 효능이 다양하고 찾기도 쉬운 오행혈을 알아보자.

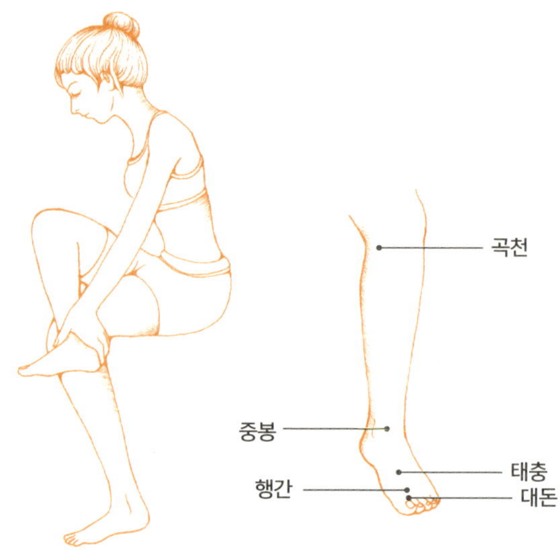

이 다섯 개 혈은 여성이 독에게 작별을 고하고 행복한 삶을 살 수 있는 길을 알려준다.

간경에 있는 오행혈은 여성에게 어떠한 작용을 하는가?

- 월경량이 많은 경우, 자궁이 아래로 처진 경우, 대소변 배출에 어려움을 겪는 경우, 날마다 대돈혈을 10~20분간 문질러주면 3~5일 만에 효과를 볼 수 있다.

- 월경 기간 중 복부가 팽팽하게 아픈 경우, 폐경된 경우, 난소낭종이 있는 경우, 날마다 행간혈을 20분간 힘껏 눌러준다. 한 달 정도 꾸준히 지압하면 증상이 개선된다.

- 유방이 팽팽하게 아픈 경우, 유선증식, 가슴 답답증, 복부 팽만, 두

통, 어지럼증, 구강 궤양, 월경불순의 경우, 날마다 태충혈을 20분 간 문지르거나 두드려준다. 일주일 정도 꾸준히 하면 증상이 개선된다.

- 얼굴빛이 파리한 경우, 허리가 아프고 발이 찬 경우, 냉감증(冷感症, 성욕이 없거나 성관계에 쾌감을 느끼지 못하는 부인증)의 경우, 날마다 중봉혈을 10~20분간 가볍게 문지르거나 쑥뜸을 뜬다. 일주일 정도 꾸준히 하면 놀라운 효과를 볼 수 있다.

- 백대하(白帶下, 생식기에서 허연 분비물이 나오는 병증)가 묽고 서늘하면서 양이 많은 경우, 월경불순, 생식기 가려움증, 무릎 시큰거림이 있는 경우, 날마다 곡천혈을 20분간 문지르거나 쑥뜸을 뜨면 일주일 만에 효과를 볼 수 있다.

간경은 새벽 1시부터 3시 사이에 가장 기운이 왕성하다. 이때 간은 열심히 독소를 배출하는데, 만약 이 시간에 깨어 있으면 간이 독소를 배출하는 데 써야 할 힘을 나누어 눈과 뇌에 기혈을 공급한다. 그러다 보니 독소 배출이 제대로 이루어지지 않아 몸 이곳저곳에 누적된 독소가 각종 부인과 질환을 일으키게 된다. 월경 중 보이는 핏덩어리, 월경불순, 폐경, 난소 조기 노화, 질염이 이 때문에 발생한다.

내가 이런 질병을 앓는 여성 환자들에게 간경의 위치와 효능을 알려주면 그녀들은 이렇게 되묻는다.

"제가 혈자리를 잘못 짚으면 어쩌죠?"

걱정할 필요 없다. 간 건강을 지키고 싶다면 날마다 간경을 천천히 지압해보라. 지압을 하다가 가장 시큰거리거나 아픈 부위, 뭔가가 뭉쳐 있는 부위를 있는 힘껏 누르거나 두드려주면 된다.

한 가지 팁을 주자면, 눌렀을 때 유난히 아프거나 시큰거리고 뭔가가 뭉쳐 있는 부위일수록 더 많이 문지르고 두드려줘야 한다. 통증이 더 이상 느껴지지 않고 뭉쳐진 덩어리가 잡히지 않는다는 것은 막혀 있던 도로가 뻥 뚫린 것처럼 간경이 뚫렸다는 뜻이다. 간이 온몸 구석구석으로 원활하게 피를 공급할 수 있게 됐다는 신호이다.

○

독소를 남김없이 배출하려면 담경을 두드려라

쓸개는 간 아래쪽 쓸개주머니 안에 붙어 있으며, 간과 표리 관계(表裏關係, 서로 같은 기운이 되는 관계)를 이룬다. 《황제내경》을 보면 이런 내용이 있다. "간은 장군과 같은 기관으로, 모든 지혜와 책략이 여기에서 나온다. 쓸개는 몸의 중앙에 있어 어느 한쪽으로 치우치지 않으며 판단과 결정을 한다." 간은 아이디어를 내놓고 쓸개는 간이 내놓은 아이디어를 구체적으로 실행한다는 말이다.

담경은 간경에 비해 훨씬 길다. 총 44쌍의 혈자리가 있는데, 눈 바깥쪽 동자료혈에서 시작해 넷째 발가락에 있는 족규음혈에서 끝난다. 만약 담경이 원활하게 소통되지 않으면 이마와 눈가에 주름이 많아지고 양쪽 귀밑머리가 많이 빠지거나 하얗게 세며, 허리와 엉덩이, 허벅지 부위에 지방이 쌓이게 된다. 몸통 부위는 살이 찌는데 종아리 부위가 마른 것은 대개 담경이 소통되지 않은 탓이다.

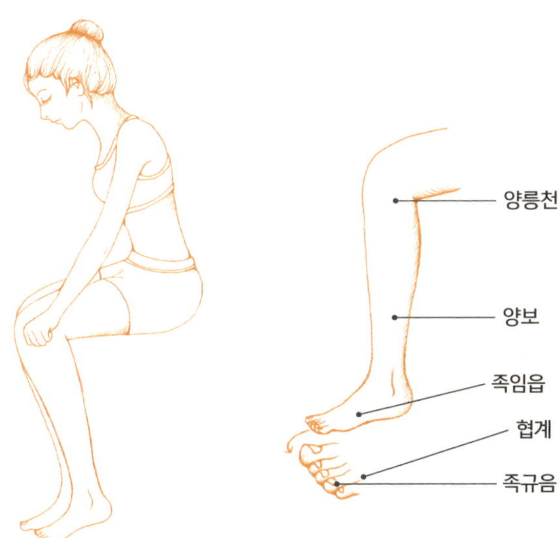

담경은 몸속의 독소를 배출하는 문으로, 이 다섯 개 혈을 두드려주면 독소가 더 빨리 배출된다.

담경에 있는 오행혈은 여성에게 어떠한 작용을 하는가?

• 대뇌를 지나치게 많이 쓴 탓에 유방 압통, 가위눌림을 겪는 경우, 날마다 족규음혈을 20분간 눌러준다. 보름 정도 꾸준히 눌러주면 증상이 개선된다.

- 많은 여성이 지나치게 완벽을 추구하는 경향이 있다. 그 탓에 극도의 긴장감에 시달리고 볼이 붓고 아프며 귀 울림, 두통에 시달린다. 이 경우, 날마다 협계혈을 20분간 힘껏 문질러주면 이틀 만에 화가 가라앉고 통증이 가신다.

- 월경불순에 허리 통증까지 있는 경우, 족임읍혈을 20분간 문지르거나 쑥뜸을 뜨면 사흘 만에 효과를 볼 수 있다.

- 허리와 다리가 시큰거리고 힘이 없는 경우, 월경의 색이 검고 핏덩어리가 섞여 있는 경우, 양보혈을 20분간 쑥뜸을 뜨면 시린 통증은 바로 낫는다. 한 달 정도 꾸준히 하면 증상이 개선된다.

- 태생적으로 피부가 누렇고 광택이 없는 경우, 날마다 양릉천혈을 20분간 문지르고 미백 효과가 있는 마스크팩을 한다. 한 달 정도 꾸준히 실시하면 피부가 눈에 띄게 밝아진다.

담경은 밤 11시부터 새벽 1시 사이에 가장 기운이 왕성하다. 이때 담경은 온힘을 다해 독소 배출을 돕는다. 또 오전은 담경의 기운이 가장 약한 시간이므로 이때 담경을 두드려주면 간담의 활력을 불러일으켜 남아 있는 독소를 끝까지 다 배출할 수 있다.

쓸개즙은 간의 남은 기운이 모여 만들어진다. 이 말은 곧 쓸개가 스스로 쓸개즙을 만들어 배출하지 못하고 간의 통제를 받는다는 뜻이다. 간의 소설(疏泄, 온몸의 기의 운동을 소통하고 배설시킴) 기능이 정상적으로 이루어지면 쓸개즙도 원활하게 배출되며 성심성의껏 비

위의 운화를 돕는다. 그러나 간에 문제가 생겨 소설 기능이 실조되면
쓸개즙 생성 및 배출에도 문제가 생긴다. 이 경우 제 몸 하나 돌보기
도 벅찬 쓸개에 비위까지 돌볼 여력을 기대할 수는 없다. 그 결과 양
쪽 옆구리가 팽팽하면서 아프고 엉덩이 부위에 지방이 축적되며 식
욕 감퇴, 복부 팽만, 설사 등의 증상이 나타난다.

　이렇듯 쓸개는 시종일관 간의 통제를 받지만 때때로 성질을 부리
기도 한다. 만약 쓸개에 문제가 생기면 쓸개즙이 거꾸로 거슬러 올라
가 입이 쓰거나 쓴물을 토해내게 된다. 이럴 때 담경을 두드리면 불
편한 증상을 완화할 수 있고, 수시로 꾸준히 두드리면 쓸개에 문제가
생길 일은 걱정하지 않아도 된다.

마음속 응어리를 풀려면
옆구리를 문질러라

오늘날 여성은 가정에서는 남편과 아이를 돌보고 친정 부모님과 시부모님의 건강까지 돌봐야 하며, 직장에서는 남성과 똑같이 살벌한 경쟁과 스트레스를 견뎌야 한다. 안팎에서 쏟아지는 스트레스가 자신이 감당할 수 있는 수준을 넘어서면 대개 참을 수 없을 만큼 화가 나고 가슴이 답답해지지만 누구 하나 붙잡고 하소연할 곳이 없다.

이런 마음 상태는 간의 대사에 부담을 주기 때문에 이를 처리하기 위해서는 간이 '특근'까지 해야 한다. 또 간의 기운이 잘 퍼지지 못하고 오랫동안 울결되는 바람에 경락을 막는 경우도 많다. 이렇게 되면 간이 받는 스트레스는 갈수록 더 커지게 된다. 여드름, 기미, 유방 압통, 유선증식 등 여성을 괴롭히는 증상도 다 간을 잘 보살피지 못한 탓에 나타난 문제이다.

샤오샤오는 내가 치료했던 환자 중 간의 기운이 울결된 정도가 가장 심했던 여성이다. 맨 처음 그녀를 만났을 때 볼에는 기미가 끼어 있었고 굉장히 초조하고 불안해 보였다.

"선생님, 평소에 가슴이 찌릿찌릿 아프고 월경도 불규칙해요. 혹시 유방암에 걸린 걸까요?"

진찰을 해보니 샤오샤오가 걱정하던 질병은 아니었다. 불편한 증상은 치료해야 했기 때문에 나는 그녀에게 약을 처방하는 대신 앞으로 한 달 동안 날마다 간경과 담경을 20분씩 지압하라고 했다. 나를 굳게 믿고 시키는 대로 따르며 그렇게 한 달이 지난 어느 날, 샤오샤오에게서 전화가 왔다.

"선생님, 더 이상 가슴이 아프지 않아요. 월경도 정상적으로 하기 시작했고 기미도 다 없어졌어요. 기분도 많이 좋아졌고요. 게다가 자신감이 붙으면서 일도 잘 돼 회사에서 우수 직원으로 선정되었어요."

나중에 알게 된 사실인데, 샤오샤오는 언니들에 대한 열등감 때문에 스트레스가 무척 심했다고 한다. 그녀는 세 자매 중 막내로, 큰언니는 아름답고 유능했으며 둘째 언니는 정숙하고 지혜로웠다. 그런데 샤오샤오는 아름답지도 똑똑하지도 않아 언니들과 비교당하기 일쑤였다. 이런 일이 반복되면서 열등감이 심해졌고 사소한 일에도 민감하게 반응하게 되었다.

그녀는 어머니가 큰언니와 둘째 언니만 예뻐한다고 생각했다. 그런데 얼마 전, 샤오샤오의 어머니가 가슴이 답답하고 눈이 충혈되며 입이 쓴 증상을 보였다. 이때 샤오샤오는 내가 일러준 대로 어머니의 간경과 담경을 지압해주었다. 예전에는 대화거리가 없어 소원했던 모녀가 이 일을 계기로 차츰 대화의 물꼬를 트기 시작했다.

어머니와 대화를 하면서 샤오샤오는 그동안 자신이 어머니를 오해했다는 사실을 알게 되었다. 사실 어머니는 겉으로 드러내지만 않았을 뿐, 마음속으로는 언제나 막내딸을 금지옥엽처럼 생각한다고 했다. 이 말 한마디에 그동안 샤오샤오의 마음에 맺혀 있던 응어리가 봄날 눈 녹듯 녹아내렸다. 그저 간경과 담경을 지압했을 뿐인데, 몸의 병은 물론 마음의 병까지 씻은 듯 낫게 되었다.

ㅇ

손쉽게 간경과 담경을 지압하는 방법

그간 환자들을 치료하면서 쌓은 경험에 따르면 매일 저녁 9시에 간경과 담경을 20분씩 지압했을 때 한 달 만에 초조, 불안, 우울, 불면, 어지럼증, 두통, 월경불순, 얼굴 기미, 유방 압통, 옆구리 결림, 식욕부진 등의 증상이 대부분 사라졌다.

그렇다면 간경과 담경의 지압은 어떻게 하는 것일까? 매우 간단하다. 손바닥으로 겨드랑이부터 시작해 사타구니 부위까지 아래쪽으로 눌러주며 지압한다. 지압을 할 때는 마음속으로 맑은 샘물이 가슴에서부터 아래로 흘러내리면서 활활 타오르고 있는 불길을 단번에 꺼뜨리고 서서히 간을 촉촉하게 적신다고 상상하라. 이때 간경과 담경은 더 시원하게 소통되고 몸속의 독소는 더 빨리 분해돼 몸 밖으로 배출될 것이다. 지압할 때는 옷을 입은 상태로 해도 된다. 지압하기 전에 음악을 들어주면 더 좋다. 케니 지의 색소폰 연주곡 〈Morning〉, 첼로 독주곡 〈The Swan〉, 피아노 연주곡 〈Embracing the Wind〉 등 리듬이 온화한 음악이 효과를 높인다.

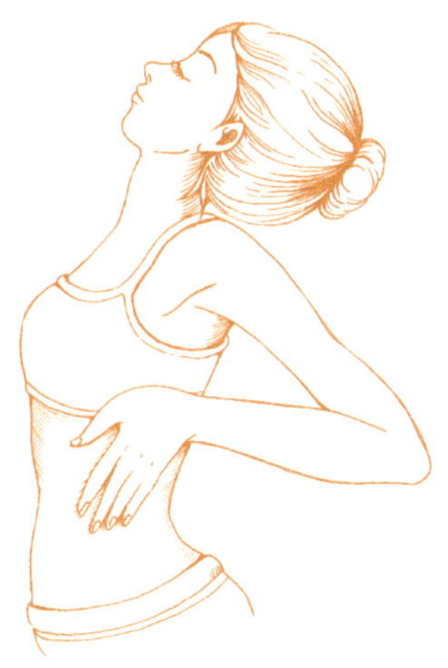

문지르는 곳은 간경과 담경이지만 실제로 풀리는 것은 마음속 응어리이다.

일부 여성은 성격이 내향적이고 감상에 잘 빠진다. 또 별 것 아닌 일에도 크게 화를 내는 사람도 있다. 여성의 이러한 심리적 특징은 간담의 기운을 울결시켜 온몸에 혈액을 보내고 독소를 배출하는 일을 방해한다. 그러나 날마다 꾸준히 옆구리를 문질러 간경과 담경을 지압하면 성격도 명랑해지고 몸도 튼튼해질 것이다.

우울증을 싹 날려버리는
혈자리와 책 한 권

어느 날 내 환자 중 한 여성이 자신의 동료를 데리고 진찰실을 찾았다.

"선생님, 제가 도대체 왜 이러는지 모르겠어요. 아무 이유 없이 우울해요. 생각이 굼떠졌고 눈이 뻑뻑하면서 귀 울림이 자주 느껴져요. 또 툭하면 어지러워요. 그동안 수많은 안과, 이비인후과를 가봤고 눈과 귀에 좋다는 약은 다 구해서 먹어봤지만 아무 효과도 보지 못했어요."

나는 곧바로 환자의 혀와 손바닥, 맥을 살펴본 뒤 우울증이 의심되어 침과 뜸 치료를 시작했다. 내가 은침으로 내관혈을 찌르자마자 그녀는 갑자기 눈물을 쏟기 시작했다. 그녀를 데리고 온 내 환자는 갑작스러운 상황에 놀라 동료를 위로하려고 다가왔지만 나는 그녀의 행동을 저지하며 말했다.

"그냥 마음껏 울도록 내버려두세요."

침을 놓았을 때 그녀가 눈물을 흘린 까닭은 아파서가 아니라 마음속에 억눌려 있던 기가 침이 뚫고 들어온 틈을 타고 흘러나왔기 때문이다. 이것만 보더라도 그녀에게 사연이 있음을 짐작할 수 있었다. 제대로 치료하기 위해 그녀에게 두 가지 질문을 던졌다.

"혹시 직장 생활, 식생활, 성생활 등 만사에 아무 흥미가 없지 않나요? 또 월경이 시작되기 전에 이유 없이 눈물이 나지 않나요?"

그녀는 고개를 끄덕이며 대답했다.

"선생님 말씀이 다 맞아요. 요즘 월경량이 갈수록 줄어들어서 이틀이면 거의 끝나버려요. 유방도 점점 바람 빠진 풍선처럼 쪼그라지고요. 또 매일 아침마다 정신을 차릴 수가 없어요."

이 말까지 듣고 나니 우울증이 확실했다. 눈이 뻑뻑하고 귀 울림이 있으며 어지러운 것은 모두 간의 기운이 소통되지 않아서 생기는 증상이다. 이러한 사실을 모른 채 덮어놓고 안과와 이비인후과만 찾았으니 고생은 고생대로 하고 병을 치료하지 못한 것이다.

그 후 이 여성을 치료할 때마다 나는 내관혈과 태충혈에 침을 놓았다. 그러면서 틈틈이 일상에서 즐거웠던 일이나 어린 시절 행복했던 일에 대해 이야기하게 했다. 또 종종 그녀에게 장자의 《양생주(養生主)》에 나오는 한 구절을 들려주며 정신을 가다듬도록 했다.

"우리의 삶에는 끝이 있으나 앎에는 끝이 없다. 끝이 있는 것으로 끝이 없는 것을 좇으니 몹시 위태롭구나! …… 만사에 자연의 법칙을 따르면 목숨을 지키고 천성을 보전하며 정신을 수양해 천수를 누릴 수 있다."

반년 동안 치료를 받고 나서 그녀를 괴롭히던 증상은 완전히 사라졌고 우울증도 많이 좋아졌다. 이제 그녀는 적극적으로 단체 활동에 참여하고 사람들과 활발한 교우 관계를 유지하고 있다. 가슴은 점점 풍만해졌고 월경도 규칙적으로 하게 됐으며 성생활도 다시 원만해졌다.

○

마음의 감기, 우울에 안녕을 고하라

우울증의 형태는 매우 다양하지만 근본적인 원인은 단 한 가지, 즉 정신이 혼란스럽고 산만하기 때문이다. 《황제내경》에 이런 말이 있다. "심장은 신(神)을 간직하고 간은 혼(魂)을 간직한다." 여기에서 말하는 신은 사람의 사고나 의식을 가리키고 혼은 감정 활동을 말한다. 내관혈은 심포경의 원혈(原穴, 오장육부의 에너지가 끊이지 않고 지나가는 혈)로 심포, 심장, 심경(心經, 심장의 기운이 흐르는 경맥)의 정기가 가장 깊이, 충분히 모이는 혈자리이다. 《침구대성(針灸大成)》에서 내관혈은 모든 우울증을 치료한다고 했다. 내관혈은 혼

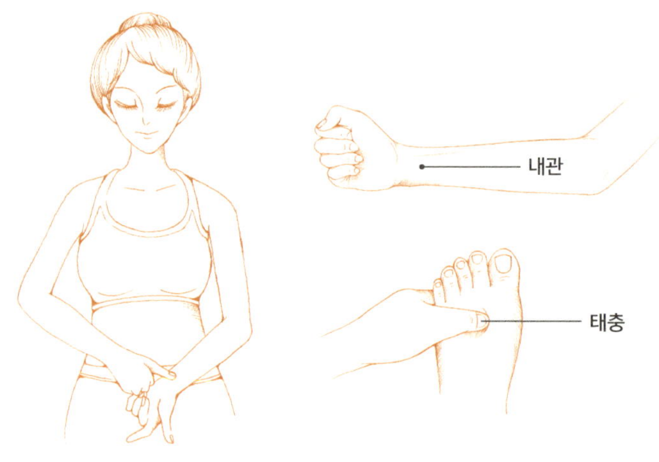

고민이 있다면 마음속에 담아두지 말고 이 두 개 혈에게 말해보세요!

란스럽고 산만한 심기를 하나로 모아주고 사람의 정신이 원래 있어야 할 곳으로 돌아와 밝고 명랑해지게 한다.

《침구대성》에 또 이런 말이 있다. "태충혈은 가슴이 답답하고 잘 놀라며 건망증이 있고 정신이 오락가락하는 증상을 치료한다." 태충혈은 간경의 수혈로, 간경은 오행 중 목에 속하며 목은 토가 없으면 뿌리를 내릴 수 없다. 태충혈은 간목에 의지할 뿌리를 제공하며 삼초(三焦, 오장육부의 하나이자 인체의 에너지가 운송되는 길)의 기의 흐름을 원활히 소통시켜 답답하던 가슴을 뚫어 간목이 가지를 펼칠 만한 충분한 공간을 만들어낸다. 이리하여 간경이 소통되면 기분이 즐거워진다. 그러므로 우울할 때는 날마다 내관혈과 태충혈을 문지르기 바란다.

더불어 장자의 《양생주》를 열심히 읽기 바란다. 우리의 삶과 활력은 끝이 있지만 앎은 끝이 없다. 이미 가진 것에 만족하지 못하고 더 많은 것을 바라거나 자신이 할 수 없는 일을 기어코 하려고 하면 몸과 마음이 상해 정신이 오갈 곳을 잃게 마련이다. 자신의 능력에 따라 자신이 좋아하는 일을 하는 것이 가장 좋다. 그래야만 몸과 마음이 모두 건강하고 나 자신과 타인에게 부끄럽지 않은 사람이 될 수 있다. 건강한 몸과 마음으로 사는 길은 이처럼 가까이에 있다.

혈을 누르는 것만으로
유선증식을 막을 수 있다

간을 제대로 돌보지 않아 생기는 문제는 대체로 뒷감당이 어려울 정도로 심각하다. 유선 조직이 증식되는 것도 그중 하나이다. 그동안 치료한 여성 환자 중 80%가 정도의 차이만 있을 뿐, 다들 유선증식으로 괴로워했다.

서른여섯 살에 외국계 기업 고위 간부였던 한 여사도 유선증식으로 극심한 통증에 시달렸다. 그녀는 반년 전부터 수시로 유방 압통을 느꼈는데, 월경 전에 증상이 심해졌다가 월경이 끝나면 통증이 다소 가라앉았다. 하루 24시간이 모자랄 정도로 업무에 쫓겼던 한 여사는 몸에 나타난 변화를 신경 쓸 겨를이 없었다. 그녀는 다른 여성들과 마찬가지로 이 통증이 감기처럼 잠깐 왔다가 저절로 사라질 것이라고 생각했다.

그런데 몸의 변화는 심경의 변화까지 일으켰다. 이유 없이 짜증이 나고 초조했으며 누구에게라도 화풀이를 하고 싶었다. 또 월경통이 심했고 허리와 등이 시큰거리면서 아팠으며, 대변이 건조해지는 증상까지 나타나 그녀를 괴롭혔다. 유방 압통이 갈수록 심해져 자다가도 통증 때문에 깰 지경이 되었다. 어깨, 겨드랑이, 팔까지 아프기 시작하니 하루도 편할 날이 없었다.

어느 날 오후 한 여사는 오만상을 다 찡그린 채 진찰실을 찾았다. 전후 사정을 듣고 나서 그녀의 유방을 만져보니 부드러우면서 커다랗고 경계가 불분명한 멍울이 여러 개 만져졌다. 혀를 살피고 맥을 짚어보니 유선증식이 분명했다.

나는 곧바로 침과 뜸 치료를 시작했다. 먼저 태충혈, 행간혈, 족삼리혈에 침을 놓았다. 송나라 때 두한경이 지은《창양경험전서(瘡瘍經驗全書)》에서는 유선증식을 '유벽(乳癖, 유방에 멍울이 생기는 병증)'이라고 불렀으며, 이를 치료하기 위해서는 태충혈부터 손을 써야 한다고 했다. 또한 유선증식이 있으면 간경에 울화가 있기 마련인데, 행간혈은 간의 기가 울결된 것을 흩어지게 하고 간의 열을 삭히며 멍울을 없앤다. 족삼리혈은 담탁(痰濁, 습한 기운이 속에 오랫동안 머물러 생긴 담증)을 없애고 간에 피를 보충하며 경락을 원활히 흐르게 한다. 나는 첫 번째 치료를 마치고 나서 한 여사에게 당부했다.

"집에 돌아가시면 손가락으로 이 세 혈을 문지르세요. 각 혈자리

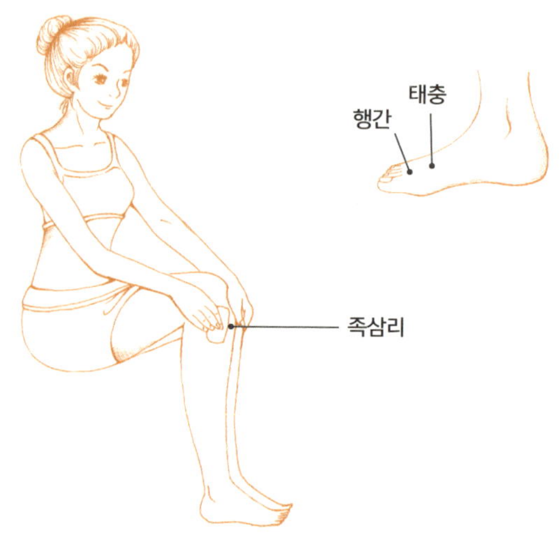

🌸 유선증식은 이 세 개 혈을 가볍게 문지르는 것만으로도 쉽게 제압할 수 있다.

를 3~5분씩 문질러주면 간과 신장을 모두 보양하고 멍울을 없앨 수 있습니다."

치료를 시작한 지 사흘째 되는 날부터 통증이 가라앉기 시작했다. 아흐레 되는 날부터는 더 이상 유방이 아프지 않았고 멍울도 거의 다 없어졌다. 그러나 한 번 완치됐다고 다시 재발하지 않으리라는 보장은 없었다. 앞으로도 여전히 바쁜 나날 속에서 많은 스트레스를 받으며 감정을 억누르다 보면 언제고 또 다시 유선증식 때문에 고통받을 수밖에 없었다.

그래서 나는 업무상 출장이 잦은 생활 패턴을 고려해 평소에 괄사

(刮痧)를 추천했다. 괄사란 물소 뿔, 숟가락 등의 다양한 도구로 피부를 긁거나 문질러 자극함으로써 치유 능력을 활성화하는 경락마사지의 일종이다. 삼초경(三焦經, 삼초의 기운이 흐르는 경맥)의 유주 시간인 저녁 9시에 괄사 도구로 태충혈, 행간혈, 족삼리혈을 각 3~5분씩 괄사를 한다. 이렇게 하면 유방 압통, 월경통, 허리와 등 시큰거림, 대변 건조 등의 증상이 눈에 띄게 개선된다.

또 피아노 연주곡 〈A Song of Joy〉와 같은 편안하고 상쾌한 음악을 자주 들으라고 당부했다. 평소 괄사를 하면서 음악을 찾아 듣는 것만으로도 유선증식은 예방이 가능한 질병이기 때문이다. 앞서 소개한 방법은 한 여사처럼 완벽주의 성향이 있는 여성은 물론이고 유방 건강에 관심이 많은 여성들에게도 좋다.

유선증식에 잘 걸리는 다섯 가지 유형

유선증식은 가장 흔히 볼 수 있는 여성 질환 중 하나이다. 다년간의 경험을 바탕으로 유선증식에 잘 걸리는 여성에 대해 정리했으니 해당 사항이 있는 경우 특별히 신경 쓰기 바란다.

· 나이가 많은데 미혼인 여성
· 출산 경험이 없거나 출산 경험은 있되 수유 경험이 없는 여성(유산 포함)
· 오랫동안 고지방 저식이섬유 음식을 섭취했거나 폭음을 즐긴 여성
· 오랫동안 정신적인 스트레스에 시달린 여성
· 완벽주의 성향의 여성

유선 섬유선종을 막는
상반신 오행 보양법

유선증식을 제때 치료하지 않으면 유선 섬유선종으로 발전할 수 있다. 유선종양 중에서 유방암이 대표적인 악성 종양이라면 유선 섬유선종은 가장 흔한 양성 종양으로, 20~50세 사이의 여성에게 매우 흔하다. 중의학에서는 이 질병을 몸속의 독이 모여 생긴다고 보는데, 사실 독은 사람이 나면서부터 가지고 태어나 죽을 때까지 함께한다. 다만, 인체의 몸은 매우 신비해서 독과 함께 그것을 억제할 수 있는 유전자까지 갖추고 있다. 이는 오행인 목, 화, 토, 금, 수와 마찬가지로 상부상조하면서 균형을 이룬다.

화가 나고 원망스러우며 슬프고 분을 삼킬 수 없을 때, 탁한 기운은 가슴에 몰려 흩어지지 않는다. 만약 그런 상태로 시간이 많이 흐르면 온갖 질병이 앞다투며 생기기 시작한다. 그런데 하필이면 유방의 위치가 바로 이 가슴 앞인지라 모진 놈 옆에 있다가 벼락 맞는다고 가장 먼저 피해를 보게 된다.

오랜 세월 유방 섬유선종에 걸린 환자들을 가까이에서 지켜보니 대부분 자신의 유방에 종양이 생겼다는 사실을 알고 슬픔과 좌절, 공포, 심지어 절망에 빠졌다. 사실 유방 섬유선종은 완치율이 90%가 넘는 질병으로, 이에 걸렸다고 무조건 유방을 잘라내야 하는 것은 아니다. 호랑이 담배 피던 시절에나 있었을 치료법일랑 깨끗이 잊어라. 이제부터 유방 섬유선종을 막는 쉽고, 간단하고, 돈 안 들고, 약도 필요 없는 '상반신 오행 보양법'을 알려주겠다.

상반신을 젖혀 유방 속 노폐물을 배출하라

의자에 앉아 두 팔을 뒤로 뻗어서 깍지 긴 다음 손목을 의자 등받이에 건다. 숨을 들이마시면서 가슴을 앞으로 쭉 펴고 머리를 뒤로 젖혔다가 숨을 내쉬면서 처음의 자세로 돌아간다. 이 동작을 여러 번 반복한다.

숨을 들이마실 때는 먼저 크게 심호흡하듯이 숨을 들이마신다. 그런 다음 숨이 복부에서 원을 그리며 한 바퀴 돌고 다시 흉부에서 원을 그리며 한 바퀴 더 돌고 나면 천천히 내쉰다. 숨이 몸 안에서 돌

때는 기가 흘러 몸 안의 모든 독을 없앤다고 생각하고 밖으로 숨을 내뱉을 때는 독이 이미 모두 몸 밖으로 쫓겨났다고 생각한다. 매일 30분씩 실시하면 된다.

오행 중 간목은 심화를 낳으므로 심장은 간의 자식이다. 낮잠을 자고 일어나서 심경의 유주 시간에 이 운동법을 연습하면 가슴속의 울화가 사그라져 마음이 편안해진다. 그러므로 유방 섬유선종을 앓는 여성이라면 오후 1시부터 3시 사이에 시간을 내서 연습하기 바란다. 상반신 오행 보양법은 심장을 튼튼하게 하고 간의 기운을 소통시킬 뿐만 아니라 유방 안의 독도 금세 몸 밖으로 배출시킨다.

또 상반신에 있는 경락을 소통시키면 여성이 걸리는 수많은 만성 질환을 치료할 수 있다. 성장기에 있는 청소년을 조카나 딸로 두고 있다면 함께 연습하는 것도 좋다. 기혈을 보충하고 경락을 뚫어 유방 발육이 잘 되고 성숙한 몸매로 자라도록 돕는다. 여유가 된다면 고쟁 연주곡 〈고산유수(高山流水)〉와 경음악 〈The Sound of Birds Singing〉, 〈The Wind in the Willows〉 등 오장 보양 작용을 하는 음악을 들으면 더 큰 효과를 볼 수 있다.

가슴이 납작한 여성이라면
바스트업 나비자세

일명 '껌 딱지' 가슴 때문에 괴로워하는 친구가 있었다.

"뽕을 아무리 넣으면 뭐해? 뽕을 빼고 나면 가슴과 등판이 구분이 안 되는데…. 정말 속상해 죽겠어. 가슴 확대 수술을 받을까 생각도 해봤는데, 너무 아플 것 같아서 엄두가 안 나. 게다가 하루가 멀다 하고 성형수술 사고 소식이 들려오니 무서워서 수술은 못하겠어."

껌 딱지 가슴은 신체적 문제를 넘어서 심리적 문제까지 일으켰다. 사람들 앞에서 당당하지 못했던 친구는 업무를 할 때도 소극적이고 우유부단하게 행동해 큰 계약을 몇 건이나 망치고 말았다. 직장 동료들과 함께하는 단체 활동도 불참하는 때가 많았다.

내 친구의 사례만 보더라도 풍만하고 봉긋 솟은 가슴은 여성의 콧

대를 높여주지만 껌 딱지 가슴은 자신감을 바닥으로 끌어내린다. 그래서 나는 친구를 도와주기로 다짐했다.

"고민하지 마. 바스트업 나비자세 하나면 해결할 수 있으니까. 게다가 이 동작은 방법도 간단하고 돈도 안 들면서 시간과 장소를 가리지 않고 할 수 있어."

한 컵 더 커지고 탄력이 생기는 가슴 만들기

저녁 9시는 삼초경이 경맥을 운행하는 기가 가장 왕성한 시간이다. 이 시간에 크게 심호흡을 하면서 기를 단전(배꼽 밑 9cm 부위)에 모으고 두 손을 등 뒤에서 합장한 채 척추뼈에 바짝 붙인다. 그런 다음 손가락 끝을 경추 방향으로 최대한 올리고 천천히 머리를 뒤로 젖혀 머리와 손가락 끝이 닿도록 한다.

머리를 뒤로 젖힐 때는 단전에서 한 줄기 맑은 기운이 사르르 피어나 가슴 부위에 이르렀다가 가슴을 꽉 채우면서 순식간에 풍만해지는 장면을 상상하라. 그런 다음 숨을 토해내며 처음 자세로 돌아간 뒤 같은 동작을 세 번 이상 실시한다. 이 자세를 취할 때 오카리나 연주곡 〈The Forest Show〉, 피아노 연주곡 〈Stepping on the Rainy Street〉 등을 틀어놓고 음악의 선율이 기의 흐름에 따라 가슴 부위로 흐르게 하면 더 큰 효과를 볼 수 있다.

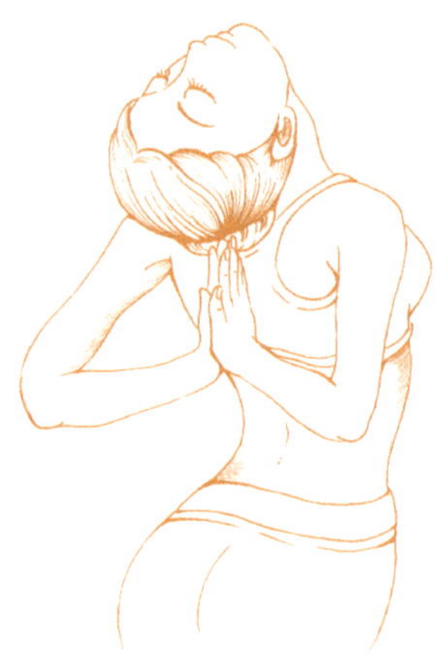

친구는 내가 가르쳐준 대로 3개월 동안 꾸준히 연습했다. 그랬더니 정말로 가슴이 조금씩 커졌다. 신체적 변화와 더불어 자신감이 생기면서 업무할 때 집중도 잘 되고 새로운 아이디어가 끊임없이 샘솟았다. 그 결과 지금 친구는 주임으로 승진했다. 요즘은 직원 단체 활동이 있으면 빠짐없이 참석해 썰렁한 분위기를 단번에 휘어잡는 역할을 한다고 했다. 회사 동료들조차 영 딴사람이 되었다고 할 만큼 환골탈태했다. 나비자세 덕분에 껌 딱지에서 '탈태'해 아름다운 나비로 거듭난 것이다.

그렇다면 바스트업 나비자세는 가슴을 풍만하게 하는 데 어떤 효과가 있는 것일까? 가슴 앞으로는 비경(脾經, 비장의 기운이 흐르는 경맥), 간경, 신경(腎經, 신장의 기운이 흐르는 경맥), 위경(胃經, 위장의 기운이 흐르는 경맥) 등 경맥 네 개가 지나간다. 바스트업 나비자세를 취하면 이 네 개 경맥이 모두 뚫리며, 그중에서도 간경의 흐름이 원활해진다.

간은 오행 중 목에 속한다고 했다. 간은 나무와 같아서 나무줄기에서 갈라진 가지들이 사방으로 뻗어나가야만 잎이 무성해지고 꽃이 피며 열매를 맺을 수 있다. 그런데 가슴이 납작한 여성은 간경이 막혀 나뭇가지의 역할을 하는 유선소엽이 충분히 뻗어나가지 못해 잎이 무성해지지(지방이 늘어나지) 못한 것이다. 바스트업 나비자세는 간경을 뚫어 가슴 부위에 충분한 기혈이 모이게 한다. 이 덕분에 유선소엽도 지방이 쌓이기 좋은 상태가 돼 결과적으로 가슴이 풍만해지는 효과를 볼 수 있는 것이다. 또 간경이 시원하게 뚫리면 기분도 상쾌해진다.

○

처진 가슴을 풍만하게 하는 혈자리

에스트로겐은 가슴 크기를 결정짓는 핵심 요소이다. 에스트로겐은 유목민처럼 혈액을 따라 온몸 구석구석을 흐른다. 이 에스트로겐을 유방 쪽으로 최대한 많이 끌어와 유방 속 지방세포가 혈장(血漿) 속 지방 미립자를 충분히 흡수해야만 많은 양의 지방이 유방에 축적돼 가슴이 풍만해지고 위로 봉긋 솟게 된다.

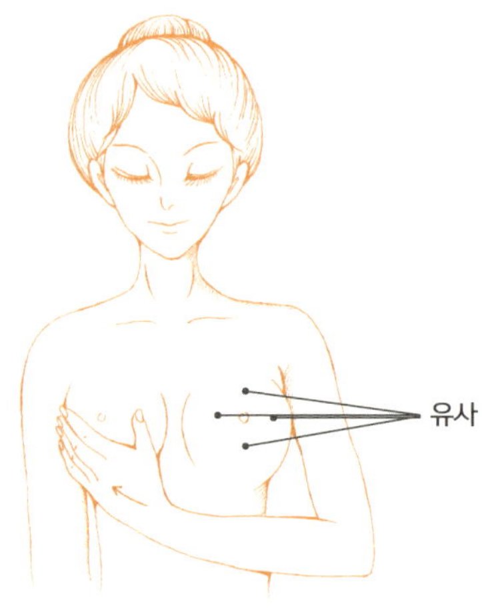

바스트업 나비자세를 실시하면서 유사혈을 지압하면 유방은 더 아름답고 풍만해진다.

월경 시작일로부터 11일, 12일, 13일째 되는 날은 에스트로겐 분비량이 가장 많은데, 이 사흘이 가슴을 풍만하게 만드는 가장 좋은 때로 '전 3일'이라고 부른다. 월경 시작일로부터 18일, 19일, 20일, 21일, 22일, 23일, 24일째 되는 날은 에스트로겐 분비량이 앞서 말한 사흘보다는 적지만 그다음으로 많이 분비되는 시기로 '후 7일'이라고 부른다.

전 3일과 후 7일, 이 열흘 동안 날마다 유사혈(乳四穴, 유두를 중심으로 상하좌우로 각 6cm씩 떨어진 거리에 있는 네 개 혈자리)을 각각 5분씩 문지르면 유방 주위의 경맥이 뚫려 최대한 많은 양의 에스트로겐이 유방으로 흘러가게 된다. 이렇게 두 달 동안 꾸준히 유사혈을 지압하면 전보다 훨씬 풍만해진 유방을 볼 수 있게 될 것이다. 혈자리를 찾는 것이 귀찮다면 전 3일과 후 7칠 동안 바스트업 나비자세만 열심히 해도 같은 효과를 볼 수 있다.

그런데 두 달 동안 지속해야 하는 이유는 무엇일까? 첫 번째 달은 본격적인 작업에 앞서 기초를 다지는 기간이라고 할 수 있다. 이때 하는 지압은 전체 내분비의 상태를 정상화하는 것이기 때문에 겉으로 볼 때 가슴 크기에는 변화가 없다. 두 번째 달에는 내분비가 이미 정상화되었기 때문에 가슴이 봉긋 솟아오르기 시작한다. 물론 두 달 안에 효과를 볼 수 있지만 그 후로도 꾸준히 관리해야 가슴이 다시 작아지는 요요현상을 막을 수 있다.

평생 봉긋하게 솟은 아름다운 가슴을 유지하고 싶으면 체계적이

올바른 브래지어 착용법

여자들은 남자들과 다르게 브래지어를 착용하는데, 이것이 유방 질환의 주된 원인이 된다. 많은 여자가 자신의 유방 사이즈 즉, 브래지어 사이즈를 정확히 알지 못하고 착용하기 때문이다.

만약 자신의 가슴 크기보다 작은 것을 골라 꾸역꾸역 가슴을 밀어 넣고 고리를 채우면 브래지어 양쪽으로 살이 삐져나오게 된다. 더 큰 문제는 양쪽에 삐져나온 정도가 달라 시간이 지날수록 '짝가슴'이 된다는 사실이다. 브래지어를 할 때는 자신에게 맞는 치수를 골라 제대로 입는 것이 중요하다.

먼저 상반신을 앞으로 45° 정도 기울여 유방을 최대한 브래지어 컵 안에 넣고 고리를 채운 다음 몸을 바로 세운다. 그러고 나서 브래지어 컵 안에 손을 넣어 바깥으로 삐져나온 살을 컵 안으로 모은 다음 어깨끈을 조정한다.

고 종합적인 계획을 짜야 한다. 식이요법은 물론이고 혈자리 지압이나 바스트업 나비자세를 병행해야 하며, 끈기를 가지고 꾸준히 지속해야 한다. 인생의 단계에 따라 여성의 가슴은 큰 변화를 겪게 된다. 언제나 아름답고 풍만한 가슴을 유지하기 위해서는 각자의 굳은 결심과 고된 노력이 뒷받침되어야 한다.

먹어서 생긴 병은
먹어서 없앤다

요즘 여성들은 잘못된 수단으로 아름다움을 좇고 있다. 운동 없이 무작정 굶는 다이어트로 영양 결핍 상태가 되거나 안전성이 검증되지 않은 미백 제품을 거리낌 없이 사용하기도 한다. 이러한 나쁜 습관으로 직격탄을 맞는 것은 바로 간이다.

광고회사에서 홍보팀 팀장으로 일하는 친구가 있다. 그녀는 화 체질의 정의로움과 솔직함, 목 체질의 총명함과 재기발랄함을 갖춘 인재였다. 술자리 접대가 있으면 절대 빼는 법 없이 먼저 나서서 고객과 술잔을 기울였는데, 아무리 마셔도 결코 취하지 않는 알아주는 주당이었다. 그런데 직장에서 잘 나갈수록 몸매도 너무 나가버렸다. 오랫동안 지나친 음주를 한 데다 술자리에서 먹는 안주가 죄다 고열량,

고지방인 탓에 하루가 다르게 살이 쪘다. 몸은 갈수록 불어갔지만 자신의 몸매에 자신감이 넘쳤던 친구는 조금도 개의치 않았다.

그러나 얼마 전부터 몸에 이상 신호가 나타나기 시작했다. 눈이 침침하고 눈빛이 흐리멍덩해졌으며 간 쪽에서 통증이 느껴졌다. 또 상복부가 더부룩하고 월경량도 눈에 띄게 줄어들었다. 하루 종일 식욕이 없고 가끔씩 구역질이 났으며 기운이 빠지기도 했다. 병원에 가서 초음파 검사를 받아보니 충격적인 결과가 나왔다. 정상적인 간의 경우 지방이 차지하는 비율이 5%밖에 되지 않는데, 친구는 40%가 넘어 중증 지방간에 속했다. 바로 치료를 받지 않으면 간경화로 악화될 수 있는 상황이었다.

○

지방간을 말끔히 없애는 음식과 혈자리

내가 식이요법으로 병을 잘 치료한다는 것을 알고 있었던 친구는 먹어서 생긴 병은 먹어서 치료해야 한다며 나를 찾아왔다. 친구의 지방간은 하루 이틀에 생긴 것이 아니었다. 따라서 이러한 지방을 제대로 없애려면 식이요법과 함께 혈자리를 지압해야 했다. 오랜 경험으로 볼 때, 지방간을 없애려면 여덟 가지 음식을 자주 먹고 두 개의 혈자리를 꾸준히 지압해주면서 적당히 운동을 하면 된다. 나는 이 음식과 혈자리에 대한 노래를 만들어 친구에게 선물했다.

매일 식사 후 사과 한 개, 지방간이 떠날 거야.

옥수수우유오트밀죽, 아침저녁으로 먹으면 간이 튼튼해져.

양파미역마늘볶음, 고구마밥이면 지방간이 깨끗해지지.

간수혈와 기문혈을 문지르면 지방간이 말끔히 사라질 거야.

친구는 노래 가사를 일상에서 실천하기 시작했다. 삼시세끼를 제 때 먹되 배부르지 않은 정도로만 먹었고 식후 30분에 사과 한 개를 먹었다. 매일 아침저녁 식사 전에 옥수수가루와 오트밀에 뜨거운 물을 붓고 우유를 넣어 마신 다음 식사를 시작했다. 마늘을 넣은 양파나 미역볶음을 자주 먹었다. 껍질을 벗긴 고구마를 잘게 썰어 쌀과 함께 밥을 지어 먹었다. 사과, 옥수수가루, 우유, 오트밀, 양파, 미역, 마늘, 고구마는 대형마트와 농수산물 시장에서 쉽게 구입할 수 있다. 이 음식들을 자주 먹으면 기미가 옅어지고 피부에 윤기가 흐르며, 여성미가 넘치는 굴곡지고 날씬한 몸매로 바뀐다.

식이요법 외에 매일 저녁 9시인 삼초경의 유주 시간에 간수혈과 기문혈을 5~10분씩 문지르라고 당부했다. 오랜 세월 지방간 환자를 치료하면서 알게 된 사실인데, 지방간 환자는 이 두 혈자리에 압통을 느끼거나 만졌을 때 딱딱했다. 압통이 심하고 딱딱한 정도가 심할수록 더 열심히 문질러줘야 하며 그 느낌이 사라지면 지방간도 줄어든 것이다.

친구는 3개월 동안 꾸준히 식이요법을 실천하고 두 혈자리를 지

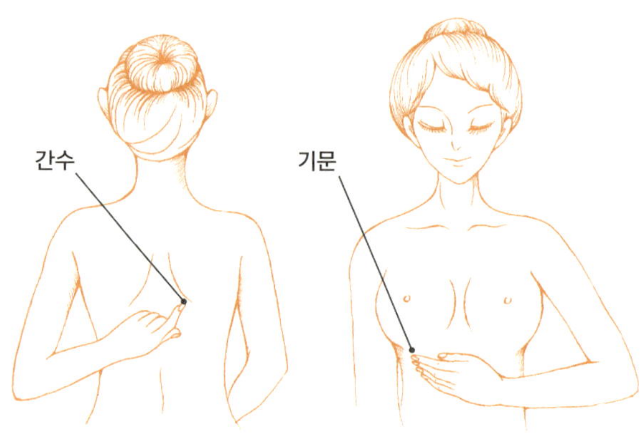

날마다 이 두 개 혈을 문지르면 자신도 모르는 사이에
간이 튼튼해지고 몸이 날씬해져 있을 것이다.

압했으며, 날마다 척주조식법을 연습했다. 그러고 나서 재검을 받아
보니 지방간은 이미 7%로 줄어들어 정상 범위에 속하게 되었고, 체
중도 10kg이나 줄어 예전의 날씬한 몸매를 되찾게 되었다.

간은 부엌에 있는 환풍기처럼 인체의 독소를 배출해주는 기관으
로, 환풍기 안에 기름때가 덕지덕지 붙어 있다면 제 기능을 할 수가
없다. 내가 소개한 음식과 혈자리를 지압해 간 속의 '기름때'를 제때
씻어내면 간은 언제까지라도 제 기능을 충실히 수행할 것이다.

척주조식법

척주조식법은 온몸건강법이라고 할 수 있다. 몸의 유연성을 길러줄 뿐만 아니라 오십견, 거북목증후군, 가슴 답답함, 호흡 곤란, 요통, 다리 통증, 다리근육 쇠약함, 손목터널증후군을 개선하는 데 이만한 운동법이 없다. 방법이 간단하고 부작용도 없어 누구나 쉽게 따라할 수 있다.

1 자연스럽게 서서 두 다리를 어깨너비로 벌리고 두 팔을 위로 든다. 두 팔과 머리, 허리 등 상반신을 모두 뒤로 젖히며 숨을 깊이 들이마신다.
2 들이마신 숨을 아랫배에서 시계 방향으로 한 바퀴 돌린다. 동시에 이 맑은 기운이 몸 안의 탁한 것들을 싹 씻어낸다고 상상한다.
3 천천히 숨을 내쉬면서 두 팔을 쭉 편 채로 바닥을 향해 누른다. 이때 두 다리는 굽히지 않는다. 몸 안의 독소가 내쉬는 숨을 따라 몸 밖으로 빠져나간다고 상상한다.

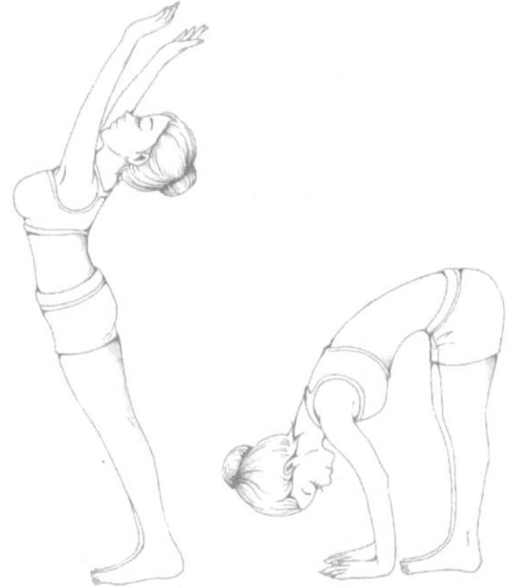

눈의 노화를 예방하는
특급 비법

《황제내경》에 이런 내용이 있다. "간이 피를 받으면 눈이 밝아져서 잘 보이게 된다." 이 말은 곧 간에 피가 충분해야 눈이 잘 보이고 눈빛에 생기가 돈다는 뜻이다. 간에 피가 부족하면 눈의 노화가 일찍 시작된다. 뿐만 아니라 눈꼬리가 처지고 눈꺼풀이 탄력을 잃게 되며, 눈가 주름이 많아지고 눈빛이 흐리멍덩해 보인다.

《황제내경》에서는 눈의 노화를 예방하기 위해 "눈을 피로하지 않게 하고 마음을 미혹되지 않게 하는 것"이 중요하다고 했다. 이 말은 곧, 눈을 쓰는 시간을 줄여 눈 건강을 지키라는 말이다. 그러나 현대인이 눈을 적게 쓰기란 불가능에 가깝다. 오랜 시간 지나치게 눈을 많이 사용하면서도 눈 건강에 소홀하면 눈동자가 혼탁해지고 눈빛이 흐리멍덩해지며 눈가 주름, 근시안 등이 나타날 수밖에 없다.

눈 건강법에 대한 최초의 기록은 손사막의 《천금방(千金方)》에서 찾아볼 수 있다. 여기에서 손사막은 "눈은 자주 움직이는 것이 좋다"라고 했다. 손사막은 100세가 되어서야 이 책을 집필하기 시작했는데, 이미 한 세기를 산 노인이었지만 눈이 혼탁하지도 흐릿하지도 않아 글을 쓰는 데 지장이 없었다. 손사막 자신이 평소에 눈 건강을 위해 실천한 방법이 바로 눈을 자주 움직이는 것이었고, 이는 저서에 기록돼 후세의 눈 건강에도 기여하게 되었다.

○

손사막의 오행 눈 건강법

내 블로그 독자들이 자주 묻는 질문 중 하나가 바로 눈의 노화를 막는 방법이다. 그런 질문에 대해 나는 날마다 실천하고 있는 손사막의 '오행 눈 건강법'을 알려준다. 사실 이름만 거창할 뿐 방법은 매우 간단하다.

1. 멀리 보기

말 그대로 멀리 보라는 말이다. 다만, 녹색식물을 타깃으로 삼아라. 먼 곳을 바라보면 시야가 넓어져 평소에 억눌렸던 간의 기운이 흩어지고 간에 피가 가득 차면서 눈에 공급되는 영양도 충분해져 자연스럽게 눈이 밝아진다. 게다가 멀리 보면 간에 피가 가득 차 유방이 풍만해지고 피부도 매끄러워지는 효과까지 덤으로 얻을 수 있다.

2. 눈동자 굴리기

눈동자를 굴릴 때는 시계 방향과 반시계 방향으로 각각 50회씩 번갈아 실시한다. 눈동자 굴리기를 하면 눈 부위의 여섯 가닥 근육과 세 가닥 신경을 단련시켜 활력을 불어넣어주므로 눈가 주름을 예방할 수 있다.

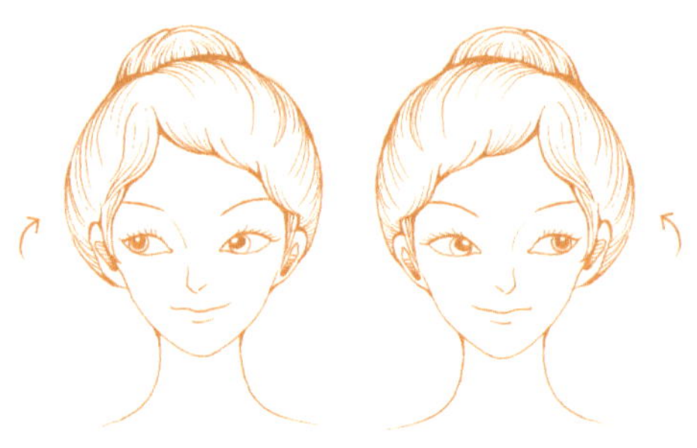

눈동자를 자주 굴리면 눈가 주름도 덜 생긴다.

3. 태충혈 문지르기

간의 기가 막힘없이 소통되면 두 눈에 생기가 돈다. 태충혈은 가장 효과적으로 빠르게 간의 기운을 소통시키는 혈자리이다. 그런 이

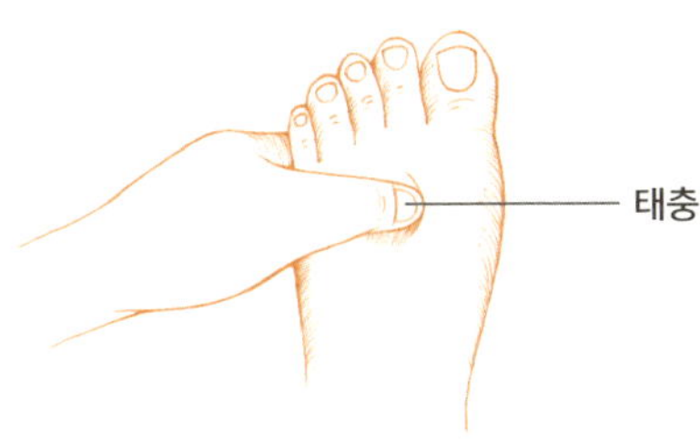

🌸 수시로 이 혈을 문질러 눈의 건강을 지키자!

유로 아름다운 눈을 지키는 데 큰 효과가 있다.

많은 네티즌이 내가 알려준 방법대로 눈 건강법을 실천한 결과, 3개월이 지나면서 뚜렷한 효과가 나타나기 시작했다고 했다. -2 디옵터 이하의 근시자의 시력이 조금씩 회복되었고, 고도 근시자도 정도의 차이만 있을 뿐 모두 시력이 개선되었다.

평소에 30분씩 시간을 내서 먼 곳을 바라보거나 눈동자를 100회씩 굴릴 만큼 시간이 많지 않다면 몇 번에 나누어서 실시해도 똑같은 효과를 볼 수 있다. 앞서 소개한 방법대로 실시하면서 수시로 국화차 또는 구기자차를 마시고 케니 지의 색소폰 연주곡 〈Spring Breeze〉, 팬파이프 연주곡 〈Green Sleeves〉 등을 자주 들으면 누구나 별빛처럼 반짝반짝 빛나는 눈동자를 가질 수 있다.

밝고 촉촉한 눈을 원하면
귓불을 공략하라

글 쓰는 직업을 가진 친구가 있는데, 일 때문에 늘 컴퓨터를 끼고 살아야 했다. 그러다 보니 수시로 눈이 마르고 뻑뻑했으며 눈꺼풀이 심하게 떨리기까지 해 어쩔 수 없이 안약을 넣어야 했다. 하지만 친구는 어떤 종류의 약이든 좋은 성분만 들어 있을 리 없으므로 안약은 어디까지나 임시방편에 불과하다고 생각했다. 그래서 간단하면서도 부작용 없이 눈이 뻑뻑한 증상을 해소하는 방법이 없냐고 물어왔다.

그런데 문제는 이 친구의 취미가 네일아트여서 눈 주위의 혈을 자극하다가 자칫 감염이 될 수도 있기 때문에 그 방법은 알려줄 수 없다는 것이다. 그래서 나는 약을 먹을 필요가 없으면서 감염의 위험도 없는 비법을 알려주었다. 바로 '귓불 문지르기'와 '증류수 넣기'이다.

귀에는 반응점이 총 91개가 있다. 만약 눈에 나타난 문제를 해결하기 위해 눈을 문지르는 것을 TV에 있는 전원 버튼을 눌러 켜는 것이라고 한다면, 귓불을 문지르는 것은 리모컨으로 TV를 켜는 것과 같다고 할 수 있다. 따라서 귓불을 문지르는 것은 눈 지압, 눈 건강 체조를 하는 것과 같다. 게다가 많은 혈자리를 외울 필요도 없고 눈을 상하게 하지도 않는 안전한 방법이다.

귓불을 문지르는 것이 평소 눈 건강을 위해 할 수 있는 방법이라면 갑자기 눈이 뻑뻑하게 느껴질 때는 또 다른 방법을 시도할 수 있다. 나와 내 친구들 모두 이 방법으로 효과를 톡톡히 봤다. 방법은 매

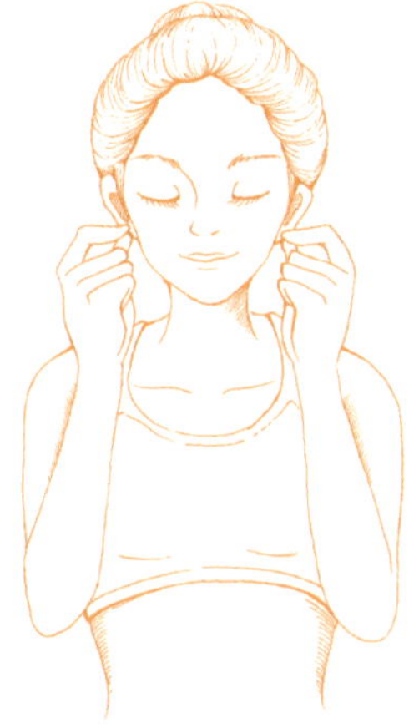

귓불을 만지는 것만으로 아름다운 눈을 만들 수 있다.

우 간단하다. 약국에 가서 증류수 한 병, 주사기 한 개를 사고 빈 안약병 한 개를 준비한다. 주사기에 증류수를 채운 다음 빈 안약병에 주입해서 눈에 넣는다. 날마다 출근길에 주사기 서너 개 분량의 증류수를 넣은 안약병을 챙겨 다니면 하루 종일 눈이 뻑뻑할 일은 없을 것이다.

증류수는 어떠한 이물질도 들어 있지 않은 가장 순수한 물이다. 따라서 증류수로 눈에 수분을 공급하면 부작용이 없다. 또 증류수는 가격도 매우 싸기 때문에 저렴하면서 안전하고 효과적인 '안약'이라고 할 수 있다. 다만, 시중에 유통되는 광물질이 함유된 광천수는 절대로 사용하면 안 된다.

눈의 노화만이 아니라 앞서 언급한 가슴 안팎의 문제와 지방간은 모두 간계통 질환에 해당된다. 이처럼 간에 문제가 있는 여성들을 진료할 때 내가 항상 덧붙이는 말은 유쾌하고 긍정적인 마음을 유지하라는 것이다. 긍정적인 마음은 치료 효과를 극대화시킨다. 꾸준히 혈자리를 눌러주고 운동을 하는 것만큼이나 마음을 평온하게 유지하는 것도 중요하다. 아름답고 건강한 여성은 피로 만들어진다고 했다. 간에 이상이 생겨 체내에 피가 충분하지 않으면 행복은 딴사람 얘기가 된다. 삶의 행복을 바란다면 지금부터라도 간 건강에 신경 쓰기 바란다.

제 3 장

심장은
여자의 영원한 집

중의학에서 "심장의 빛은 얼굴에 있다"라고 한다. 여기서 말하는 빛은 광채를 뜻한다. 여성의 얼굴은 심장의 상태를 대변하기 때문에 심장에 티끌만큼의 탈이라도 생기면 얼굴은 조금도 망설이지 않고 고자질을 한다. 핏기 없이 창백한 얼굴, 누렇게 뜬 얼굴, 주름이 가득한 얼굴, 거칠고 메마른 피부 등 얼굴에 나타나는 온갖 골치 아픈 문제들은 모두 심장이 내뱉는 한탄이다. 한마디로 말해 여성의 '얼굴'에 문제가 나타났다면 심장에 탈이 난 것이다.

심장에 탈이 나면
얼굴이 빛을 잃는다

심장이 튼튼한지를 알고 싶다면 그 사람의 얼굴을 보면 된다. 심장에 문제가 없는 여성은 얼굴에서 빛이 난다. 하지만 심장에 문제가 있는 여성의 얼굴은 백짓장처럼 하얗고 생기가 없거나 주름이 자글자글하고 바짝 마른 논바닥처럼 건조하다. 이는 심장이 자신에게 관심을 가져달라는 말을 얼굴을 통해 하는 것이다.

또 심장은 얼굴과도 관계가 있지만 정신을 담아두는 그릇이기도 하다. 만약 심장의 기운이 부족하면 온몸에 기운이 없어 일상생활을 제대로 영위할 수 없다. 이로 볼 때 건강하고 아름다우며 피부에 광채가 나고 생기발랄한 여성은 모두 '심장이 착한' 여성이다.

많은 여성이 사시사철 손발이 얼음장처럼 차갑다고 하소연한다.

무서운 수족냉증은 한여름 무더위도 시원하게 날려버린다. 다른 사람들의 손이 핫팩처럼 달아오를 때도 그녀들의 손은 석빙고에 들어갔다 나온 것처럼 싸늘하기만 하다. 그러니 북풍한설이 몰아치는 겨울철이 얼마나 두려울지 짐작이 가고도 남는다. 또 오랜 세월 관찰해보니 수족냉증이 심한 여성은 대부분 허약하고 손톱과 손이 창백하다. 이보다 더 확실한 특징은 눈꺼풀을 뒤집어보면 그 안도 핏기 하나 없이 창백하다는 것이다. 만약 당신도 이런 증상이 있다면 빈혈에 시달리고 있는 것이니 유의해야 한다. 오랫동안 빈혈을 앓으면 흰머리, 주름 등 노화 증상이 훨씬 빨리, 더 뚜렷하게 나타난다.

만약 젊었을 때 심장 건강에 소홀하면 출산 이후 어지럼증, 귀 울림, 치아 시림 등의 증상이 나타나기 쉽고, 가슴 두근거림, 불면증에 시달릴 확률이 매우 높다. 심지어 툭하면 이유 없이 가슴이 미친 듯이 빨리 뛰기도 한다. 이러한 증상은 모두 심장에 피가 부족하고 심장이 늙기 시작했다는 뜻이다.

이렇듯 심장의 건강은 신체에 직접적인 타격을 주고 노화 속도에 영향을 미치며, 일생의 아름다움에 직격탄을 날리기 때문에 여성은 심장 보양에 특히 신경 써야 한다. 또한 심장을 잘 돌보는 것 못지않게 간과 신장도 잘 돌봐야 한다. 오행에서 심장은 불에 속하고 간은 나무에 속한다. 따라서 간을 잘 보살피면 간목이 심화를 피운다. 또 신장은 물에 속하는데, 물은 불을 끄므로 신장을 잘 보살펴야 물과 불이 서로 균형을 이룰 수 있다.

심장이 안 좋을 때 나타나는 증상

몸의 변화, 혀의 상태, 얼굴색을 통해 평소 심장에 이상이 있는지 확인할 수 있다. 만약 문제가 있는 것으로 의심된다면 서둘러 의사의 치료를 받아야 한다.

· **몸의 변화**

월경량 감소, 유방 압통, 성욕 감퇴, 이마와 턱에 난 여드름은 심장에 열이 많다는 뜻이다.

· **혀의 상태**

혀끝이 붉고 입과 혀가 헐거나 색이 붉으면 심장에 열이 많다는 뜻이다. 다만, 월경일 기준 사흘 전부터 월경 중에는 평소보다 혀가 더 붉으므로 이 경우는 제외한다. 혀가 얇아졌거나 색이 옅어졌다면 난소 기능이 약화된 것이다.

· **얼굴색**

얼굴에 생기가 돌고 윤기가 흐르면 심장의 기운이 왕성하고 피가 잘 돌아 심장이 매우 건강하다고 볼 수 있다. 이와 반대로 얼굴에 핏기가 없으면 심장의 기운이 부족하거나 기혈이 허한 것이다. 만약 얼굴빛이 푸르스름하다면 몸에 혈적(血積, 기가 거슬러 올라 피가 가득 차거나 외상으로 어혈이 몰려서 생긴 적취)이 심각하다는 뜻이다.

다섯 개 혈을 자극해
심장을 지켜라

중의학에서는 나쁜 기운이 심장을 범하기 전에 반드시 심포를 먼저 범한다고 본다. 다시 말해 질병이 심장을 범하려면 그전에 반드시 심장의 보호막이라고 할 수 있는 '심포경(心包經, 심포의 기운이 흐르는 경맥)'을 먼저 쓰러뜨려야 한다. 만약 심장에 문제가 생겼다면 심포경에 이미 문제가 생겼을 것이다. 그래서 중의학에서는 심장 질환을 치료하기에 앞서 심포경의 혈에서 치료를 시작한다.

그렇다면 심포경은 어떻게 찾을 수 있을까? 매우 간단하다. 먼저 팔을 앞으로 쭉 펴보라. 가슴에서부터 팔을 따라 가운뎃손가락까지 이어지는 선이 바로 심포경이다. 심포경의 혈자리는 총 9쌍으로, 하나같이 천금보다 귀한 보물이다. 특히 여기서 소개할 오행혈은 하나

하나가 억만금에 견줄 만큼 소중하다.

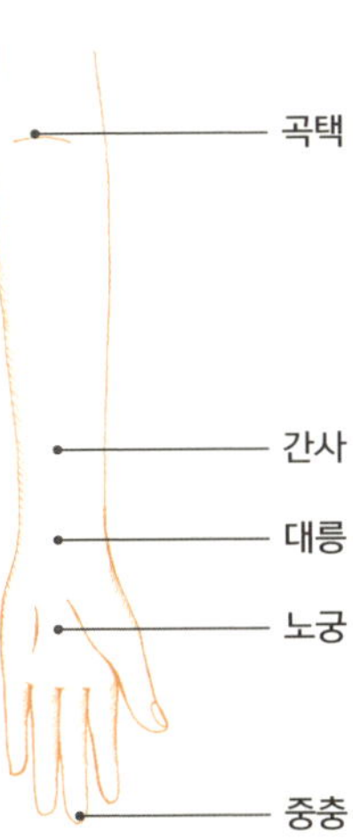

심장에 문제가 생긴다면 곧바로
이 다섯 개 혈을 찾으면 된다.

심포경에 있는 오행혈은 여성에게 어떠한 작용을 하는가?

- 월경량이 지나치게 많으면 기혈 손실이 심한데, 이 와중에 제때 심장을 보양하고 피를 공급하지 못하면 앉았다가 일어설 때 순간적으로 핑 도는 느낌이 든다. 이는 기혈이 허약하다는 뜻이다. 이 경우 중충혈을 1~3분 동안 눌러주면 어지럼증이 사라진다.

- 종종 울화가 치밀어 유방이 팽팽해지는 듯한 통증이 느껴지는 경우, 날마다 노궁혈을 1~3분 정도 힘껏 눌러주면 3~5일 뒤 증상이 사라진다.

- 몸에 버짐이 생겨 몹시 가려운 경우, 날마다 대릉혈을 20분씩 가볍게 눌러주고 버짐약을 바르면 가려움증이 곧바로 사라진다. 버짐 자체도 일주일 뒤에 딱지가 생기고 28일 뒤에는 완전히 낫는다.

- 가슴이 답답하고 울적하며 이마에 여드름이 나는 경우, 간사혈을 10~20분씩 괄사를 해주면 곧 기분이 좋아진다. 한 달 동안 지속하면 증상이 말끔히 사라진다.

- 얼굴색이 창백해지고 갑자기 주름이 늘고 시도 때도 없이 가슴이 두근거리고 잠을 잘 못자는 경우, 날마다 안마봉으로 곡택혈을 두드려주면 심장이 평안해지고 심장에 피가 원활하게 흐르며 얼굴색이 좋아지고 주름도 옅어진다.

심포경을 자극하는 시간은 딱히 정해져 있지 않지만 저녁 7시부터 9시 사이에 효과가 가장 좋다. 이 시간은 심포경의 유주 시간으로 심포경을 순환하는 기혈이 가장 활발해지는 때이다.

○

심장 질환이 확실하면 심경을 눌러라

심장 질환 확진 판정을 받은 여성이라면 심포경이 아닌 심경에 있는 혈자리를 자극해야 한다. 여기서는 심경의 혈자리 9쌍 중 오행혈을 소개할 테니 그 효능을 꼭 기억해두었다가 요긴하게 사용하기 바란다.

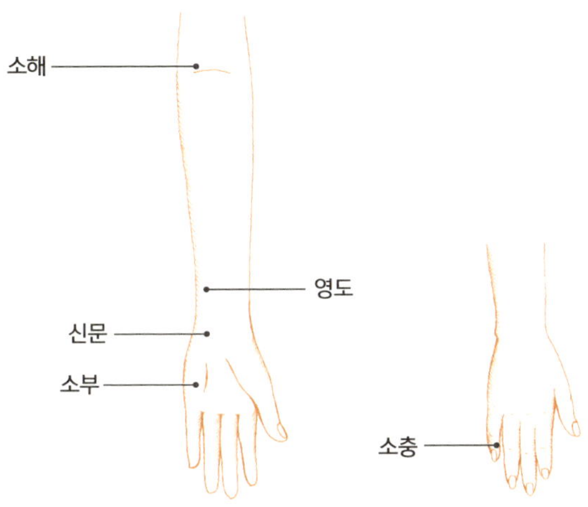

이 다섯 개 혈은 여성을 지키는 충직한 기사이다. 심장 질환을 앓고 있다면 이제 심장 건강은 그들에게 맡기자.

심경에 있는 오행혈은 여성에게 어떠한 작용을 하는가?

- 눈 밑이 자주 떨리고 사소한 일에도 잘 놀라며, 시도 때도 없이 가슴이 두근거리는 여성이라면 날마다 소충혈을 3분씩 눌러준다. 심장이 튼튼해지고 담력이 커지며 눈 밑이 떨리는 증상이 개선된다.
- 질염은 아니지만 생식기가 가렵거나 성관계 시 통증을 느끼는 경우, 자궁이 아래로 처진 경우에는 날마다 소부혈을 10분씩 눌러준다. 일주일 만에 증상이 개선된다.

• 얼굴빛이 어둡고 생기가 없는 경우, 월경량이 감소한 경우, 유방에서 은근한 통증이 느껴지는 경우, 불면증, 기억력 감퇴, 정신이 오락가락하는 경우에는 신문혈을 눌러주면 좋다.

• 담이 약한 여성이 크게 놀라서 갑자기 말을 못하게 된 경우, 정신적인 충격을 받고 나서 실성한 듯 웃음을 그치지 못하는 경우에는 곧바로 영도혈을 바늘로 찔러 3~5방울 피를 내면 증상이 좋아진다.

• 전업주부가 오랫동안 가사에 시달린 경우, 사무직 여성이 자주 마우스를 사용하거나 오랜 시간 운전을 해서 팔이 아프다면 날마다 소해혈을 20분씩 눌러준다. 장시간 노동으로 팔 근육에 쌓인 피로가 풀리고 팔의 마비를 예방한다.

심경은 오전 11시부터 오후 1시 사이에 기혈이 가장 왕성하다. 이때 모든 여성, 특히 화 체질 여성에게 낮잠을 잘 것을 권한다. 낮잠을 자면 몸 안의 기혈이 심경의 독소를 없애는 데 집중한다. 또 오후와 저녁 시간을 보내는 데 필요한 영양을 온몸에 고루 나누어주기 때문에 잠에서 깨고 나면 기운이 넘친다.

심장은 1년 365일 쉬지 않고 일한다. 그래서 심장은 가장 부지런하고 에너지 소모가 많은 장기라고 할 수 있다. 이렇게 열심히 일하는 심장이 과로로 쓰러지지 않게 하려면 수시로 심포경과 심장에 있는 혈자리를 지압해서 심장에 에너지를 공급해줘야 한다. 그래야만 혹시 모를 위험한 상황을 미연에 방지할 수 있다.

하루 20분,
속이 편안해지는 습관

소장은 심장의 재정부나 다름없어서 몸의 자원을 합리적으로 배분하고 안정적으로 운용하는 역할을 한다. 소장이 하는 일을 자세히 살펴보면 먼저 위장에서 보낸 음식물을 받아들여 꼼꼼하게 선별한다. 선별 결과 영양가가 있는 물질은 진액(津液, 오장육부의 작용으로 몸 안에 만들어진 영양물질)으로 만들어 비장으로 보낸다. 그러면 비장이 이 진액을 기혈로 바꿔 심장으로 보내 온몸의 필요한 곳에 쓰게 한다. 반면 영양가가 없는 음식물 찌꺼기는 가차 없이 대장으로 보내는데, 대장은 이 찌꺼기를 대변으로 만들어 몸 밖으로 배출한다. 영양물질을 흡수해 기혈을 공급하는 소장 덕분에 여성의 피부와 머리카락에는 윤기가 흐르고 자궁과 난소도 기혈이 충만해진다.

그런데 소장은 심장의 화풀이 상대이기도 하다. 심장의 화는 위쪽으로만 퍼지는 것이 아니라 아래쪽으로도 번져 소장을 들들 볶는다. 그래서 심장에 열이 많아져 소장을 덮치면 배가 더부룩하게 느껴지고 변비와 입 냄새가 심해지며 이마에 여드름이 나는 등 이런저런 불편한 증상이 나타난다. 심장과 소장은 표리 관계로, 상부상조하면서 서로 영향을 미치는 기관이다. 심장의 속성은 불이라 툭하면 성질을 부리는데, 소장도 오행 중 불에 속하기 때문에 건드려봐야 좋을 것이 없다. 소장에 탈이 나면 심장에도 영향이 미쳐 심장도 같이 벌을 받아야 한다. 소장암 환자 중 상당수가 심장마비로 죽는 이유가 바로 이 때문이다.

소장경(小腸經, 소장의 기운이 흐르는 경맥)의 순행 노선은 뺨, 광대뼈를 지난다. 소장경의 흐름이 원활하면 두 뺨과 광대뼈에 기미, 여드름이 생기지 않으며 색소침착이 없다. 핸드백이든 숄더백이든 외출할 때 어깨에 가방 하나 메지 않는 여성은 없을 것이다. 소장경이 어깨와 팔을 지나기 때문에 소장경을 잘 돌보면 장시간 가방을 메도 어깨나 팔이 아프지 않다.

소장경에는 총 19쌍의 혈자리가 있는데, 그중 오행혈의 역할에 주목해야 한다. 심경을 지압한 다음에 소장경의 오행혈도 적절히 눌러주면 소장이 더욱 튼튼해질 것이고, 심장도 더 강화될 것이다.

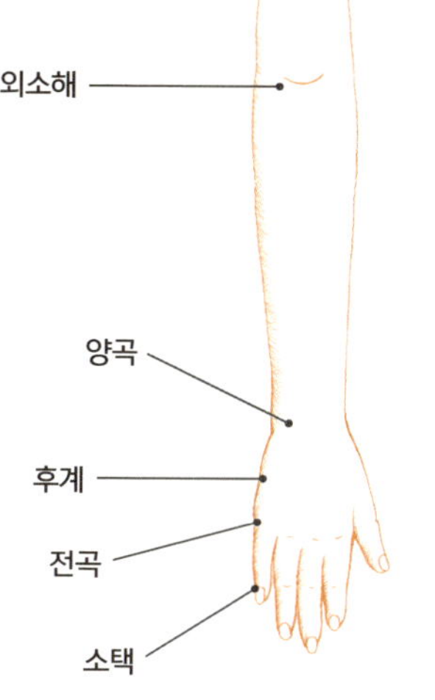

이 다섯 개 혈은 심장이 특별히 초빙한 보디가드이다. 심장이 직접 관리 감독을 하는 것은 아니지만 심장이 맡긴 일은 철두철미하게 해낸다.

소장경에 있는 오행혈은 여성에게 어떠한 작용을 하는가?

- 유방에 세균 감염이 생기는 유선염에 걸렸다면 날마다 소택혈을 20분씩 힘껏 지압한다. 일주일 만에 증상이 완화될 것이다.

- 설사가 심하거나 소변량이 적어 고민하는 여성이라면 전곡혈을 자극하면 효과를 볼 수 있다.

- 생각을 너무 많이 해서 간이 손상되면 근육의 영양이 부족해 자고 일어난 후 목이 뻣뻣해지고 어깨와 등이 뻐근해진다. 이때 후계혈을 3분간 힘껏 눌러주면 통증이 곧 가라앉는다.

- 성격이 급한 여성은 사소한 일에도 쉽게 화를 내고 귀 울림, 눈 통증, 치통 등에 시달린다. 이때는 양곡혈을 20분간 힘껏 꾹 눌러주

면 통증이 바로 사라진다.

- 일 중독자인 여성은 물불을 가리지 않고 뛰어드는 성격이기 쉬워 두통과 어지럼증에 시달리는 경우가 많다. 이때는 날마다 외소해혈을 10분간 눌러주면 일주일 만에 증상이 완화된다.

소장경에 있는 오행혈 중 새끼손가락 손톱 위 바깥쪽 모서리에 위치한 소택혈은 젖을 돌게 하는 신통한 혈자리이다. 이웃에 사는 한 여성이 이 혈자리 덕을 톡톡히 본 적이 있다. 그녀는 임신 기간 동안 입덧이 너무 심해 음식 섭취를 제대로 못한 탓에 출산 후 기혈이 부족해 젖이 나오지 않았다. 그래서 나는 소택혈에 20분간 쑥뜸을 뜬 다음, 양쪽 유방을 15분씩 지압했다. 그러고 나서 그녀의 남편에게 대추, 연밥, 용안육(龍眼肉, 용안의 과실을 말린 것), 자미(紫米, 자줏빛을 띠는 쌀)로 죽을 끓여 먹이라고 당부했다. 두 사람의 아기는 이튿날부터 엄마가 주는 젖을 먹을 수 있게 되었다.

오후 1시부터 3시까지는 소장경이 가장 힘차게 활동하는 시간이다. 그러므로 점심 식사는 반드시 오후 1시 전에 먹어야 한다. 그래야 소장이 이 시간 동안 열심히 영양물질을 선별할 수 있기 때문이다. 일부 여성은 오후 2시만 넘으면 가슴이 답답하고 두근거리는 증상이 나타나는데, 이는 소장에 문제가 생겼다는 뜻이다. 문제의 원인은 소장에 있지만 증상은 소장경과 표리 관계를 이루는 심경에 나타난 것뿐이다.

살을 빼고 싶은 여성, 특히 화 체질 여성이라면 오후 2시쯤 소장경의 유주 시간에 소장경에 있는 오행혈을 20분씩 지압해주면 좋다. 이렇게 하면 소장의 기능이 강화돼 소화 흡수를 촉진하고 독소가 더 빨리 대장으로 배출돼 살이 빠지는 효과도 볼 수 있다. 보름 동안 꾸준히 실시하면 틀림없이 더 날씬해진 자신과 만나게 될 것이다.

변비로 고생한다면
삼초경을 지압하라

삼초경은 상하체를 관장하는 경락으로, 마치 커다란 자루처럼 인체의 오장육부를 모두 담고 있다. 그렇다 보니 사람에게 생기는 수많은 질병은 삼초경이 원활하게 소통되지 않는 것과도 관계가 있다. 그러므로 몸 어딘가에 탈이 났을 때 삼초경을 함께 지압하면 더 큰 효험을 볼 수 있다.

환자 중에 고질적인 변비로 고생하는 여성이 있었다. 그녀는 변비에 좋다는 약은 다 시도해본 결과 약을 먹으면 배변이 됐지만 약을 끊는 순간부터 다시 변비에 시달렸다. 그래서 나는 환자에게 매일 저녁 9시, 즉 삼초경의 유주 시간에 삼초경을 안마하고 시큰거리고 아픈 부위가 있으면 더 힘껏 지압하라고 했다. 그랬더니 이튿날 바로

‘큰일’을 해결했다고 한다. 삼초경의 기특함을 몸소 체험한 그녀는 틈만 나면 삼초경을 지압했다. 그 후 변비가 해결된 것은 말할 것도 없고 눈꼬리 주름도 옅어졌으며, 시도 때도 없이 찾아오던 두통도 깨끗이 사라졌다.

삼초경의 탁월한 효능은 ‘허세’가 아니라 ‘실력’에서 비롯된 것이다. 사실 삼초경은 막후 실력자라고 할 수 있다. 평소에는 오장육부가 각자 맡은 일을 알아서 하지만 필요한 경우에는 오장육부 중 어느 곳에 생긴 질병도 삼초경으로 치료할 수 있으며 치료 효과도 매우 탁월하다.

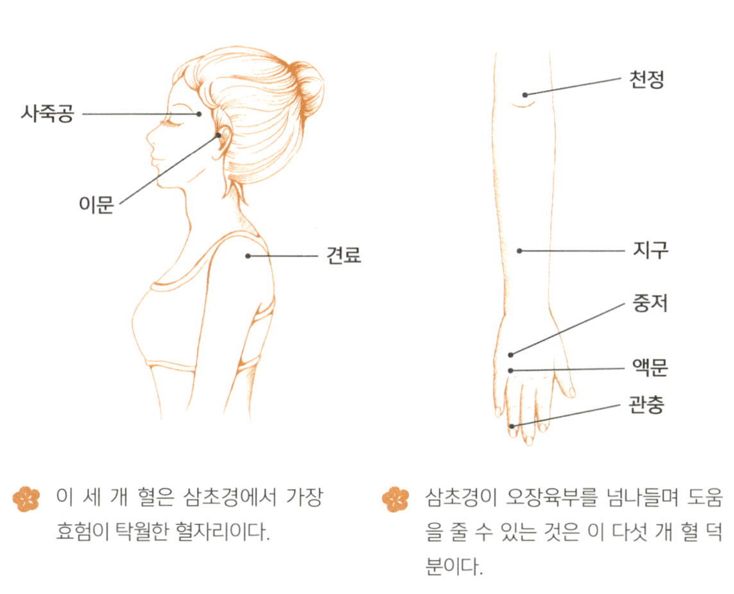

❀ 이 세 개 혈은 삼초경에서 가장 효험이 탁월한 혈자리이다.

❀ 삼초경이 오장육부를 넘나들며 도움을 줄 수 있는 것은 이 다섯 개 혈 덕분이다.

- 눈가에 주름이 있고 눈에 생기가 없는 경우, 날마다 눈썹 끝에 있는 사죽공혈을 지압한 다음, 중저혈을 3~5분간 눌러준다. 사흘 만에 증상이 개선될 것이고 한 달 동안 꾸준히 실시하면 눈가 주름이 없어질 것이다.

- 이문혈은 귓가에 있으면서 눈에서도 가깝다. 따라서 이 혈을 자주 눌러주면 귀와 눈이 밝아진다.

- 견료혈은 어깨 근처에 있다. 피곤하거나 어깨가 아픈 경우, 15분간 견료혈에 부항을 떠주면 곧바로 통증이 가라앉는다.

- 목이 붓고 입이 쓴 경우 관충혈을 침으로 찔러 피를 5방울 내면 곧바로 증상이 사라진다.

- 치아나 잇몸이 아픈 경우 액문혈을 침으로 찔러 피를 5방울 내면 이튿날 증상이 사라진다.

- 수시로 조급증이 나고 코와 입이 붓는 경우 지구혈을 20분간 누르면 이튿날 증상이 사라진다.

- 여성 중에는 알레르기 체질인 사람이 상당히 많다. 봄철에 날리는 꽃가루와 알레르기 반응을 일으키는 음식 때문에 심각한 피부 가려움증에 시달리는 경우, 날마다 천정혈을 5분간 지압하고 항알레르기약을 복용하면 5~7일 안에 증상이 사라진다.

삼초경은 여러 경락 중에서 가장 유능하면서 성격도 가장 좋은 예스맨이다. '어디선가 누군가에 무슨 일이 생기면' 어김없이 나타나 꼭 필요한 도움을 줘서 여성의 걱정을 덜어준다. 느낌으로는 분명히 어딘가에서 탈이 난 것 같은데 병원에서는 아무 문제가 없다고 한다면, 시간이 날 때마다 삼초경을 지압해 기를 소통시키고 몸을 개운하게 하자.

삼초경은 언제 지압해도 상관없지만 저녁 9시부터 11시 사이에 자극하는 것이 가장 좋다. 이 시간에 삼초경은 온힘을 다해 전신의 수액과 기의 흐름, 에너지의 흐름을 조절한다. 또한 모든 여성, 특히 화 체질의 여성은 삼초경이 전신의 수액과 기의 흐름을 원활하게 할 수 있도록 밤 10시가 되면 서둘러 잠자리에 들기를 바란다. 이는 오장이 균형이 이루어 피부를 가꾸고 노화를 늦추는 데 도움이 된다.

먹을수록 수명이 길어지는
오행 심장 보양죽

심장이 안 좋은 여성은 대부분 월경량이 적은 편이고 자궁 기능이 약하며 성욕이 적고 임신이 어렵다. 보통 의사들은 심장병이 있는 여성에게는 임신을 만류한다. 만에 하나이기는 하지만 산모가 위험한 상황에 빠질 수도 있기 때문이다. 설령 아이를 낳더라도 모유의 양이 적거나 아예 나오지 않는 경우도 부지기수이다.

여기서는 심장이 안 좋은 여성이 날마다 음용하면 좋은 오행 심장 보양죽 만드는 법을 알려줄 테니 약선을 통해 심장 기능을 강화하길 바란다. 특히 같은 여성으로서 어머니를 더 잘 이해하는 세상의 모든 딸들에게 부탁하건대, 꼭 어머니에게 끓여 드려라. 어머니의 심장을 튼튼하게 하고 수명을 늘려줄 것이다.

오래 전 스승님에게서 의술을 배울 때 나는 유전성 심장병으로 꽤 고생을 했다. 걸핏하면 입술이 새파래지고 얼굴빛이 칙칙했으며, 조금만 빨리 걸어도 가슴이 두근거리고 옆에서 큰 소리만 들려도 가슴이 두방망이질을 했다. 이에 스승님은 매주 세 번씩 이 죽을 먹게 하셨다. 반년 동안 꾸준히 음용하고 병원에 가서 검사를 해보니 심장이 힘차게 뛰고 심장박동도 정상이었다. 지금은 달리기를 해도 가슴이 두근거리지 않고 심계항진 증상은 아예 없어졌다. 파리하던 입술은 건강한 선홍빛으로 바뀌었고 칙칙하던 낯빛도 생기를 되찾아 누가 봐도 건강한 외모로 변했다.

○

오행 심장 보양죽 재료와 만드는 방법

씨를 제거한 대추 20알, 심을 제거한 연밥 20알, 건포도 30알, 대두 30알, 흑미 적당량(가족이 많은 경우 흑미 양을 늘린다)을 준비한다. 이 다섯 가지 재료를 하루 동안 물에 담가두었다가 한꺼번에 냄비에 붓고 끓여 먹으면 된다.

직장 생활을 하느라 죽을 끓여 먹을 시간적 여유가 없는 경우, 재료들을 분말로 가공해 뜨거운 물에 타서 먹어도 똑같은 효과를 볼 수 있다. 건포도와 대추에서 단 맛이 나서 따로 설탕을 넣지 않아도 달짝지근하다. 이 죽은 일주일에 3~5회 먹어도 되고 가족의 심장 건강을 위해 평소에 온 가족이 식사대용으로 먹어도 좋다. 오행 심장 보양죽에 쓰인 재료는 대형마트나 양곡도매시장에서 쉽게 구할 수 있는 평범한 것들이지만, 사실 그 내공은 만만치 않다.

• 대추는 폐금을 보한다

청나라 시대의 황원어가 편찬한 약물학서인《장사약해(長沙藥解)》에서 대추의 효능에 대해 "대추는 진액을 생성해 폐를 윤택하게 하고 건조함을 없앤다"라고 했다. 또 민간에서는 "하루에 대추를 세 알씩 먹으면 평생 늙지 않는다"라고도 전해진다.

• 연밥은 심화를 없앤다

《본초강목(本草綱目)》에 이런 내용이 있다. "연밥을 자주 먹으면 심화를 누르고 신수를 돕는다. 마음을 안정시켜 가슴이 두근거리는 증상을 치료하며 빈뇨증에 효과가 있다. 피부를 맑고 깨끗하게 하며, 눈 밑 처짐을 예방하고 노화를 늦춘다."

• 포도는 간목의 기혈을 보양한다

《전남본초(滇南本草)》에서 포도의 효능에 대해 "포도는 진홍색과 녹색 두 가지가 있는데, 그중 녹색이 좋다. 포도를 먹으면 몸이 가벼워지고 수명이 는다. 노인이 먹으면 기혈을 보하는 데 큰 도움이 되고 경락이 뚫려 흐름이 원활해진다"라고 적었다.

• 대두는 비토를 보한다

당나라 명의 진장기가 쓴 《본초습유(本草拾遺)》에 이르길, 대두를 갈아 가루로 만들어 장복하면 얼굴빛이 좋아지고 늙지 않는다고 했다. 대두를 자주 먹으면 관상동맥 질환, 고혈압, 동맥경화, 노인성 치매, 다이어트, 월경불순, 기억력 감퇴에 효과가 있다.

• 흑미는 신수를 보한다

흔히들 "색이 검은 음식은 꼭 먹어야 한다"라고 말할 정도로, 흑미가 얼마나 몸에 좋은지는 두말 하면 입이 아프다. 《본초강요(本草綱要)》에 이런 내용이 있다. "흑미는 눈을 맑게 하고 혈액순환을 촉진한다. 위장을 따뜻하게 하고 간의 기운을 기르며 폐를 보양해 기혈의 통로를 소통시킨다. 또 머리를 검게 하고 피부를 보양하며 수명을 늘린다." 흑미는 보혈 작용이 뛰어나 빈혈에 효과적이기 때문에 '보혈미(補血米)'라고도 불린다. 흑미를 자주 먹으면 심장에 피가 보충되고 심혈관의 활력을 유지하는 데 도움이 된다. 어지럼증, 허리와 무릎 시큰거림, 야맹증, 귀 울림 등에도 효능이 있고 얼굴에 혈기가 돌게 하는 데 탁월한 재료이다.

오행 심장 보양죽은 만드는 방법이 매우 간단하지만 오장에 매우 이롭다. 기미, 여드름, 주름을 예방하고 월경불순, 다이어트, 변비에도 효과가 있다. 또한 자궁과 난소 기능을 강화해 자궁근종, 자궁경부염, 난소 위축, 조기 갱년기에도 효과가 좋다. 특히 나이든 여성에게는 이보다 더 좋은 약선이 없다. 조금만 수고하면 우리 어머니들의 아름다움과 건강을 끝까지 지켜드릴 수 있다. 어서 부엌으로 달려가 어머니를 위한 약선을 만들어보자.

가슴이 답답할 때 이것만 알아두세요

오랜 세월 의술을 행하면서 숱한 여성들에게 같은 질문을 받았다.

"평소에 심장이 좀 이상해요. 답답하고 두근거리고 숨이 잘 안 쉬어져요. 그런데 병원에서 검사를 받아보면 아무 이상이 없다고 해요. 평소에 집에서 심장 건강을 위해 할 수 있는 방법이 없을까요?"

참 좋은 질문이다. 나이든 여성 중 상당수는 평소에 이유 없이 심장이 두근거리고 명치가 막힌 듯 답답한 느낌을 받는다. 또 습관적으로 구부정한 자세를 취하기 때문에 유방이 아래로 처지고 바람 빠진 풍선처럼 오그라졌다. 한때 끝내줬던 몸매는 이미 끝난 지 오래이다. 이런 모든 증상은 여름철에 유독 두드러진다.

오행 학설에서는 여름과 심장 둘 다 오행 중 화에 속해서 여름에는 심장이 특히 취약한 상태이기 때문에 세심하게 보살펴야 한다고 본다. 그러므로 이 자리를 빌려 여성들에게 권하건대, 여름에는 반드시 '손바닥으로 발뒤꿈치 누르기'로 심장 건강을 지키길 바란다.

예전에 얼굴빛이 어둡고 입술과 손톱이 푸르스름한 환자를 치료한 적이 있다. 그 여성은 몇 년 전에 건강검진을 받았을 때 심장의 혈액 공급 기능이 정상인보다 약하고 심장박동이 불규칙하므로 심장 건강에 유의해야 한다는 진단을 받았다. 그래서 심장에 좋다는 온갖 방법을 다 시도해봤지만 별다른 효과를 보지 못했다.

나는 그 환자에게 손바닥으로 발뒤꿈치를 누르는 방법을 추천했고 내가 가르쳐준 대로 3개월 동안 실시한 결과, 그녀는 부정맥 증상이 없어졌으며 칙칙하고 누르스름하던 피부도 맑고 깨끗해졌다. 그 밖에도 많은 환자가 손바닥으로 발뒤꿈치 누르기를 꾸준히 실시했더니 심장이 튼튼해지고 얼굴빛도 하루가 다르게 좋아지는 등 말로만 듣던 회춘을 경험했다고 아이처럼 좋아했다.

○

손바닥으로 발뒤꿈치 누르기 운동법

매일 저녁 7시부터 9시는 심포경이 가장 활발하게 활동하는 시간이다. 이때 편안한 복장으로 무릎을 꿇고 앉아 몸을 바르게 세운다. 숨을 들이마시며 두 팔과 머리를 뒤로 꺾고 양쪽 손바닥으로 발뒤꿈치를 누른다. 이 순간 청량한 산속 샘물이 심장 안에서 시계 방향으로 회전하며 독소를 배출한다고 상상해보라. 1분 뒤, 천천히 숨을 내쉬며 독소를 포함한 산속 샘물을 몸 밖으로 내보낸다고 생각한다. 그와 동시에 처음의 자세로 돌아온다. 날마다 3~5회 실시한다.

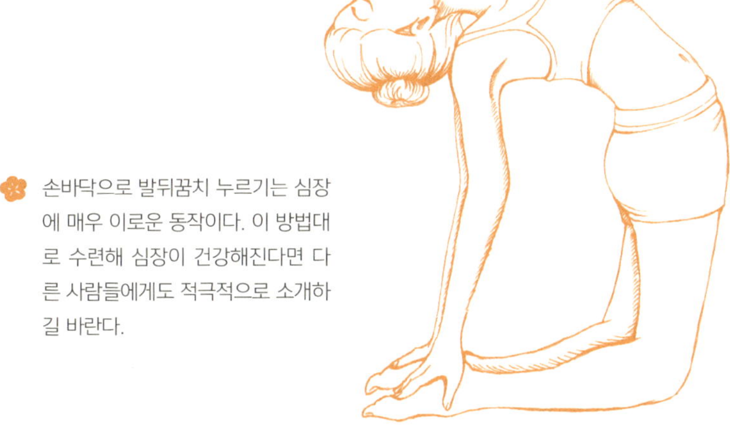

손바닥으로 발뒤꿈치 누르기는 심장에 매우 이로운 동작이다. 이 방법대로 수련해 심장이 건강해진다면 다른 사람들에게도 적극적으로 소개하길 바란다.

나이가 많은 여성에게는 이 동작이 상당히 어려울 것이다. 사실 사람마다 신체 유연성은 차이가 나기 때문에 처음부터 완벽하게 하려고 무리할 필요는 없다. 시간을 두고 천천히 연습하면 된다. 하루에 5분씩만 시간을 내서 손바닥으로 발뒤꿈치 누르기를 실시하면 비싼 보약을 먹는 것보다 더 큰 효과를 볼 수 있을 것이다.

효과를 구체적으로 말하자면 머리를 뒤로 젖힐 때 심장의 피가 머리와 얼굴 부위로 몰려 안면부 경맥이 뚫리기 때문에 돈 안 주고 얼굴 마사지를 받는 것과 같은 효과를 볼 수 있다. 또 발뒤꿈치를 누를 때 손바닥에 압력이 더해져 심장의 반응점인 심포경과 노궁혈이 자극을 받게 된다. 이로써 심장은 튼튼해지고 피가 가득차면서 활기가 넘치고 아름다워진다.

이 운동법을 실시하면서 고쟁 연주곡 〈어주창만(漁舟唱晚)〉, 〈출수련(出水蓮)〉과 하프 연주곡 〈음악성전(音樂聖典)〉 등 수에 속하는 음악을 들으면 더 큰 효과를 볼 수 있다. 또 여름에 하면 더 확실한 효과를 볼 수 있다. 장소는 어디든 상관없다. 침대에서 해도 되고 소파나 방바닥에서 해도 된다. 물론 안전을 생각해 침대나 소파 등 바닥이 부드러운 곳에서 실시하면 부상 걱정을 덜 수 있다.

오행 손뼉치기!

손바닥에는 오장육부와 연결된 혈자리들이 있어서 손바닥을 마주치면 몸 여기저기를 모두 보양하는 효과를 볼 수 있다. 특히 심장 질환을 앓을 확률이 높은 화 체질 여성은 수시로 오행 손뼉치기를 하여 심장 건강을 지키자.

· 방법
남쪽을 바라보고 선 채 숨을 깊이 들이마시며, 이 숨이 발바닥 가운데에서 시작해 위쪽으로 올라가면서 몸 안의 나쁜 기운과 병을 끌고 가슴까지 올라간다고 상상하라. 숨을 1분 동안 멈춘 채 가슴에 있는 모든 이물질을 깨끗이 없애는 상상을 한 다음 내뱉는다. 숨을 들이마시고 내쉬는 사이에 손뼉을 친다.

· 시간
매일 아침이나 낮잠을 자고 일어난 후, 저녁 7시부터 9시 사이 심포경의 유주 시간에 오행 손뼉치기를 하면 하루 종일 온몸에 기운이 넘칠 것이다. 하루에 세 번씩 꾸준히 하면 믿을 수 없는 변화를 몸소 체험할 수 있다.

· 효과
심포경과 심경은 모두 가슴에서 시작해 손까지 흐른다. 따라서 손뼉을 치면 심장이 튼튼해지고 가슴이 풍만해지며 유선증식과 가슴 통증을 예방할 수 있다. 또 심장에 피가 가득 차 신체의 독소를 빠르게 배출하기 때문에 색소침착으로 인한 반점이 생기지 않는다.

· 주의할 점
인공심박조율기를 단 사람이나 심장박동이 지나치게 빠른 사람은 삼간다.

단잠을 위한 숙면 팁,
굿바이 불면증!

어느 날 얼굴빛이 창백하고 생기가 없어 보이는 여성이 진찰실을 찾았다.

"선생님, 최근 몇 달 동안 거의 뜬 눈으로 밤을 지새웠어요. 어쩌다가 겨우 잠이 들어도 악몽에 시달려요. 그러다 보니 출근을 해도 정신을 못 차리겠어요. 기억력은 날이 갈수록 안 좋아져서 업무상 실수가 많아졌어요. 더 큰 문제는 몸의 변화예요. 가슴이 점점 쭈그러지고 성생활에 전혀 흥미가 생기지 않아요."

그녀의 맥을 짚어보니 심장과 비장이 모두 허해 불면증에 시달리는 것이 확실했다. 그래서 침과 뜸 치료를 권했더니 그녀는 날마다 치료를 받으러 올 여유가 없다며 약이나 지어달라고 했다. 하지만 그래서는 병이 나을 것 같지 않아 여성을 설득했다.

"어떤 약이든 먼저 비위에서 흡수된 다음에 간과 신장을 통해 대사됩니다. 불면증을 치료하겠다고 환자 분의 비위와 간, 신장이 상하는 것을 두고 볼 수는 없어요. 빈대 한 마리 잡자고 초가삼간을 다 태우는 격이니까요."

그러자 여성이 말했다.

"그렇다면 절대로 부작용이 없으면서 효과가 탁월한 자가 치료법은 없을까요?"

○

불면증, 약 없이 극복한다

나는 시간이 조금 걸리더라도 환자가 스스로 치료할 수 있는 방법을 알려줬다.

"상점에 가서 라벤더 오일을 사세요. 매일 저녁 10시는 심포경과 삼초경이 만나는 시간이니까, 이때 편안한 옷으로 갈아입으시면 됩니다. 베개에 라벤더 오일을 한 방울 떨어뜨리고 신문혈에도 세 방울을 떨어뜨리세요. 그러고 나서 베개에 편안히 기대 엄지손가락으로 신문혈을 20분간 문질러주세요."

지압할 때의 마음가짐에 대해서도 덧붙여 설명했다.

"신문혈을 문지를 때는 숨을 천천히, 깊게 들이마시며 기가 머리

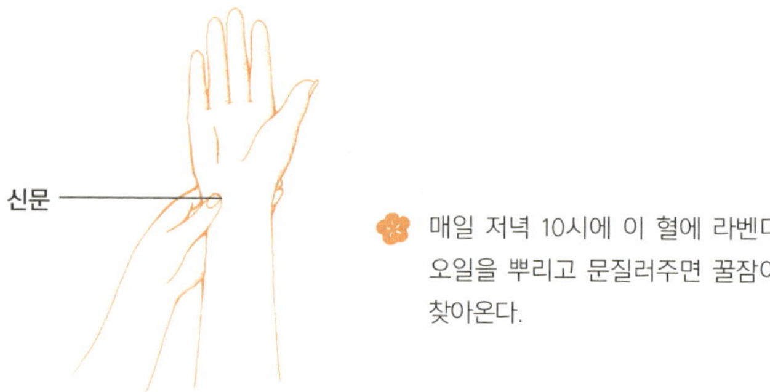

매일 저녁 10시에 이 혈에 라벤더 오일을 뿌리고 문질러주면 꿀잠이 찾아온다.

끝으로 들어가 온몸으로 흐른다고 상상해보세요. 숨을 내쉴 때는 기가 온갖 잡념을 신문혈에서 끌고 나간다고 상상하세요. 날마다 한쪽 손의 신문혈만 문질러주면 됩니다. 배우자나 이성이 문질러주면 더 큰 효과를 볼 수 있어요."

이튿날 그 여성이 전화를 걸어왔다.

"선생님, 어제 제 남편이 신문혈을 문질러줬는데요. 초조하고 불안하던 마음이 금세 편안해지더라고요. 게다가 감미로운 음악까지 틀어놨더니 온몸의 긴장이 풀리면서 곧바로 잠에 들 수 있었어요. 아주 오랜만에 깊은 잠을 잤습니다."

내가 만난 여성들은 정도의 차이가 있을 뿐, 하나같이 불면증에 시달렸다. 오랜 세월 습관성 불면증에 시달리는 사람도 있었고 간헐적으로 잠을 잘 못자는 사람도 있었다. 오랜 시간 불면증을 앓으면 눈에 생기가 사라지고 얼굴빛이 어두워지며, 얼굴 가득 기미와 여드름이 생긴다. 때 이른 눈가 주름과 이마 주름이 나타나고 나이에 어울리지 않게 얼굴이 거칠고 쪼글쪼글해 보인다. 불면증은 기분과 외모에 악영향을 미칠 뿐만 아니라 심장병, 고혈압, 당뇨병, 우울증, 소화기 질환 등 여러 가지 만성질환을 일으키기도 한다.

《침구대성》에 이르길 정신을 안정시키는 데 가장 좋은 혈은 신문혈이라고 했다. 신문혈은 심경의 수혈로, 심장의 에너지가 들어오고 나가는 문이다. 주로 불면증, 건망증, 가슴 두근거림, 가슴이 답답한 증상을 치료한다. 이 혈을 문지를 때는 밤 10시, 삼초경이 가장 활발히 움직이는 시간을 택하는 것이 좋다. 이때는 전신의 경맥이 모두 뚫리기 때문에 온갖 유형의 불면증을 치료하기에 딱 알맞다.

어떤 라벤더 오일을 사야 할까?

라벤더 오일을 구입할 때는 상표 표기를 잘 확인해야 한다. 일반적으로 라벤더 오일은 짙은 색의 소형 병에 담겨져 있다. 겉표지에 '100%' 또는 'Pure Essential Oil(천연 에센셜 오일)'이라고 쓰여 있는 것이 순수 오일이다. 'Aromatherapy Oil(아로마테라피 오일)' 또는 'Fragrant Oil(방향유)'로 표기되어 있으면 다른 물질이 섞인 것으로, 아로마 오일의 함량은 2~3% 정도밖에 되지 않는다. 불면증 치료에는 반드시 인체에 쉽게 흡수되는 순도 100% 라벤더 오일을 사용해야 한다. 그래야만 정신을 안정시키는 데 효과를 볼 수 있다.

열등감과 소심함도 치료될 수 있다

내 주변의 많은 여성이 겁이 많고 담력이 없으며 열등감에 빠져 있다. 그래서 다른 사람들 앞에서 큰 소리로 말도 못하고 자신의 마땅한 권리도 쟁취하지 못한 채 늘 뒤에 숨어 혼자 한탄하거나 눈물을 흘린다. 흔히들 겁이 많고 소심한 것은 성격 탓이라고 한다. 그러나 다년간 의술을 펼치며 수많은 환자를 가까이에서 살피면서 중의학으로 이러한 문제를 해결할 수 있음을 알게 되었다.

사람은 누구나 에너지와 활력이 있다. 그런데 천성적으로 겁이 많고 담력이 없으며 열등감을 느끼는 사람은 에너지를 가지고 있되 밖으로 방출하지 못한다. 이는 중의학에서 말하는 심장의 활력이 부족한 증상이다. 또 일부 여성은 타고난 성격은 그렇지 않으나 특수한

상황을 겪고 나서 충격을 받은 나머지 겁이 많아지고 열등감에 사로
잡히는 경우도 있다. 이때 받은 충격으로 심장과 신장이 크게 상해
심장은 정신을 온전히 붙잡아두지 못하게 되고 신장은 의식을 담아
두지 못하게 된다. 그리하여 정신과 의식이 모두 부족해져 겁이 많아
지고 담력이 없어진 것이다.

오랜 세월 환자들을 가까이에서 살펴보니 선천적이든 후천적이든
겁이 많고 담력이 없는 여성은 한 가지 공통점이 있었다. 바로 혀에
흰 설태가 얇게 껴 있고 마른 편이며, 맥상이 가늘고 허했다.

○

어디서나 당당하게, 자신감을 키우는 방법

겁이 많고 소심한 여성들을 치료할 때 나는 심경에 있
는 소충혈에 침을 놓고 밝고 긍정적인 음악을 들려준다. 밝고 경쾌한
음악과 드럼, 북, 장구 등을 두드리는 소리는 심장과 신장에 활력을
불러일으켜 심장과 신장이 정신과 의식을 붙잡아둘 만한 힘을 가지
도록 고무시킨다. 또 침을 놓으면서 환자에게 음악의 박자에 맞추어
큰소리로 "아", "아", "아" 하고 외치라고 한다. 이렇게 소리를 낼 때
기는 반드시 단전에서 출발해 힘을 모아 한 번에 뚫고 나가야 한다.

10회를 한 번으로 해서 치료를 3~5번 실시하고 나면 눈에 띄는 변
화가 찾아온다. 그 전에는 낯선 사람과의 만남을 꺼렸던 사람이 치료

를 받고 나서는 자기가 먼저 다가가 말을 걸기 시작했다. 일하는 태도도 백팔십도로 달라졌다. 무슨 일을 하든 겁부터 냈던 사람이 도전과 경쟁을 즐기는 적극적인 사람으로 변했다. 건조하고 누르스름하던 피부는 탄력적이고 생기 넘치는 건강한 피부로 바뀌었다. 있는 듯 없는 듯 작고 처졌던 가슴은 나날이 풍만해지고 봉긋 솟았다. 이미 아이를 낳은 여성의 경우 노화가 늦춰져 갱년기도 늦게 찾아왔다.

열등감과 소심함에서 벗어나고 싶은 여성이라면 날마다 소충혈을 문질러보자. 한 번에 10~20분씩, 3~5번 반복하면 꽤 효과를 볼 수 있을 것이다. 심경은 화에 속하고 소충은 심경의 목혈인데, 오행 중 목은 화를 낳는다. 소충혈을 문지르면 심경의 목혈에 불을 붙이는 셈이므로 심장의 양기를 보충할 수 있다.

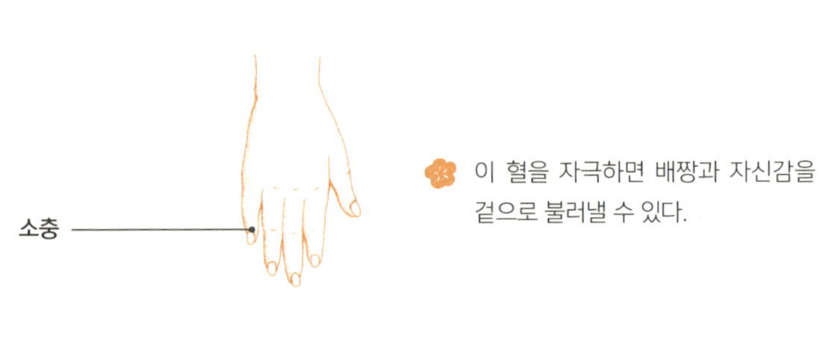

배짱과 자신감은 원래 우리 몸 안에 존재하고 있다. 이것을 밖으로 불러낼 수 있느냐 없느냐는 자신이 어떻게 하느냐에 달렸다.

모든 장기 중에서 에너지 소모가 가장 심한 곳이 바로 심장이다. 심장이 튼튼하고 심혈이 가득해야 비로소 활기가 넘치고 아름다워진다. 따라서 심장에 아무 문제가 없는 여성이라도 앞서 언급한 운동법과 혈자리 지압법을 수시로 따라하면 심장이 더욱 튼튼해질 것이다.

제 4 장

여자의 근본인 비장을 잊지 마라

木 ^목
火 ^화
土 ^토
金 ^금
水 ^수

여성의 건강은 기혈에 달려 있다. 그렇다면 이 기혈은 어디에서 얻어질까? 먼저 위장이 입을 통해 들어온 음식을 분류한 다음, 걸러낸 것을 소장으로 보내 첫 번째 확인을 실시한다. 그러고 나서 소장은 확인을 거친 영양물질을 비장이 재확인할 수 있도록 비장으로 보낸다. 이리하여 비장이 마지막으로 골라낸 영양물질이 바로 인체가 필요로 하는 기혈이다. 이처럼 비장은 여성의 기혈을 만들어내는 기특한 장기이므로 마음을 다해 챙기고 공경해야 한다.

비위가 상하면
여성의 근본이 흔들린다

비장은 인체의 기혈을 만들어내는 원천이고, 여성은 바로 이 기혈로 만들어지는 존재이다. 여성은 타고난 생리적, 심리적 특성 탓에 남성보다 훨씬 많은 기혈을 소모한다. 그런 마당에 비장까지 허하다면 기혈이 더욱 모자라 일상생활은 물론이고 월경, 임신, 출산, 수유에도 심각한 영향을 미친다. 이런 몸으로 행복할 수 있겠는가? 그래서 비장을 여성의 근본이라고 하는 것이다.

내가 치료했던 여성 중 비장이 허했던 환자는 사막의 모래처럼 많았다. 그중 비장뿐만 아니라 위장도 몹시 허약했던 환자가 있었다. 왜소한 몸집에 얼굴색은 누렇고 어려서부터 비위가 약했으며, 19살이 되어서야 초경을 시작한 여성이었다. 결혼을 했지만 비위가 허약한 탓에 부부관계는 원만하지 못했다. 기혈이 부족해 월경량이 극히 적어 월경을 시작한 지 하루 만에 끝나버렸다. 그런 이유로 결혼한 지 5년이 지나도록 아이 소식이 없었다. 남편이 아무리 그녀를 사랑해도 손주를 바라는 시부모의 등쌀에 부부에게는 이혼 위기가 찾아왔다. 결혼 생활이 끝장나기 직전이었던 그녀는 나를 찾아와 눈물로 도움을 청했고, 나는 비경과 위경을 문지르는 치료와 함께 그녀가 집에서 할 수 있는 자가 치료법으로 앞서 언급한 오행 심장 보양죽을 처방했다.

그녀는 내가 일러준 대로 죽을 하루도 거르지 않고 먹었다. 그러기를 일주일, 얼굴색이 붉어지기 시작하면서 입맛이 좋아졌다. 이에 나는 장기전을 준비했다.

"이제부터는 죽을 일주일에 세 번씩 드세요. 또 채소와 과일, 잡곡을 자주 드시고요."

그렇게 반년이 흐르는 동안 그녀는 치료를 꾸준히 받으면서 내가 알려준 대로 착실히 따랐다. 기혈이 충만한 덕분에 가슴이 커지고 월경량도 늘어 그토록 바라던 임신에 성공했다. 그러다 보니 업무를 할 때 기운이 넘치고 정신이 맑아져 집중이 잘됐다. 일과 가정, 이 두 마리 토끼를 모두 잡은 그녀는 남부럽지 않은 행복을 누리게 되었다.

그러니 비장이 허한 여성이여! 자신의 행복을 의사와 보약에만 맡기지 마라. 사실 행복은 죽 한 그릇에 오롯이 담겨 있을지도 모른다.

비장이 약하면 비만해지기 쉽다

예전에 치료했던 환자 중에 비장이 나빠 비만해진 여성이 있었다. 비장이 허약해 식도를 타고 내려온 음식을 기혈로 제대로 바꾸지 못했고 운화가 안 된 음식은 그대로 지방으로 변해 그녀의 몸속에 쌓여 몸이 갈수록 비대해졌다. 또 살이 순두부처럼 말랑말랑했으며 눈 밑 다크서클이 심했다. 이는 비장이 허해서 생기는 비만의 전형적인 모습이었다. 게다가 스스로가 말한 자신의 상태는 더 심각했다.

"하루 종일 잠만 자고 싶고 정신을 못 차리겠어요. 온몸에 기운이 하나도 없고요. 숨이 잘 안 쉬어지고 가슴이 자주 두근거려요. 계단을 다섯 층만 걸어 올라가도 어지럽고 눈앞이 깜깜해지면서 숨을 쉴 수 없을 정도예요."

비장이 허해서 생기는 문제는 몸에만 국한되는 것이 아니었다. 몸뿐만 아니라 머리도 파업을 선언한 탓에 입사 동기 중 아직도 승진을 못 한 사람은 그녀뿐이었다. 이처럼 위장에는 문제가 없는데 비장이 약한 여성은 유방이 점점 쪼그라지고 일찍 폐경이 되며 임신이 어렵고 난소낭종에 걸릴 가능성이 높다. 또 잠이 많고 잠든 뒤에는 옆으로 누워 웅크리고 자는데, 이는 동맥경화와 고혈압, 고지혈증, 고혈당을 불러올 수 있다. 그러므로 위장은 강하지만 비장이 약하거나 토 체질인 여성은 비장 건강에 특히 유의해야 한다.

나는 그녀에게 치료를 하는 것 외에 집에서 할 수 있는 자가 치료법을 알려주었다.

"매일 저녁 9시, 삼초경의 유주 시간에 척주조식법을 다섯 번 실시하세요."

치료와 운동을 꾸준히 병행하고 보름 뒤, 그녀는 다크서클이 상당히 옅어졌고 계단을 오를 때도 더 이상 숨이 차지 않게 되었다. 또 온몸에 활력이 생겼고 기운이 났다. 3개월이 지났을 때는 체중이 5kg이나 빠졌고 예전처럼 머리가 흐리멍덩하지 않아 업무적으로 성과를 보이게 되었다. 얼마 전에는 넘치는 에너지 덕분에 팀장으로 승진하기도 했다. 어느 날 그녀는 우리 집까지 찾아와 떨리는 목소리로 말했다.

"비장을 보양했을 뿐인데, 제 삶이 장밋빛으로 변할 줄은 꿈에도 몰랐어요!"

다섯 개 혈을 자극해
부족한 기혈을 보강하라

처음으로 눈가 주름을 발견한 순간, 아마도 당신은 지나가버린 청춘을 아쉬워하며 한숨을 내쉴 것이다. 사실 여성의 노화는 비위에서 시작되는 것이고 주름과 흰머리는 그 뒤를 따라 나타나는 것일 뿐이다. 다시 말해 노화를 늦추고 젊음을 유지하는 길은 비경과 위경에 있다.

《황제내경》에 이런 말이 있다. "여성은 35세가 되면 양명맥이 쇠하기 때문에 얼굴이 초췌해지고 머리카락이 빠지기 시작한다." 여기서 양명맥은 위경을 의미한다. 그러니까 여성이 35세가 되면 위경이 늙기 시작해 경맥 속의 기혈이 나날이 쇠약해지고 몸에 영양분을 공급해야 할 기혈이 부족하니 얼굴빛이 초췌해지고 주름이 늘면서 머리카락이 적어진다는 뜻이다.

위경이 쇠약해지면 골치 아픈 노화 증상이 하나둘씩 나타난다. 머리카락이 한 움큼씩 빠지고 흰머리가 나며, 머리카락 끝이 갈라지거나 끊어지고 머리카락이 윤기를 잃는다. 또 얼굴 피부에서 윤기가 사라지고 주름이 스멀스멀 올라온다. 유방은 쪼그라지고 복부에는 지방이 쌓이며 난소와 자궁 기능이 약해지고 조금만 일을 해도 허리가 시큰거리고 다리가 아프다.

그렇다고 위경을 신경 쓰느라 비경을 제쳐놓아서는 안 된다. 위경과 비경은 둘 다 오행 중 토에 속한다. 이 둘은 손바닥과 손등처럼 서로 떼려야 뗄 수 없는 관계이며, 각각 여성의 기와 혈을 주관한다. 다시 말해 위경과 비경이 모두 시원하게 소통되어야만 기혈이 가득해진다는 뜻이다.

먼저 위경은 코 옆에서 시작해 둘째 발가락 발톱 끝의 바깥쪽 모서리에서 끝난다. 총 45쌍의 경혈이 있으며, 그 하나하나가 여성에게는 보약과도 같다. 여기서는 위경에 있는 주요 혈자리 다섯 개를 알려주겠다.

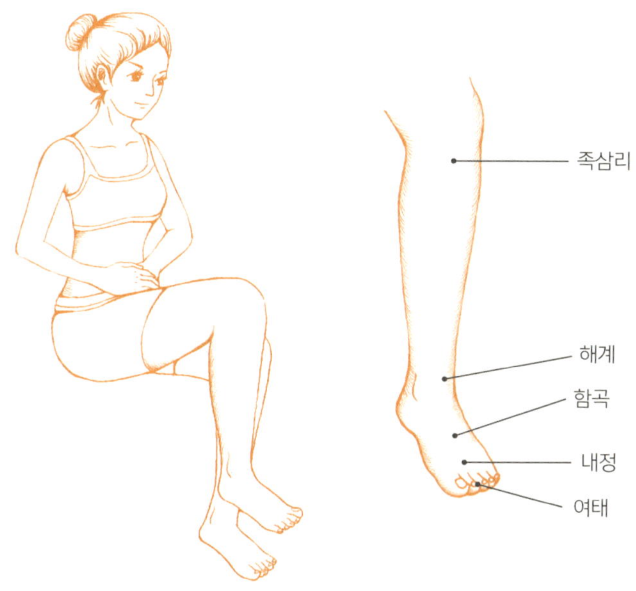

위장은 사람의 몸에서 가장 먼저 노화가 시작되는 부위이다. 위경
에 있는 이 다섯 개 혈을 자주 문질러주면 노화를 늦출 수 있다.

위경에 있는 오행혈은 여성에게 어떠한 작용을 하는가?

- 불면증이 있으며 얼굴과 눈 밑 부종이 심하고 얼굴빛이 창백한 경
  우, 날마다 여태혈을 30분간 문지른다. 일주일 정도 꾸준히 실시하
  면 효과를 볼 수 있다.

- 걱정이 많고 종종 울화가 치미며 얼굴에 빨갛고 큰 뾰루지가 나면
  서 변비와 입 냄새가 심한 것은 위장에 열이 오른 탓이다. 이런 경
  우 날마다 내정혈을 20분간 힘껏 문지른다. 사흘 동안 꾸준히 실시

하면 증상이 완화되고, 일주일 동안 실시하면 증상이 말끔히 사라진다.

• 선천적으로 유방이 매우 작아 온갖 가슴 확대 용품이 무용지물인 경우, 날마다 함곡혈을 15분간 문지른다. 1~3달 꾸준히 실시하면 눈에 띄게 커진 가슴을 확인할 수 있다.

• 머리를 지나치게 많이 쓰고 식사 시간이 불규칙하며 머리카락이 많이 빠지고 이마에 주름이 많은 경우, 날마다 해계혈을 20분간 문지른다. 일주일 동안 꾸준히 실시하면 증상이 완화된다.

• 평생 건강과 아름다움을 지키고 싶다면 '족삼리혈'만은 꼭 기억하길 바란다. 여성 탈모증, 주름, 색소침착, 여드름, 가슴 확대, 다이어트 그리고 자궁과 난소 건강을 지키고 노화를 늦추고 싶은 경우, 족삼리혈만 문지르면 고민이 해결된다. 날마다 20분씩 꾸준히 문지르면 모든 노화가 더뎌지는 신비한 체험을 하게 될 것이다.

○

몸에 혈을 가득 채우려면 비경으로 마무리!

비경은 두 발의 엄지발가락 안쪽 모서리에서 시작해 흉부의 두 측면에 이르며 총 21쌍의 경혈이 있다. 이 혈들은 여성의 '수호천사'라고 해도 과언이 아닐 만큼 저마다 탁월한 능력이 있다. 그중 추천하는 다섯 개 혈자리는 다음과 같다.

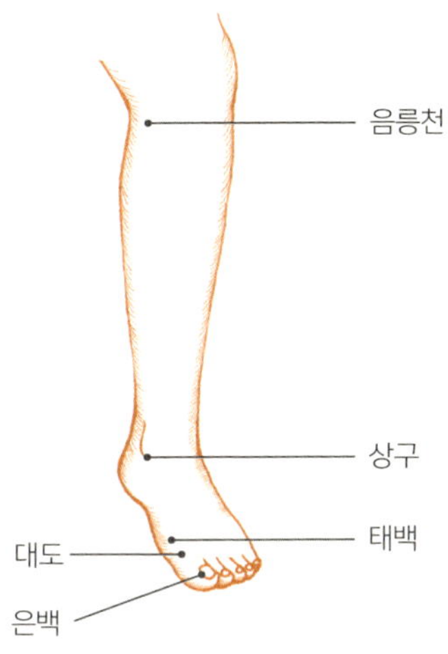

이 다섯 개 혈을 사용하는 방법을 아는 것이 비장을 공경하는 길이다.

- 월경을 너무 오래하고 월경량이 지나치게 많은 경우, 은백혈을 20분간 쑥뜸을 뜨면 정상 범위로 돌아온다.

- 아무리 입술보호제를 발라도 입술이 잘 트고 입술에 각질이 생기는 것은 심장과 비장에 열이 잠복해 있기 때문이다. 이런 경우 날마다 대도혈을 30분간 힘껏 문지르면 일주일 안에 효과를 볼 수 있다.

- 입술이 창백해서 생기 없어 보이기 때문에 립스틱이 필수품인 경우, 날마다 태백혈을 20분간 문지르고 오행 심장 보양죽을 자주 먹는다. 한 달 동안 꾸준히 실시하면 입술에 생기가 돌 것이다.

• 피부와 근육에 탄력이 없어 축축 늘어지고 말랑말랑한 경우, 날마다 상구혈을 20분간 문지른다. 1~3달 꾸준히 실시하면 피부가 탄탄해질 것이다.

• 소변을 자주 보고 눈 밑 부종이 심하며 얼굴빛이 어둡고 전신 부종이 심해 부어 보이는 경우, 날마다 음릉천혈을 20분간 쑥뜸을 뜨면 일주일 안에 증상이 개선된다.

비위가 좋지 않을수록 오행혈 자극은 '꾸준히' 실시해야 한다. 증상에 맞는 오행혈을 찾아 꾸준히 문지르고 두드리며 쑥뜸을 떠주면 동년배보다 훨씬 젊어 보일 것이다. 앞서 소개한 위경과 비경의 오행혈은 모두 중요한 혈인데, 이들을 함께 자극하면 시너지 효과가 생겨 노화를 늦추고 기혈을 보충하는 효과가 더욱 커질 것이다.

살을 빼려면
몸부터 보양하라

'다이어트'로 스트레스를 안 받아본 여성은 거의 없을 것이다. 내 환자들도 하나같이 입을 모아 하소연한다.

"선생님, 전 안 써본 방법이 없어요. 단식도 해보고 다이어트 약도 먹어봤어요. 살이 빠진다는 기구도 사봤고요. 그런데 도대체 살이 빠지지가 않아요. 어쩌다가 살이 좀 빠져도 금세 요요현상이 와요."

요즘 나오는 다이어트 약은 대부분 '설사약'을 기반으로 해서 몸에 있는 것을 빼내는 데만 열중한다. 그런데 이때 불필요한 쓰레기뿐 아니라 건강한 몸을 유지하기 위해 꼭 필요한 필수 영양분도 함께 씻겨 내려가버린다. 그 결과 비위는 갈수록 허약해진다. 비경과 위경의 기혈이 부족하면 몸속의 탁한 기운과 독소를 운반할 수 없어져

살을 뺄수록 도리어 더 살이 찌는 아이러니한 상황이 발생한다.

오랜 임상 경험을 토대로 내가 내린 결론은 다이어트를 하려면 뺄 것은 빼면서 보충할 것은 보충해야 요요현상 없이 살을 뺄 수 있다는 것이다. 구체적인 방법은 무엇일까? 뱀춤을 추고 혈자리 두 개를 공략하면 누구라도 날씬한 몸매를 가질 수 있다.

'춤'이라고 하니 왠지 거창하게 들리지만 사실 뱀처럼 몸을 이리저리 뒤틀기만 하면 되는 간단한 동작이다. 다만, 적어도 10~15분간 실시해야 한다. 그렇다고 지나치게 크게 뒤틀 필요는 없고 몸에 열이 나고 땀이 날 정도로만 흔들어주면 된다. 뱀춤은 정해진 동작이 없다. 본인이 연습해보고 웨이브 동작이 자연스럽게 되는 방향으로 몸을 계속 움직여주면 된다. 만약 허리가 말을 듣지 않아 자연스러운 웨이브 동작이 나오지 않으면 경보선수가 경보를 하듯이 제자리에서 몸을 움직이거나 훌라후프를 돌린다고 상상하면서 몸을 흔들면 된다.

아무 때나 연습해도 되지만 굳이 시간을 따지자면 오전 9시부터 11시, 비경의 기가 가장 왕성한 시간에 뱀춤을 추면 가장 효과적으로 독소를 배출하고 살을 뺄 수 있다. 이때 몸이 절로 들썩거리는 인도 음악을 들으면 더 리듬감 있게 몸을 흔들 수 있고 독소를 더 빨리 배출할 수 있다.

또 뱀춤을 추고 나서 천추혈과 관원혈을 3분씩 문질러주면 더 큰 효과를 볼 수 있다. 천추혈은 위경에 속하고 오행 중 토에 속해 비경,

위경, 대장경(大腸經, 대장의 기운이 흐르는 경맥)을 강화하는 데 도움이 된다. 그러면 몸속의 쓰레기를 밖으로 내보내고 몸이 필요로 하는 기혈을 충만하게 해 뱀춤의 효과를 극대화한다. 이렇게 몸에서 내보낼 것은 내보내고 보충할 것은 보충하는 것이 적절히 어우러져야 건강하면서도 날씬한 몸매를 완성할 수 있다.

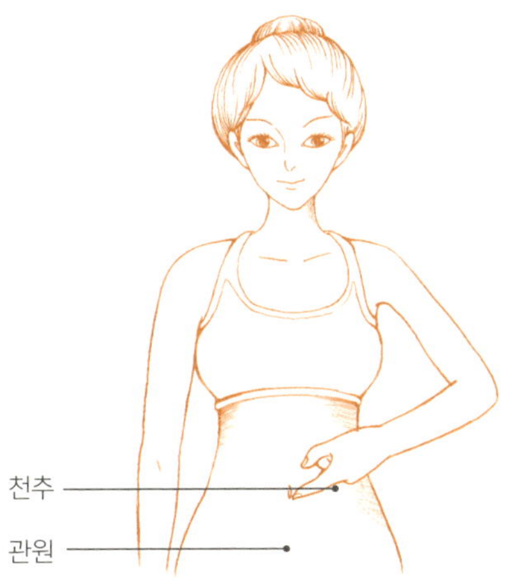

🌸 뱀춤을 추고 난 뒤 이 두 개 혈을 3분씩 문질러주면 몸매 걱정을 덜 수 있다.

관원혈은 독소를 배출하고 수면과 월경을 조절하며, 변비를 해소하는 효과가 있다. 또 여드름을 없애고 기미와 주름을 없애며, 고혈압과 고지혈증을 치료하는 데도 효과적이다. 관원혈은 오행 중 수에 속하며 신장의 에너지를 저장하고 양방향으로 조절이 가능한 지혜로운 혈이다. 만약 너무 뚱뚱하다면 관원혈이 살 빼는 것을 도와줄 것이고 너무 말랐다면 풍만한 몸매로 가꾸어줄 것이다.

○

뱀춤은 헛살과 참살에 모두 통한다

예전에 팡 아주머니 모녀를 치료한 적이 있는데, 두 사람은 두 가지 형태의 전형적인 비만이었다. 팡 아주머니는 식사량이 매우 적은데도 무척 뚱뚱했다. 또 손발이 무겁고 가슴이 땡땡했으며, 음식은 물론이고 물도 마시고 싶지 않았다. 아무리 자도 자꾸만 더 자고 싶고 온종일 머리가 무겁고 어지러웠다. 월경불순이 심했고 오랫동안 변비에 시달리고 있었으며, 설태는 희고 두꺼웠다.

팡 아주머니는 몸 안에 습한 기운이 쌓인 탓에 비만이 된 유형이었다. 습기는 독소를 에워싸 가래처럼 잘 떨어지지 않는 형태로 만들어버렸고 시간이 갈수록 독소가 점점 더 많이 쌓이면서 나날이 살이 찐 것이다. 팡 아주머니는 '헛살'이 찐 전형적인 예였다. 헛살이 찐 여성은 반드시 독소를 배출하는 비위의 기능을 강화해야 한다. 단순히 설사를 해서 살을 빼려고 하면 비위가 더 약해져 오히려 독소를 배출할 수 없게 된다.

팡 아주머니의 딸도 뚱뚱했는데, 엄마와는 상황이 정반대였다. 그녀는 식사량이 엄청난데도 밥을 먹고 돌아서면 허기를 느꼈다. 하루에 대여섯 끼는 기본이었고 쉴 새 없이 간식을 먹었다. 수시로 갈증을 느꼈고 구강 궤양이 잘 생겨 하루가 멀다 하고 입술과 혀가 패였다. 입 냄새가 심했고 대변이 매우 건조했으며, 그나마도 며칠에 겨우 한 번씩 대변을 볼 뿐이었다. 얼굴이 자주 붉게 달아오르고 혀가 매우 붉었으며 설태가 누렇게 끼어 있었다.

팡 아주머니 딸은 위장에 열이 너무 올라 들어간 음식을 모두 태워버려 음식의 영양을 흡수하지 못하고 전부 몸속에 쌓은 탓에 비만이 되었다. 이는 비위에 열이 쌓인 탓에 '참살'이 찐 예이다.

비록 팡 아주머니는 헛살이 찐 것이고 그 딸은 참살이 찐 것으로 형태가 달랐지만 둘 다 뱀춤과 혈자리 지압으로 효과를 봐서 한 달 만에 5kg을 감량하는 데 성공했다. 겉으로만 효과가 나타난 것이 아니라 비만 때문에 생겼던 각종 문제도 한꺼번에 사라졌다.

사실 다이어트는 자신을 괴롭힌다고 성공할 수 있는 것이 아니다. 가벼운 마음으로 날마다 몸을 흔들어주고 천추혈과 관원혈을 눌러주면 늘씬하면서도 균형 잡힌 아름다운 몸매를 만들 수 있다. 만약 혈자리를 누를 때 손가락이 너무 아프다면 안마봉이나 젓가락, 볼펜대로 눌러도 똑같은 효과를 볼 수 있다.

당뇨병을 물리치는
오행 비장 보양법

내 친구 샤오레이의 어머니는 얼마 전 회사에서 실시하는 건강검진을 받은 결과, 혈당과 콜레스테롤이 높다는 진단을 받았다. 의사는 먹어서는 안 되는 음식을 잔뜩 나열한 음식 목록표를 건넸다. 사실 샤오레이의 어머니는 그야말로 돌도 씹어 먹을 만큼 먹성이 좋다. 그런 분이 산해진미를 눈앞에 두고도 침만 삼켜야 한다면 이보다 더 가혹한 형벌이 없을 것이다. 효성이 극진했던 샤오레이는 다급한 마음에 나를 찾아와 중의학으로 당뇨병을 고칠 수는 없는지 물었다.

여성 당뇨병 환자는 외음부 가려움증, 월경불순, 냉감증, 반복적 요로감염, 전신 피부 가려움증, 반복적 부스럼 등의 증상이 나타나며 간혹 의주감(蟻走感, 개미가 피부를 기어가는 것 같은 느낌), 바늘로 찌르는 것 같은 통증, 발뒤꿈치 시림, 손발에 통증과 이상감각(선단지각이상증) 등이 나타나기도 한다. 이 밖에 감정 기복이 심해져 간경이 막히게 되고 얼굴에 색소침착이 일어나며 유방 압통 또는 유방 위축이 생긴다. 난소와 자궁 기능이 급격히 저하되고 신장 기능도 저하된다. 그리고 전반적으로 몹시 파리하고 초췌해 보인다. 나는 샤오레이에게 이렇게 당부했다.

"매일 오전 9시부터 11시는 비경의 유주 시간인데, 이때 네가 하든 어머니 스스로 하시든 중완혈과 관원혈에 각각 20분씩 쑥뜸을 뜨렴. 매끼 식사 전에 먼저 오트밀죽 한 그릇을 먹고 나서 식사를 시작해야 해. 밀가루 음식을 먹을 때는 메밀가루나 옥수수가루로 만든 음식으로 대체하는 것이 좋고 다른 요리는 무엇이든 가리지 않고 먹어도 돼. 다만, 매끼 식사는 반드시 정해진 시간에 정해진 양만 먹어야 하고 간식은 삼가야 해. 끼니마다 다른 음식을 먹어서 영양의 균형을 맞추는 것도 중요해. 저녁 식사를 마치고 1시간 뒤에는 유산소 운동 효과가 있는 라틴댄스를 약간 땀이 날 정도로 30분간 추면 좋아."

그 후 3개월 동안 샤오레이의 어머니는 내가 알려준 대로 꾸준히 관리를 했다. 그러고 나서 재진을 받아보니 혈당과 콜레스테롤이 이미 정상 수준으로 떨어져 있었다. 날마다 춤을 추고 중완혈과 관원혈에 쑥뜸을 뜨고 담백한 음식 위주로 식사를 한 결과, 혈당과 콜레스테롤만 떨어진 것이 아니라 그동안 속을 썩였던 군살까지 떨어져 나

갔고 색소침착도 사라졌으며 월경도 정상주기를 회복했다. 몸의 변화는 마음의 변화를 이끌었다. 날마다 널뛰기를 하던 감정이 안정되면서 잘 웃고 잘 떠드는 사람으로 변했다. 그렇게 3개월 만에 샤오레이의 어머니는 몸과 마음이 전혀 다른 사람으로 바뀌었다.

○

약 없이 혈당 잡는 오행 원리

중완혈은 오행 중 토에 속하며 비위의 모든 질병을 치료할 수 있는 기특한 혈이다. 관원혈은 오행 중 수에 속하며, 신장의 질병은 모두 관원혈로 치료할 수 있다. 당뇨병은 바로 이 신장에 문제가 생겨 발생한 것이다. 비장의 기혈을 운화시키는 작용과 오장육부의 기능을 향상시키는 쑥뜸의 화력으로 중완혈과 관원혈에 뜸을 떠주면 신속하게 효과를 볼 수 있다.

당뇨병 환자는 비장과 신장이 모두 허하므로 평소에 오행 중 토와 수에 속하는 채소와 잡곡을 많이 먹어 비장과 신장을 보해야 한다. 예를 들어 메밀가루, 오트밀, 옥수수가루, 대두 및 콩으로 만든 식품, 신선한 녹색잎채소 등을 먹으면 좋다. 반면에 흰설탕, 갈색설탕을 비롯해 사탕, 케이크, 잼, 꿀, 꿀에 절인 과일, 아이스크림 등처럼 포도당 및 설탕으로 만든 단 음식은 삼가는 것이 좋다.

많은 여성이 혈당이 높다는 진단을 받으면 음식 먹는 것 자체를

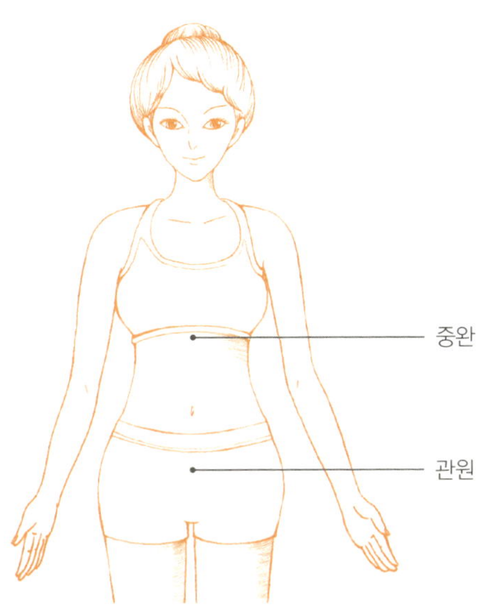

이 두 개 혈을 20분간 쑥뜸을 뜨거나 두드려주면 당뇨병이 개선된다

꺼리고 어지럼증이 날 때까지 굶는 경우가 허다하다. 하지만 곡기를 끊는 것은 대단히 잘못된 결정이다. 당뇨병 환자, 특히 초기 당뇨병 환자의 경우 다양한 음식을 골고루 먹어 영양의 균형을 맞춰야 한다. 원래 비위 기능이 약한데 음식을 안 먹으면 기혈이 생겨나지 못해 비위가 더 맥을 못 추게 된다. 이러면 당뇨병 치료는 고사하고 탈모증, 주름, 자궁과 난소 기능 저하 등 또 다른 문제가 생긴다.

영양가 있는 음식을 골고루 섭취하고 체력을 다질 수 있는 운동을 꾸준히 하면서 즐거운 마음을 유지하고 중완혈과 관원혈에 쑥뜸을 떠보아라. 혈당은 금세 제자리를 찾아 내려갈 것이다.

위장병을 물리치는 중완혈의 효능

원래 비위가 좋지 않은 사람이 여름철에 냉동과일이나 아이스크림처럼 차가운 음식을 먹으면 비위가 상하기 딱 좋다. 예를 들면 수박은 오행 중 수에 속하고, 비위는 토에 속한다. 한여름에 차가운 수박을 달고 살면 기운이 한랭한 수박의 '수'가 비토를 얼려 기혈이 막히게 된다. 기혈이 막히면 비위가 손상되는 것은 시간 문제이다. 이때 중완혈에 생강 쑥뜸을 뜨면 치료하지 못할 위장병이 없다. 방법은 간단하다. 편으로 썬 생강에 구멍을 뚫은 다음 중완혈에 올려놓고 그 위에 쑥뜸기를 놓는다. 하루 20분씩 한 달 동안 꾸준히 실시하면 위장병의 근본 원인을 치료할 수 있다. 만약 뜸을 뜰 여유가 없다면 차가운 음식을 먹고 나서 갈치, 부추, 대추, 앵두 등 보익 효과가 있는 성질이 더운 음식을 12시간 안에 먹어도 좋다.

한 푼으로
위궤양 치료하기

린 여사는 외국계 기업의 영업 총괄 매니저로, 웬만한 사람은 대적도 못할 만큼 주량이 셌다. 게다가 매운 음식을 너무 좋아해서 맵지 않은 음식은 음식으로 치지도 않았다. 그러나 세상일에는 항상 음양이 있는 법, 소문난 주당이었던 린 여사는 술자리에서 업무 성과를 낸 덕분에 나날이 회사에서 인정을 받았지만 술 때문에 위궤양에 걸리고 말았다. 그 후로 위장에 좋다는 약은 다 먹어봤지만 증세가 호전되는 것도 그때뿐, 좀처럼 완치되지 않았다. 린 여사는 나를 찾아와서 말했다.

"배가 조금만 고파도 위장이 아프기 시작하는데, 불로 지지는 것처럼 끔찍하게 아파요. 제발 이 병을 치료할 수 있는 좋은 약 좀 알려주세요. 효과만 있다면 돈은 얼마라도 드리겠어요."

위장을 부여잡고 얼굴을 찌푸리는 그녀를 향해 대답했다.

"좋은 약이 있긴 한데 돈은 별로 안 들어요. 게다가 한 봉지 사면 여러 번 사용할 수 있으니 한 번 사용할 때마다 드는 가격이 10원도 채 안 될 걸요."

린 여사는 도저히 믿을 수 없다는 눈빛으로 나를 빤히 쳐다봤다. 나는 식소다 한 봉지를 가져와 한 숟가락 떠서 컵에 넣고 따뜻한 물을 부어 녹인 다음 마시라고 줬다. 10분도 채 되지 않아 린 여사가 말했다.

"선생님, 이제 위장이 아프지 않아요. 세상에나! 이렇게 싸면서 효과까지 좋은 약이 있었다니 믿기지가 않아요."

일반적으로 배가 고플 때 위궤양이 심해지는 까닭은 위산 때문이다. 위장 속에 있는 위산은 온도가 매우 높고 부식성이 강하다. 정상인의 위벽 점막은 위산을 겁내지 않지만 오랫동안 많은 양의 술을 마시고 맵고 짠 음식을 즐겨온 사람이라면 위 점막이 손상돼 위궤양이 발생하기 쉽다.

식소다는 탄산수소나트륨으로, 약한 알칼리성을 띠는 분말이다. 산성과 알칼리성은 서로를 억제하기 때문에 산성이 지나치게 강한 경우 알칼리를 조금 넣으면 산성을 중화할 수 있고 반대로 알칼리성이 지나치게 강한 경우 산을 적당량 넣으면 중화된다. 위궤양으로 인한 위통은 위산 농도가 너무 높은 탓에 발생하는 것이므로 식소다를 따뜻한 물에 풀어 마시면 통증이 곧 멎는것도 그 원리이다.

○

위궤양 치료와 예방을 위한 생활 속 팁

위산은 오행 중 매우 강한 화에 속한다. 정상적인 화는 비위의 토를 왕성하게 하지만 지나치게 강한 화는 토를 태워버리기 때문에 위통이 발생한다. 알칼리성인 식소다는 오행 중 금에 속하고 폐로 들어간다. 금은 수를 낳고 수가 왕성하면 위장을 불태우는 강력한 화를 가라앉힐 수 있다.

그러나 주의할 점도 있다. 식소다는 위궤양으로 인한 통증을 빠른 시간 안에 가라앉히지만 위궤양을 완치할 수는 없다. 그러므로 식소다를 복용하는 것 외에 오행 중 토에 속하는 중완혈과 족삼리혈을 지압해 위장을 강화해서 위벽 궤양을 치료해야만 통증의 근본적인 원인을 해결할 수 있다. 날마다 이 두 혈자리를 지압하면서 보조적으로는 음식을 볶을 때 식소다수를 자주 이용한다. 평소에 밥을 지을 때 일반적인 녹말물 대신 식소다수를 사용하는 것도 좋다. 밥맛이 좋아지고 온 가족의 위장 건강까지 지킬 수 있으니 그야말로 꿩 먹고 알 먹는 방법이다.

여성들에게 위궤양이 흔한 이유는 타고난 성격이 섬세하고 예민하며 감정 기복이 크고 스트레스를 받더라도 잘 해소하지 못하는 편

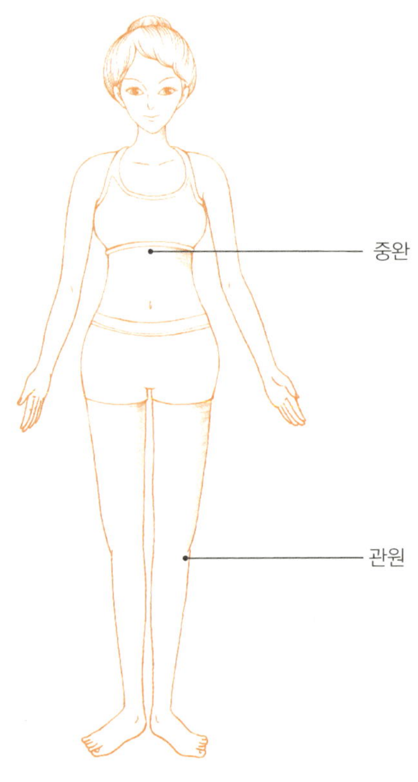

🌸 이 두 개 혈을 눌러 위장을 강화하면 위통의 근본 원인을 치료할 수 있다.

이라 간의 기운이 울결되기 쉬워서이다. 열 받은 간이 화풀이할 곳을 찾지 못하면 그 화가 엉뚱하게도 비위로 전달돼 위궤양이 생기게 된다. 만약 제때 치료하지 않으면 병세가 더욱 심해져 위출혈, 위천공, 심지어 위암까지 생길 수 있으니 더 위험하다.

그런데 요즘 여성들은 다이어트를 위해 음식을 거의 먹지 않는데다 업무상 필요에 의해 술을 자주 마신다. 이는 위궤양으로 가는 지름길이나 다름없다. 어떤 상황에서든 공복으로 음주하는 일은 피해야 한다. 불가피하게 술을 마셔야 하는 경우, 먼저 음식을 먹어 위장을 보호하거나 식소다수 반 컵을 마신 다음에 술을 마시는 것이 좋다. 이렇게 하면 도수가 높은 술이나 자극적인 음식으로 인해 입을 피해를 조금이나마 줄일 수 있다. 만약 위궤양에 걸렸다면 코미디 프로그램을 자주 시청하며 유쾌한 기분을 유지하는 것이 좋다. 혈자리 지압과 식소다 활용, 마음 다스리기 등 앞서 언급한 방법들을 병행하면 더 큰 효과를 얻을 수 있으니 꼭 시도해보기 바란다.

발바닥 긁기로
위하수를 예방하자

회사일이 너무 바빠서 툭하면 끼니를 거르는 친구가 있었다. 타고난 체질이 튼튼했던 그녀는 식사 좀 거른다고 건강이 나빠지지는 않을 거라고 생각했다. 그런데 얼마 전 회사에서 실시한 건강 검진 결과, 상당히 심각한 위하수라는 진단을 받았다. 친구는 병원에 다닐 시간도 없고 약도 먹기 싫다면서 약을 먹지 않고도 위하수를 치료할 수 있는 방법이 없냐고 물었다. 나는 그간 환자들을 치료하면서 알게 된 '발바닥 긁기'로 위장을 건강하게 만드는 방법을 알려주었다. 이 방법은 위하수, 만성 위염, 각종 만성 비위 질환을 치료하는 데 모두 효과적이다.

"매일 저녁 9시는 삼초경의 유주 시간이야. 이 시간에 따뜻한 물에 족욕을 한 다음, 발바닥 가운데에 마사지 크림이나 로션을 적당히 바르고 손가락을 구부려 발바닥 가운데를 긁어줘. 좌우 각각 15분씩 긁어줘야 해. 그러면서 마음속으로는 '위가 위쪽으로 올라간다, 올라간다, 올라간다' 하고 생각해봐. 그러면 네 의식이 위장을 매달고 있는 인대로 기혈을 보낼 거야. 인대에 기혈이 충만해지면 위쪽으로 올라가려는 탄력이 강해져. 그러면 위장도 그 힘을 받아 원래 위치로 돌아가게 돼."

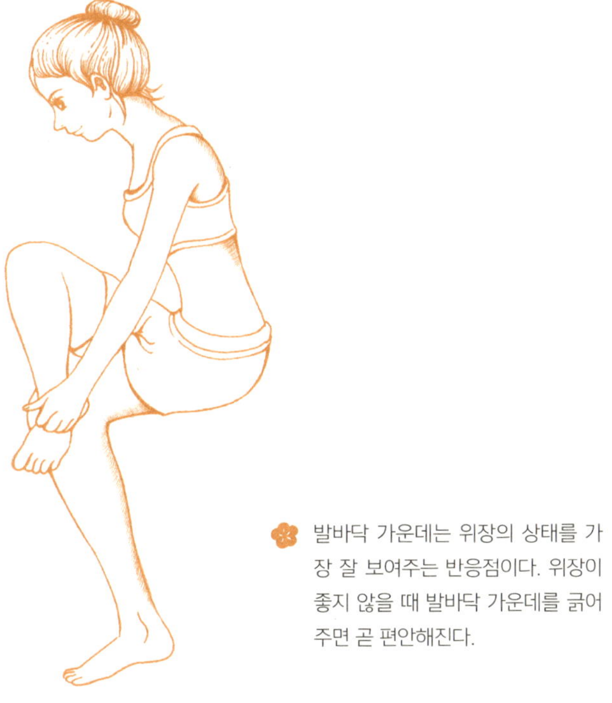

발바닥 가운데는 위장의 상태를 가장 잘 보여주는 반응점이다. 위장이 좋지 않을 때 발바닥 가운데를 긁어주면 곧 편안해진다.

친구는 한 달 반 동안 열심히 내가 알려준 방법대로 따랐다. 그 결과 위하수증이 눈에 띄게 좋아졌다.

"예전보다 나아졌다고 방심하지 말고 앞으로도 꾸준히 해야 해. 또 툭하면 끼니를 건너뛰는 습관도 고쳐야 해."

위하수는 매우 흔한 비위 질환인데, 위하수증을 오랫동안 방치하면 살이 마르고 온몸에 기운이 빠진다. 또 가끔씩 정신을 잃기도 하고 심각한 경우 저혈압, 심계항진, 불면증, 두통 등이 나타나기도 한다. 그런데 발바닥 가운데를 긁는 것만으로 위하수와 각종 만성 위장병을 치료하는 데 도움이 된다. 사람의 발바닥 가운데는 비장과 위장의 반응점이다. 따라서 위하수가 아니더라도 갑자기 배가 더부룩해지면서 소화가 안 될 경우, 좌우 발바닥 가운데를 20분씩 긁어보아라. 그러면 온몸의 기가 뚫리는 기분이 들면서 방귀가 나오고 조금 더 지나면 화장실에 가고 싶어지면서 배 속이 편안해질 것이다.

만성 위염을 예방하는
신통방통 귓속 혈자리

타오즈는 소문난 워커홀릭으로, 몸과 마음을 바쳐 일에 매진한 덕분에 사업적으로 큰 성공을 거두었다. 그러나 툭하면 야근을 하고 끼니를 제때 챙기지 않았으며 과도한 스트레스에 시달린 탓에 만성 위염에 걸리고 말았다.

그녀는 선천적으로 굉장히 감성적이고 예민한 데다 성격이 매우 급해 걸핏하면 화를 냈다. 이러면 간이 상하고 피를 많이 소모하게 된다. 오행 중 간담의 목은 비위의 토를 제압한다. 정상적인 경우 목이 토를 관리하면서 간담과 비위가 별 문제없이 잘 지낸다. 그러나 간의 기운이 지나치게 왕성해 목이 너무 많아지면 비위의 토가 부족해진다. 이런 여성은 비위가 허약해지거나 만성 위염 등 비위 질환에 걸리기 쉽다.

비유를 하자면 이러하다. 개운죽 여섯 그루를 심으면 딱 좋을 화분에 열 그루를 심었다고 해보자. 그러면 화분의 흙은 열 그루 개운죽에 똑같은 양의 영양분을 나누어줄 수 없을 테고, 공간이 비좁은 탓에 공기도 부족해 개운죽이 제대로 자라지 못하게 될 것이다. 이런 상태에 빠진 만성 위염 환자를 만나면 나는 항상 귀에 침을 놓는 이침(耳鍼)으로 치료한다. 이침은 효과가 좋을 뿐만 아니라 통증과 부작용도 없기 때문이다.

내가 사용했던 이침법은 알레르기 방지 반창고에 왕불류행(王不留行, 장구채의 씨)을 붙인 것으로, 알맞는 혈자리에 붙이기만 하면 혈을 24시간 계속해서 지압하고 자극한다. 이침을 붙이고 나서도 머리를 감거나 목욕을 하는 등 평소와 다름없이 생활해도 되고 48시간마다 왕불류행을 한 번씩 바꿔주기만 하면 된다. 그동안 나는 이 방법으로 만성 위염에 걸린 많은 여성을 치료했는데 모두 좋은 효과를 보았다. 다만, 이 방법은 반드시 전문 자격을 갖춘 의사가 실시해야 하므로 일반인은 함부로 따라 하면 안 된다.

이침은 매우 효과가 좋지만 환자 스스로 붙일 수 없고 미관상 좋지 않다는 단점이 있다. 그래서 타오즈는 자기 스스로 할 수 있고 효과도 좋으면서 보기에도 나쁘지 않은 방법이 있는지 물었다.

○

귓바퀴를 문질러 이침의 효과를 누리자

《소침양방(蘇沈良方)》에서는 "손으로 귀를 따뜻하게 하면 인체 생명 활동의 원동력이 되는 에너지를 북돋는다"라고 했다. 이 말은 곧, 전신 경맥의 기운이 모두 귀에 모여 있으니 수시로 귀를 지압하면 오장육부를 강화하고 병을 없앨 수 있다는 뜻이다. 비장, 위장, 내분비, 삼초 등 소화계통은 모두 귀에 반응점이 있다. 따라서 굳이 이침을 붙이지 않더라도 수시로 이 반응점을 문질러주면 만성 위염이 나을 것이다.

귀는 인체의 축소판이다. 이 작은 귀에 반응점이 무려 91개나 있기 때문에 하나하나 정확한 위치를 외우기란 쉽지 않다. 하지만 어렵게 생각할 필요 없다. 아니, 아예 생각을 할 필요조차 없다. 만약 만성 위염을 앓고 있다면 귀에 핸드크림을 바르고 귀 전체를 문질러주기만 하면 된다. 특히 귓바퀴 쪽은 날마다 15분씩 후끈후끈 열이 나고 빨갛게 달아오를 정도로 문질러준다.

타오즈도 만성 위염을 고치기 위해 귀를 문지르기 시작했는데, 원래 들쭉날쭉하던 월경주기까지 규칙적으로 바뀌자 의아해하며 그 까닭을 물었다.

"그 이유는 피와 관계된 비장, 간, 신장의 반응점이 모두 귀에 있기 때문이야. 비장은 기혈을 만들어내고 간은 피를 저장하며 신장은 피

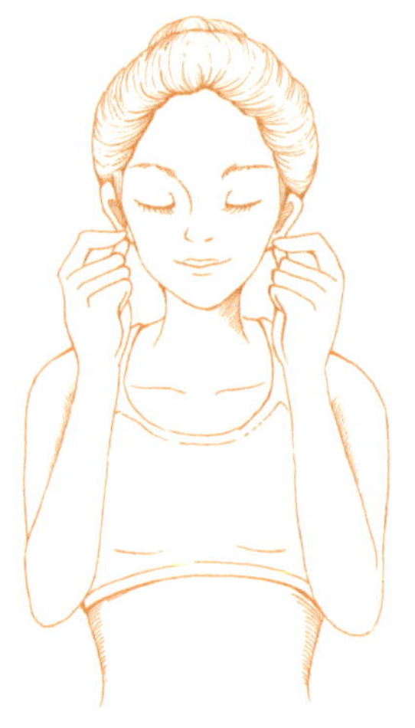

만성 위염에 걸렸다고 야단법석을 떨며 복잡한 치료법을 찾아 헤맬 필요 없다. 평소에는 있는 듯 없는 듯 얌전하던 귀가 만성 위염을 단번에 고쳐줄 것이다.

를 만들어. 귀를 꾸준히 지압하면 이 세 장기가 모두 강화되니까 기혈이 충만해지면서 월경도 제 리듬을 찾게 된 거야.”

내가 환자에게 귀를 문지르는 방법을 알려줄 때마다 잔소리처럼 말하는 것이 바로 ‘항상 즐거운 마음을 유지하는 것’이다. 잔뜩 화가 난 상태에서 귀를 지압한다고 효과가 나타나기를 기대하면 욕심이다. 《황제내경》에 이르길 생각이 지나치면 비장이 상한다고 했다. 그러므로 비위 건강을 지키려면 항상 즐겁게 생활해야 한다. 또 사소한 일은 아예 신경 쓰지 말고 큰일이라도 너무 깊이 생각하지 마라. 시종일관 잔잔한 호수처럼 평안한 마음을 유지하려고 애써야 지압도 효과가 있다.

제 5 장

폐가 튼튼해야
촉촉해 보이는 법

木 목
火 화
土 토
金 금
水 수

폐는 우리가 호흡할 때 들이마시는 공기와 비장의 소화를 거친 음식물이 변해 만들어진 기를 전신에 골고루 나누어주는 역할을 한다. 또 폐는 몸속에 생겨난 더러운 기를 호흡과 땀을 통해 깨끗이 내보내 체내 환경을 청결하게 유지한다. 폐는 어머니처럼 불평 한 마디 없이 몸이라는 가정의 평화를 지켜나가는 셈이다. 그러나 밤낮없이 일한 대가는 결국 노화뿐이다. 그러니 어머니를 사랑하듯이 자신의 폐를 사랑해야 한다. 생기 있고 촉촉한 피부 미인으로 거듭날 것이다.

폐가 망가지면
피부에 생기가 사라진다

폐 기능이 좋은 여성은 피부가 곱고 매끄러워 모공을 거의 찾아볼 수 없고 딱 봐도 촉촉해 보여 화장품을 바르면 금세 흡수된다. 이런 여성은 반응이 빠르고 행동이 과감하며 추진력이 있어 보통 사람보다 더 큰 성과를 거두는 경우가 많다. 반면, 폐 기능에 문제가 있는 여성은 기가 부족할 수밖에 없다. 기가 부족하면 혈액을 몸 여기저기로 보내지 못하게 되고 몸속 독소도 제때 배출하지 못해 피부가 거칠고 건조해지며 모공이 커지고 불면증이 생기기도 한다. 심지어 폐가 혈액을 밀어내는 힘이 달려 심장에까지 악영향을 미치게 된다. 그 결과 가슴이 답답하고 기침이 나며 코가 막히고 심한 경우 천식까지 생길 수 있다.

예전에 이런 환자를 만난 적이 있다. 그녀는 집에 있는 트레드밀에서 한바탕 구슬땀을 흘린 뒤 땀이 채 마르기도 전에 에어컨 바람을 쏘였다. 그러자 에어컨에서 나온 찬바람이 그녀의 모공과 피부를 통해 곧바로 폐까지 침투했다. 마른하늘에 날벼락처럼 닥친 차가운 기운에 휩싸인 폐는 평소와 달리 전신에 기를 제대로 공급할 수 없게 되었고 체내의 탁한 기운을 배출하지 못하게 되었다. 계속해서 가래가 나왔고 가슴이 답답했으며 숨을 제대로 쉴 수가 없었다. 나는 그녀에게 이렇게 말했다.

"매일 오전 9시부터 11시는 비경의 유주 시간입니다. 이때 생강 반근을 껍질을 벗겨 다진 다음 물과 함께 끓이세요. 물이 끓으면 한 그릇 떠내고 남은 물은 족욕통에 부어 물이 좀 식을 때까지 기다렸다가 30분간 족욕을 하세요. 다만, 물높이는 발목을 넘어서는 안 돼요. 또 족욕을 하면서 미리 떠 놓은 따뜻한 생강물을 마시면 좋아요."

그녀는 내가 알려준 대로 집에 돌아가자마자 생강을 끓여 족욕을 하고 생강물을 마셨다. 얼마 지나지 않아 온몸에 땀이 흐르기 시작했다. 그녀는 내게 전화를 걸어 몸이 훨씬 좋아졌다고 했다. 하지만 그것으로 만족해서는 안 된다.

"절대로 부채질을 하거나 찬바람을 쏘이지 말고 땀을 충분히 흘리세요. 또 족욕을 하면서 마시는 생강물이 폐금의 기운을 일으켜 몸속에 들어온 한기를 쫓아낼 거예요."

그전에도 그녀는 같은 증상으로 보름씩 약을 지어먹은 적이 많았다. 그러나 이번에는 생강 하나로 그녀의 병을 치료했다. 생강은 오행 중 금에 속하고 폐도 금에 속한다. 그래서 폐에 침입한 차가운 기운을 쫓아내는 데 생강만큼 적합한 재료도 없다.

오전 11시는 폐를 보양하기에 가장 좋은 시간이다. 폐경은 오행 중 금에 속하고 비경은 오행 중 토에 속하는데, 토는 금을 낳는다. 매일 오전 11시는 비경이 가장 활발히 움직이는 시간으로, 음식물이 변해서 생긴 기혈을 빠른 속도로 심장과 폐에 전달할 수 있으며 이때 폐는 충분한 양의 영양분을 공급받게 된다. 그러므로 비경의 유주 시간에 폐를 보양하면 곧바로 효과를 볼 수 있는 것이다. 지금부터 소개하는 폐 보양법을 잊지 말고 모두 동원해보라! 차가운 기운을 몸 밖으로 완전히 몰아내고 촉촉한 피부로 다시 태어날 것이다.

다섯 개 혈을 자극해
여성의 고민을 한방에 날려라

　　폐경과 대장경은 죽이 잘 맞는 짝패로, 폐경은 마음의 독을 배출하고 대장경은 신체의 독을 배출한다. 폐경과 대장경은 각자의 임무를 충실히 수행하면서도 긴밀하게 협력해 우리 몸과 마음의 독을 깨끗이 비워낸다.

　　먼저 폐경을 찾으려면 팔을 쭉 뻗은 다음 손바닥을 위로 향하게 한다. 쇄골 아래의 중부혈에서 시작해 팔 바깥쪽을 따라 엄지손가락의 소상혈까지 이어지는 것이 폐경이다. 폐경에 있는 11쌍의 혈은 비강, 인후, 뇌, 피부, 호흡에 발생하는 크고 작은 문제를 해결하는 만능열쇠들이다. 특히 폐경에 있는 오행혈을 통해 폐에 문제가 생겨 치료를 받았던 여성들은 모두 그 효험을 몸소 체험했다.

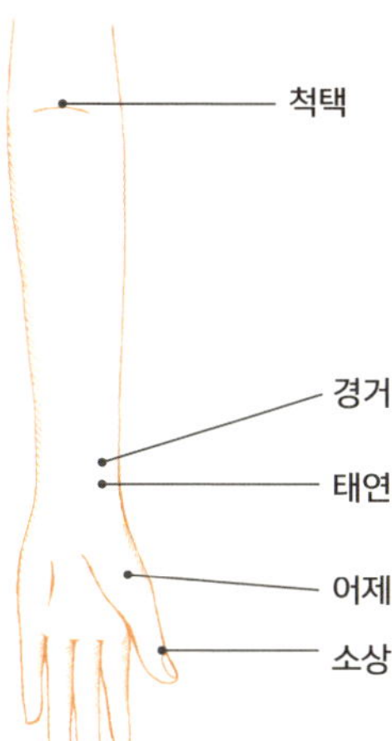

폐경에 있는 이 다섯 개 혈은 폐를 보하는 양약이므로 활용법을 잘 익혀두자!

폐경에 있는 오행혈은 여성에게 어떠한 작용을 하는가?

- 쉬지 않고 말을 하는 도중 갑자기 목소리가 나오지 않아 말을 할 수 없게 되었다면 소상혈에 침을 놓아 3~5방울 피를 내면 바로 목소리가 나올 것이다.

- 매일 오전 11시에 어제혈을 20분간 문지르면 피부가 촉촉해지고 주름이 잘 생기지 않으며 노화가 늦춰진다.

- 매사에 우유부단하고 중요한 결정을 할 때 결단력이 부족하다면 날마다 태연혈을 30분간 문질러라. 성격이 점점 과감하고 추진력 있게 변할 것이다.

- 허약한 체질 탓에 감기와 기침을 달고 산다면 매일 경거혈을 30분

간 문지른다. 이틀 뒤부터 기침 증상이 완화될 것이다.

• 피부가 민감해서 피부염, 습진에 잘 걸린다면 척택혈을 30분간 문
  지른다. 일주일 만에 증상이 완화될 것이다.

폐경이 지나는 손바닥의 뒤편, 즉 손등을 지나는 경락은 폐경과 표리 관계를 이루는 대장경이다. 대장경은 폐경과 마찬가지로 오행 중 금에 속한다. 대장은 불필요한 찌꺼기를 부식시켜 대변으로 만들어 몸 밖으로 배출한다. 대장이 맡은 일을 제대로 하려면 폐경의 도움이 있어야 한다. 만약 폐 기능이 약하면 폐 속의 탁한 기운이 제때 배출되지 못하고 대장으로 들어가 문제를 일으켜 대장에 큰 부담을 지우게 되고 독소는 대장경 속에 갇히게 된다. 앞서 폐경의 오행혈을 소개했으니 여기서는 폐경과 함께 알아두면 좋은 대장경의 오행혈에 대해 알아보겠다.

○

몸속 쓰레기를 배출하려면 대장경을 눌러라

대장경에 독소가 많아지면 얼굴에 여드름이 나고 몸에 습진이 생기며 심한 경우 변비, 치질, 혈변 등의 문제가 생기기도 한다. 오전 7시부터 9시까지 위경의 유주 시간에 날마다 대장경을 20분간 괄사를 하면 쌓인 독을 모두 배출할 수 있어 앞서 말한 문제들

을 피할 수 있다. 그만큼 대장경은 여성에게 매우 중요한 경맥이며, 그 위에 있는 오행혈은 여성의 건강을 지키는 수호신이나 다름없으므로 반드시 그 활용법을 익히기 바란다.

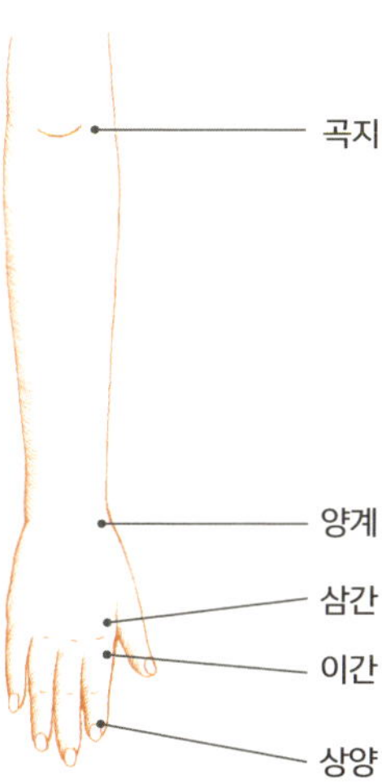

기혈이 가득하고 독소 하나 없이 깨끗한 몸을 만들고 싶다면 이 다섯 개 혈을 기억하라.

대장경에 있는 오행혈은 여성에게 어떠한 작용을 하는가?

- 툭하면 이가 아프고 잇몸이 붓는 경우, 상양혈에 침을 놓아 3~5방울 피를 내면 곧바로 통증이 멎고 이튿날이면 부기가 가라앉는다.
- 소파에 늘어져 TV를 보는 습관이 있는 경우 이중턱이 되기 쉽다. 이때는 이간혈을 30분간 문질러준다. 한 달 동안 꾸준히 실시하면 이중턱이 없어지고 젊음을 되찾게 된다.

- 물을 잘 안 마시고 변비가 있는 경우, 아랫배가 더부룩하고 팽팽한 경우, 얼굴에 여드름이 많이 나는 경우에는 30분간 삼간혈을 힘껏 꼬집고 문질러준다. 5~7일 꾸준히 실시하면 증상이 개선된다.
- 작은 얼굴을 갖고 싶다면 날마다 30분간 양계혈을 문지른다. 1~3달 꾸준히 실시하면 얼굴이 작아진다.
- 곡지혈은 아름다움을 바라는 여성이라면 반드시 기억해야 하는 혈이다. 날마다 30분간 곡지혈을 문지르면 독소를 배출해 날씬한 몸매를 가꿀 수 있다.

대장경에는 총 20쌍의 혈자리가 있는데, 이름을 정확히 외우지 못하거나 자리를 기억하지 못한다고 걱정할 필요 없다. 날마다 두 팔 위의 다섯 개 혈자리를 한 번씩 지압해주기만 해도 독소를 배출할 수 있기 때문이다. 새벽 5시부터 7시는 대장경의 유주 시간이고 7시부터 9시는 위경의 유주 시간이다(토가 금을 낳는다는 원리를 이용한다). 둘 중 아무 때나 선택해 지압을 해주면 똑같이 효과를 볼 수 있다.

여기서 유의할 점이 있다. 눌렀을 때 특별히 아픈 곳과 피부 밑에 딱딱한 덩어리가 있는 곳은 통증과 덩어리가 사라질 때까지 집중적으로 문질러준다. 통증과 덩어리가 없어졌다는 것은 경맥이 뚫렸음을 의미한다.

피부가 하얗고 맑아지는 습관,
쌀뜨물 세안

여성의 피부, 땀샘, 솜털은 모두 폐가 관리한다고 했다. 《황제내경》에 보면 이런 말이 있다. "폐와 배합되는 것은 피부이고, 폐의 상태가 겉으로 나타나는 곳은 털이다." 폐를 잘 돌보면 피부도 매끄럽고 탄력이 있으며 빛이 난다. 반대로 폐를 잘 돌보지 못하면 조금만 찬바람을 쏘이거나 더위에 노출되어도 금세 병이 나고 몸이 허약해지며 피부가 거칠어지고 모공이 커진다. 게다가 월경량이 많아져 빈혈이 잘 생기고 자궁이 앞뒤로 처져 임신이 어려워진다.

내 사촌동생이 그러했다. 실바람만 불어도 온갖 병을 달고 살았고 피부도 몹시 건조해 아무리 좋은 크림을 발라도 소용이 없었다. 또 조금만 운동을 해도 거친 숨을 몰아쉬었기 때문에 걸음도 빨리 걷지

못할 정도였다. 나는 힘들어하는 사촌동생에게 한 가지 좋은 방법을
알려주었다. 바로 쌀뜨물에 얼굴을 담그고 숨을 참는 연습을 하는 것
이다. 방법도 매우 간단하다. 세숫대야에 쌀뜨물을 떠놓고 얼굴을 그
속에 담근 채 숨을 참기만 하면 된다.

　쌀뜨물은 흰색으로, 오행 중 금에 속한다. 숨을 참을 때 쌀뜨물의
영양이 피부와 털을 타고 폐부로 전해져 폐를 촉촉하게 적시고 건강

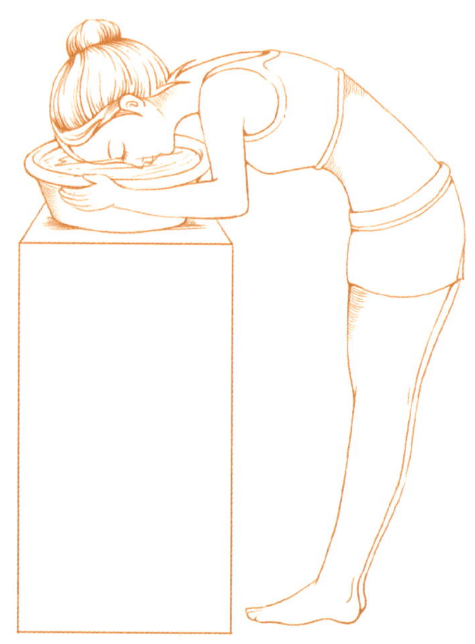

✽ 쌀뜨물을 함부로 버리지 마라. 밥을 지을 때마다 당신을
아름답게 가꾸어줄 마법의 물이니 말이다.

하게 한다. 이렇게 하면 폐가 튼튼해져 병이 안 생길 뿐만 아니라 피부를 백옥처럼 하얗게 가꿀 수 있다. 그야말로 도랑 치고 가재 잡는 방법이다. 또 피부가 건성인 사람은 쌀뜨물에 꿀 한 숟가락을 넣으면 보습 기능이 강화된다.

그렇게 보름 동안 꾸준히 실시했더니 길을 걸을 때도 더 이상 숨이 차지 않았다. 폐활량이 눈에 띄게 좋아져 20층 계단을 단숨에 오를 수 있게 됐고 피부도 좋아졌다. 사촌동생의 달라진 모습을 보니 꿀 넣은 쌀뜨물에 얼굴을 담그고 숨을 참는 것이 엄청난 효과가 있음을 알 수 있었다. 그 이후 많은 세월이 흘렀지만 사촌동생은 파운데이션도 쓰지 않고 세수를 하고 나서 로션 정도 대충 바를 뿐인데도 하얗고 맑은 피부를 유지하고 있다.

사촌동생의 변화를 직접 본 이후, 나는 주변 여성들과 네티즌에게도 이 방법을 알려주었다. 내가 알려준 대로 따라 해본 사람들은 하나같이 효과가 탁월하다고 입을 모았다. 폐의 기운이 약하고 숨이 차며 감기에 잘 걸리던 것이 쌀뜨물 하나로 해결됐고 피부까지 하얘졌다며 정말 신통방통한 방법이라고 감탄했다.

평소에 아무 생각 없이 버렸던 쌀뜨물에 이런 신기한 효과가 있다. 건강은 억지로 얻고자 한다고 얻어지는 것이 아니라 어떨 때는 쌀뜨물처럼 아주 작은 습관으로도 지킬 수 있는 것이다.

오행 폐 보양죽으로
호흡기 질병에 작별을 고하라

폐의 구조를 살펴보면 스펀지처럼 셀 수 없이 많은 구멍이 나 있다. 사람이 숨을 들이마실 때 공기 중의 먼지와 이물질도 이 작은 구멍으로 들어간다. 비록 폐는 쉬지 않고 이물질들을 내보내지만 그중에는 구멍 속에 쌓여 폐에 부담을 주기도 한다. 나이가 많은 여성일수록 폐 속 구멍 안에 쌓인 먼지와 이물질이 더 많을 수밖에 없다.

폐 속 이물질들을 제때 밖으로 빼내지 않으면 수시로 감기에 걸리게 되고 감기에 걸렸는데도 제때 치료하지 않으면 폐에 염증이 생기거나 부어오른다. 이 지경에 이르면 원래는 넓었던 폐의 구멍이 작아져 몸속의 담음(痰飮, 먹은 물이 체내를 잘 돌지 못해 장이나 위장에 고

이는 병)이 원활하게 배출되지 않는다. 바이러스는 이때를 틈타 몸속 이곳저곳으로 들어가 발열, 기침을 일으킨다. 계속 방치할 경우 인후염이나 기관지염으로 발전해 더 큰 문제를 일으킨다.

더구나 옷을 얇게 입는 여성들은 폐에 한랭한 기운이 침입해 기관지염에 걸리기도 쉬운 환경에 있다. 기관지염을 제때 치료하지 않으면 심장병을 유발하고 기혈 부족으로 인해 유방 위축, 월경량 감소 또는 폐경, 얼굴 주름 등 갖가지 문제를 불러일으킨다. 따라서 이런 증상이 있는 여성은 수시로 폐를 목욕시켜 폐 속의 더러운 물질을 밖으로 내보내야 한다. 여기서는 폐를 목욕시켜줄 '오행 폐 보양죽'에 대해 알아보겠다.

오행 폐 보양죽을 만드는 방법과 효능

폐를 윤택하게 하고 담탁을 없애줄 약선을 만드는 방법은 어렵지 않다. 말린 은이버섯을 찬물에 불리고 깨끗이 씻어 잘게 찢는다. 사고(sago, 야자나무 열매에서 얻어지는 흰 전분), 은행나무 열매, 얼음설탕과 함께 약탕관(전기밥솥)에 넣은 뒤 물을 붓고 재료가 물러질 때까지 끓인 다음 먹는다.

재료인 사고, 은행나무 열매, 은이버섯, 얼음설탕은 모두 흰 색으로, 오행 중 금에 속하고 폐경으로 들어간다. 이 네 가지 재료는 하나

하나가 폐를 보양하는 데 탁월한 효능을 갖고 있다.

- 사고는 폐를 촉촉하게 하고 담탁을 없앨 뿐만 아니라 비장까지 튼튼하게 한다. 비장이 튼튼해야 음식물에서 만들어진 기를 폐로 보낼 수 있다.《약해본초(藥海本草)》에 이르길, 사고는 비장을 튼튼하게 하고 폐를 보양하며 가래를 없앤다고 했다.

- 은행나무 열매는 가래를 없애는 최고의 명약이다.《의학입문(醫學入門)》에 이런 내용이 있다. "은행나무 열매는 폐와 위장의 탁한 기운을 깨끗하게 하고 가래를 없애며 천식을 낫게 하고 기침을 멎게 한다."

- 은이버섯은 음기를 길러 폐를 적셔주고 담탁을 없앤다. 폐는 피모를 주관한다고 했다. 폐 속에 더러운 것이 없으면 피부는 자연히 물기를 머금게 될 것이고 탄력이 붙을 것이다.《본초시해약성주(本草詩解藥性注)》에서 "은이버섯은 맥문동처럼 촉촉하되 한기는 없고 둥굴레의 단맛은 있되 느끼함은 없다. 음기를 길러 폐를 적셔주는 효능에서는 인삼, 녹용, 제비집도 그에 못 미친다"라고 했다. 은이버섯은 가격이 싸지만 폐를 보하고 가래를 없애며 피부를 촉촉하게 하는 효능만큼은 비싼 인삼, 녹용보다 낫다.

- 죽에 얼음설탕을 넣으면 맛이 더욱 달고 개운해진다. 또 얼음설탕 자체에 폐를 촉촉하게 하고 가래를 없애는 효능이 있다.《중약대사전(中藥大辭典)》에 얼음설탕에 관한 내용이 있다. "얼음설탕은

위장을 조화롭게 하고 폐를 촉촉하게 하며 기침을 멎게 하고 가래
를 없앤다."

이렇게 효능이 뛰어난 폐 보양죽은 오전 7시인 대장경의 유주 시
간에 먹으면 죽의 영양이 곧바로 폐부로 전해져 더 효과적으로 폐를
촉촉하게 하고 가래를 삭인다. 오전 11시는 비경의 유주 시간이다.
비경은 오행 중 토에 속하는데, 토는 금을 낳으므로 비경은 금에 속
하는 폐경의 어머니라고 할 수 있다. 이때 죽을 먹으면 순식간에 기
로 바뀌어 폐로 전해진다. 이 기가 전해지면 폐는 더 힘차게 가래를
없앨 수 있다.

주의할 점이 있다면 죽을 끓이고 나서 12시간 안에 다 먹는 것이
좋다. 다 익은 은이버섯을 너무 오래 놓아두면 먹고 나서 설사를 할
수도 있기 때문이다. 또 당뇨병 환자는 복용을 삼가는 것이 좋다.

여성의 폐는 남성보다 훨씬 까다롭다. 오행 폐 보양죽은 이 까다
로운 폐를 잘 달래 시종일관 촉촉함을 유지하게 해준다. 폐가 촉촉해
지면 피부도 촉촉해져 웬만해서는 주름과 기미가 생기지 않고 모공
도 커지지 않는다. 또 폐와 대장은 긴밀한 관계이기 때문에 폐가 촉
촉해지면 대장에도 수분이 충분해져 숙변이 쌓일 겨를이 없어진다.

폐 기능을 개선하고 천식을 물리치는
합마공

합마공은 복식 호흡으로 폐의 호흡 기능과 혈액순환, 담탁 배출을 개선해 막힌 기관지를 시원하게 뚫어 천식을 개선하는 효과가 있다. 오행 폐 보양죽을 먹으면서 합마공까지 수련한다면 폐 건강에 이보다 더 좋을 수 없다.

·방법

침대 위에 무릎을 꿇고 앉아 몸을 앞으로 기울인다. 두 손으로 바닥을 누르면서 온몸의 힘을 푼다. 코로 깊이 숨을 들이마시면서 배를 바깥쪽으로 부풀린다. 1분간 숨을 단전에 머물게 한 다음, 입으로 숨을 뱉으면서 배를 꺼뜨린다.

·시간

하루에 한 번씩 매회 20분 실시한다.

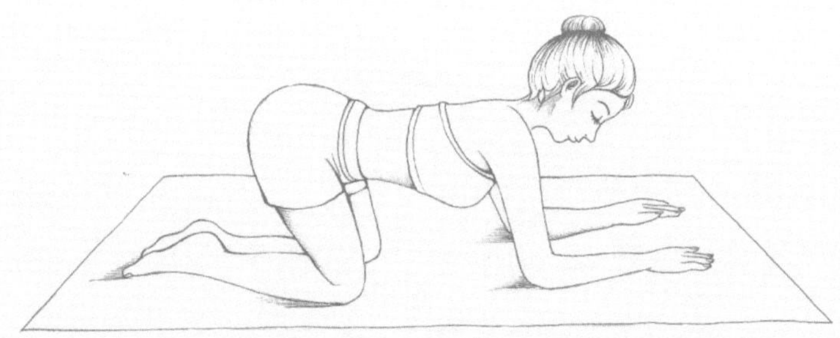

🌸 합마공을 수련할 때 중요한 것은 자세가 아니라 배를 부풀렸다가 홀쭉하게 꺼뜨리는 복식 호흡을 제대로 하는 것이다.

만성 비염은
어떻게 해야 떨칠 수 있을까

20여 년 전에 걸린 감기를 제때 치료하지 않아 급성 비염에 걸린 후 쉰한 살이 된 지금도 비염에 고통받는 환자를 치료한 적이 있다. 평소에는 그나마 견딜 만했는데, 감기에 걸리면 너무 괴로워 사는 게 사는 것이 아니었다. 그러다가 감기가 나으면 비염 증상이 좀 호전되었다가 다시 감기에 걸리면 또 다시 괴로운 시간을 보내야 했다. 그런데도 그녀는 꾹 참기만 할 뿐, 치료를 위해 병원을 찾지 않았다. 그나마 긴 세월 동안 큰일이 나지 않은 것이 불행 중 다행이었다. 그런데 요즘 들어 툭하면 눈과 눈 옆쪽에 움푹 들어간 곳에 있는 태양혈 자리가 찢어질 듯 아팠다.

그 모습을 보다 못한 남편과 자식에게 등 떠밀려 마침내 병원에

간 그녀는 코와 뇌의 CT 촬영을 했다. 검사 결과 뇌에는 아무런 문제가 없었지만 코에서 부비강염이 발견되었으며, 부비강염 중 사골동염인 것으로 진단됐다. 코 안쪽으로 이어지는 두개골 속 구멍인 부비강은 총 네 개로 나뉘는데, 그중 사골동은 코에서 시작해 눈 안쪽을 거쳐 태양혈까지 연결된다. 그녀가 최근 들어 눈과 태양혈 자리가 찢어질 듯 아팠던 것도 사골동 안에 고름과 염증 감염이 있었기 때문이다.

처음에는 가족 모두 수술을 원했지만 사골동이 눈 안쪽 뇌 속에 있어서 수술이 잘못되면 죽을 수도 있다는 의사의 말에 누구도 수술 이야기를 꺼내지 못했다. 그 후 아는 사람의 소개로 나를 찾아온 그녀는 수술을 하지 않고도 만성 비염과 부비강염을 치료할 수 있는 방법을 물었다.

○

폐가 조화로워야 코도 건강하다

"비염과 부비강염은 그렇게 무서운 질병이 아니에요. 중의학에서 볼 때 사실 이 질환들은 폐 속의 기가 막혀서 발생하는 것이기 때문에 폐의 기운만 잘 소통시켜주면 금방 나을 겁니다. 매일 아침 7시는 대장경의 유주 시간이에요. 이때 코 전체에 윤활유 역할을 할 수분크림을 바르세요. 가운뎃손가락과 집게손가락을 한데 모

아 문질러 열을 낸 다음, 열이 나는 손가락으로 코 전체를 반복해서
문지르세요. 코가 발갛게 달아오를 때까지 코 전체를 100번 마찰하
세요. 그러고 나서는 영향혈과 합곡혈, 이 두 혈을 시큰시큰하고 마
비가 올 때까지 3분씩 문지르세요."

이어서 함께 들으면 좋은 음악 치료법도 알려주었다.

"이때 얼굴에 있는 일곱 구멍을 모두 소통시켜주는 팬파이프 연주
곡 〈Wonderful Smell Overflow〉, 〈Sailing〉 등을 들으면서 자신
의 코가 팬파이프의 파이프들이라고 상상하며 코 부위를 문지르면
혈이 뚫리면서 비강도 뻥 뚫릴 거예요."

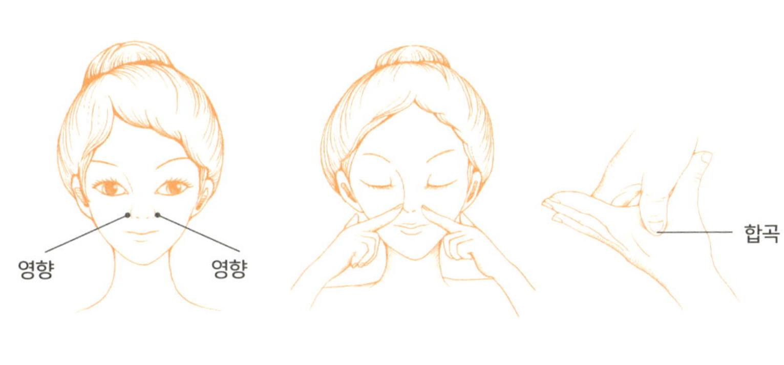

🌸 이 두 개 혈은 코에 생기는 문제를 해결하는 열쇠이다.

코는 폐로 들어가는 정문이다. 《황제내경》에 이런 말이 있다. "폐
의 기운은 코로 통하는데, 폐가 조화로우면 코가 좋고 나쁜 냄새를

맡을 수 있다." 따라서 코를 문지르면 코 부위 기혈의 운행을 가속화시켜 폐의 기운을 소통시키고 염증을 없앨 수 있다.

영향혈은 대장경에 속하는 혈로, 대장경은 폐경과 표리 관계를 이루므로 수시로 자극해주면 폐에 좋다. 또 영향혈은 코 바로 옆에 위치해 있어 코에 문제가 생겼을 때 가장 먼저 찾게 되는 혈이다. 합곡혈은 대장경의 원혈, 즉 원동력이라고 할 수 있다. 폐 기능을 되살리고 강화하는 데 탁월한 효능이 있다.

이 환자는 20년 넘게 비염과 부비강염을 달고 살았기 때문에 완치되려면 남들보다 좀 더 오랜 시간이 필요했다. 그러나 내가 알려준 방법대로 치료를 한 지 보름 만에 기침과 재채기 증상이 사라졌고 반년 뒤에는 비염과 부비강염을 비롯한 모든 불편한 증상이 사라졌다. 눈 안쪽과 태양혈도 더 이상 아프지 않았다. 병원에 가서 CT 검사를 받아보니 사골동 안의 고름도 깨끗이 사라지고 없었다. 또 하나 예상치 못한 수확은 평생을 동고동락한 감기에 안녕을 고한 것이다. 이제 그녀는 웬만해서는 감기에 걸리지 않게 되었다.

사실 질병 자체는 그다지 무섭지 않지만 밀어내고 또 밀어내도 자꾸만 찾아오는 그 집착이 무섭다. 지금부터 마음을 다잡고 손가락을 움직여보자. 부지런한 손놀림 하나면 만성질환도 떨칠 수 있다.

작은 병은
바로 치료하라

우리 부모님은 두 분 다 TV에 꼭 붙어사신다. 얼마나 좋아하시는지 매일 TV를 보다가 이불도 덮지 않고 그대로 잠이 들 정도이다. 그런데 문제는 그 때문에 종종 감기에 걸려 항생제 수액을 맞으러 병원에 가셔야 한다는 것이었다. 내가 의학을 공부하기 전에는 '수액을 맞으면 맞는 거지 뭐. 감기가 나아서 몸이 덜 고생하면 그걸로 된 거지' 하고 생각했다.

그런데 의학을 공부하고 나서야 잘못 생각했다는 사실을 알게 되었다. 예를 들어 바이러스와 세균, 항생제를 사람이라고 가정해보자. 항생제는 똑똑한 편이라 항상 바이러스와 세균을 꼼짝 못하게 만든다. 그러나 바이러스와 세균도 사람과 마찬가지로 항상 똑같은 수법에 당하지 않는다. 그래서 항생제를 먹든 수액을 맞든 횟수가 많아지면 바이러스와 세균도 저항력을 갖게 되고 몸도 그 약에 대해 내성이 생긴다. 그래서 이후에 다른 병이 생겨도 일단 그 약에 대해 내성이 생긴 몸은 약이 들어와도 병을 치료하지 못하게 된다.

감기의 종류는 셀 수 없이 많지만 결국에는 다 몸속에 독이 생긴 것이다. 그렇다면 이 독만 빼내면 병을 뿌리째 없앨 수 있다. 나는 이 사실을 깨닫고 나서 유리 불부항 30개를 가지고 고향으로 향했다. 어머니가 또 TV를 보다가 주무셔서 감기에 걸리셨기 때문이다. 나는 어머니를 침대에 눕히고 등에 세 줄로 부항을 붙였다. 불부항을 모두 붙이고 나니 어머니는 코로 숨을 쉴 수 있게 되었다고 말씀하셨다. 날씨가 추웠기 때문에 나는 부항을 떼어내자마자 어머니에게 잠옷을 입고 이불 속으로 들어가 주무시라고 했다.

한 가지 주의할 점은 부항을 떼어낸 다음에도 반드시 보온에 유의해야 한다는 것이다. 부항을 떼어낸 직후 모공은 완전히 열려 있는 상태이기 때문에 차가운 기운이 침입하기 쉽다. 만약 이때 보온을 소홀히 하면 감기가 더 심해질 것이다.

이튿날, 잠자리에서 일어났을 때 어머니는 이미 감기가 나아 있었다. 아버지는 어머니가 수액도 맞지 않았는데 불부항 한 번 떴다고 감기가 깨끗이 나은 것을 보시고 부항 뜨는 법을 알려달라고 채근을 하셨다. 그리고 부모님에게 직접 부항 뜨는 방법을 알려드렸다.

등에 부항을 뜨면 오장이 깨어난다

집에서 부항을 뜰 때는 안전을 위해 일반 부항을 사용하는 것이 좋다. 감기에 걸리면 등 쪽의 독맥과 방광경에 세 줄로 부항을 붙였다가 15분 뒤에 떼어내면 된다. 만약 초기 감기라면 부항 한 번에 감기가 나을 것이고 오래 묵은 감기라면 사나흘 동안 꾸준히 부항을 떠주면 감기가 나을 것이다.

부항을 뜰 때, 처음에는 15분간 붙여놓고 그다음 날부터는 하루에 10분간 붙이면 된다. 몸이 약한 사람은 단번에 세 줄을 다 붙이지 말고 반만 붙이는 것이 좋다. 또 한 가지, 부항이 안전한 치료법이기는 하지만 체내에 습기가 많은 사람은 수포가 생길 수도 있다. 이때는 곧바로 부항을 떼고 75% 알코올(약국이나 병원에서 판매한다)로 수포 부위를 소독한 다음, 일회용 소독침이나 채혈침으로 수포를 터뜨리고 알코올 솜을 이용해 위에서 아래로 훑어내려 수포 안의 물을 밖으로 짜내면 된다.

그런데 왜 등에 부항을 뜨는지 의문이 들 것이다. 척추 양쪽에는 간수, 심수, 비수, 폐수, 신수 등이 있다. 그래서 목, 화, 토, 금, 수가 모두 있는 등은 하나의 독립된 오행 세계라고 할 수 있다. 또 이 다섯 개의 혈은 간, 심장, 비장, 폐, 신장과 직접적으로 관계된 혈로서 각각의 장기 곁에 있는 가장 중요한 혈이다. 따라서 등에 부항을 뜨면 다

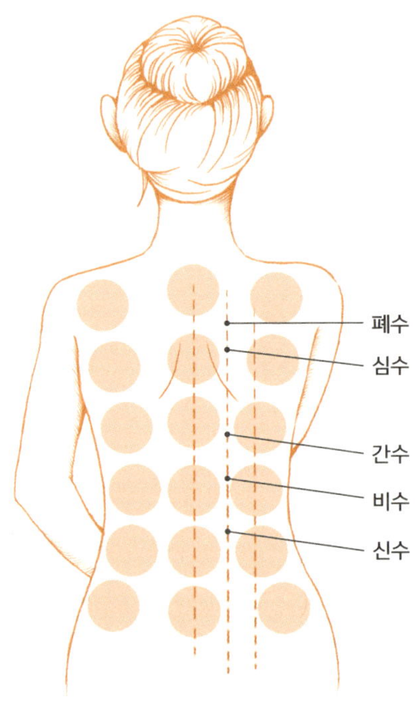

이 다섯 개 혈로 감기를 물리치는 일은 그야말로 '닭 잡는데
소 잡는 칼을 쓰는 것'만큼 쉬운 일이다.

시금 오장의 활력을 불러일으켜 오장이 힘을 합쳐 감기를 몰아낸다.

천식과 급만성 비염, 부비강염, 폐기종, 급만성 인후염, 기관지염
등의 질병은 모두 별 것 아닌 것처럼 보이는 감기 때문에 발생한다.
2, 3년에 한 번씩 감기에 걸린다고 몸에 무리가 오지는 않는다. 그러
나 한해에도 몇 번씩 감기에 걸리고 한 번 걸리면 적어도 보름은 앓
아야 한다면 앞서 언급한 질환들이 당신을 찾아올 수 있으므로 각별

히 주의해야 한다.

자주 감기에 걸려 비타민제 먹듯이 감기약을 자주 먹으면 비장과 위장, 간, 신장이 손상돼 빈혈, 월경량 감소 또는 폐경, 불임, 난소와 자궁 조기 노쇠, 조기 갱년기, 얼굴 기미, 전신 피부 처짐을 유발하고 간염까지 일으킬 수 있다.

감기를 얕보지 마라. 또 작은 부항을 얕보지 마라. 감기에게 어떠한 기회도 주지 않는 것이 까다로운 폐를 잘 돌보는 지름길이다.

부항 후 색깔 변화로
추측할 수 있는 질환

부항 요법은 시술 후 오장육부의 상태와 병의 경중을 파악하는 진단 도구로 사용되기도 한다. 부항을 뗀 자리가 분홍색이라면 정상이지만 그 외 색깔 변화에 따라 다음의 증상을 의심해볼 수 있다.

· **부항을 뗀 자리가 빨간색이다.**

　➡ 체내에 열이 있다.

· **부항을 뗀 자리가 하얀색이다.**

　➡ 기혈이 부족하다.

· **부항을 뗀 자리가 보라색이다.**

　➡ 체내에 한기가 있다. 감기에 걸렸거나 한기와 화기가 협공을 한다.

· **부항을 뗀 자리가 검은색이다.**

　➡ 체내에 차가운 기운이 매우 왕성하다.

· **부항을 떼면 안개가 오른다.**

　➡ 체내에 습기가 있다.

· **부항을 떼면 물방울이 있다.**

　➡ 비장이 허하고 습기가 심한 편이다.

· **부항을 떼고 15분 안에 피부에 수포가 생긴다.**

　➡ 체내에 습기와 화독이 매우 크다.

· **부항을 뗄 때 피부가 가렵다.**

　➡ 체내에 바람이 들었다.

주견이 없는 당신,
담력은 키울 수 있다

올해로 마흔한 살이 된 리우 언니는 회사에서 팀장으로 일하고 있었다. 어느 날 리우 언니가 찾아와 고민을 털어놓았다.

"나는 겁이 너무 많고 패기도 없어. 상사가 새 프로젝트를 추진하려고 하면 자신이 없어서 늘 뒤로 빠져버리니까. 부하직원이 실수를 해도 미움을 살까 봐 지적도 못해. 평소에 시어머니 앞에서도 혹시 말실수를 할까 봐 전전긍긍하게 되고 말이야. 마흔이 넘은 나이에도 이 모양이라니, 가끔은 스스로가 너무 싫어져."

오랜 임상 경험과 《황제내경》에 나온 "심장은 신(神)을 간직하고 폐는 백(魄)을 간직하며 간은 혼(魂)을 간직하고 비장은 의(意)를 간직하고 신장은 지(志)를 간직한다"라는 말을 근거로 판단했을 때 리우 언니는 폐에 문제가 있었다. '백'은 담력을 뜻하는 것으로, 폐에 백이 부족하다는 것은 무슨 일이든 박력이 없고 남이 하자는 대로 따라만 하는 것이다. 나는 언니에게 해법을 주었다.

"매일 오전 11시는 비경의 유주 시간이에요. 이때 비경의 태백혈과 폐경의 경거혈을 15분씩 문질러주세요. 이때 맑은 기운 한 줄기가 코로 들어갔다가 몸 밖으로 나올 때 탁한 기운도 함께 끌고 나간다고 상상하세요."

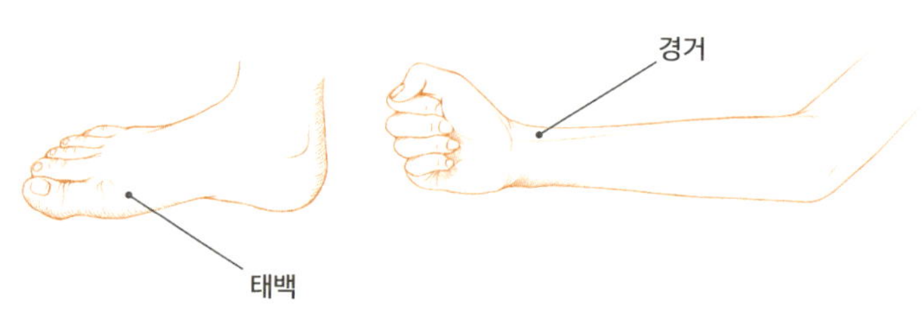

❀ 이 두 개 혈을 활성화시키면 몸속에 잠들어 있던 패기를 깨울 수 있다.

비경은 오행 중 토에 속하고 태백혈은 비경의 수혈이다. 폐경은 오행 중 금에 속하고 경거혈은 폐경의 경혈이다. 이 두 개 혈은 한 곳에서 나고 자란 토박이와 같아서 사업을 하든 장사를 하든 외지인보다 훨씬 편하고 효율적으로 할 수 있다. 따라서 태백혈과 경거혈은 다른 어느 혈보다 더 빠르고 직접적으로 각각 비장과 폐를 튼튼하게 만든다.

리우 언니는 보름 동안 꾸준히 이 두 개 혈을 지압하고 나서 자신이 달라졌음을 느꼈다. 이제는 상사가 새로운 프로젝트를 추진한다고 하면 남보다 먼저 나서서 프로젝트를 맡았고 성공적으로 완성했다. 부하직원이 실수를 했을 때는 거리낌 없이 지적을 하되, 듣는 사람이 기분 나쁘지 않고 기꺼이 받아들이도록 현명하게 말했다. 폐 기능이 강해지면서 박력과 의지력이 생겼고 무슨 일을 하든 거침없이 추진하게 되었다.

무슨 일을 추진할 때 의지력이 약하고 박력이 없으며 경쟁심이 없는 사람, 이 사람 저 사람에게 밉보일까 두려워 말과 행동을 조심하는 사람, 체형이 비실비실하고 빈혈이 있으며 추위를 많이 타는 사람들은 모두 비장과 폐가 약하다고 볼 수 있다. 리우 언니처럼 박력 넘치고 유능한 여성으로 거듭나고 싶다면 태백혈과 경거혈을 꾸준히 지압해보라. 장담하건대 기대 이상의 효과를 볼 수 있을 것이다.

제 6 장

신장이 튼튼한 여자가 다복하다

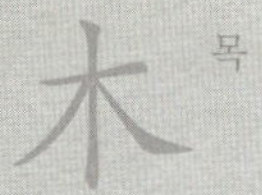

木 ^목
火 ^화
土 ^토
金 ^금
水 ^수

신장은 오장 중에서 가장 아래쪽에 위치해 있다. 신장이 간직한 정기(精氣, 생명의 원천이 되는 에너지, 정력)가 묵묵히 온몸에 활력을 제공한 덕분에 여성은 활기차고 건강하게 살아갈 수 있다. 인체에 필요한 영양은 모두 이 정기를 통해 생산되고 여성의 기억력, 사고 능력, 월경, 출산, 성욕 등은 하루 24시간 끊임없이 정기를 필요로 한다. 그러므로 단 한순간도 정기가 부족하지 않도록 신장에 각별히 신경 써야 여성만이 갖는 특유의 아름다움을 극대화할 수 있다.

신장이 나쁘면
여성미가 부족해 보인다

질병에서 멀어지려면 심화를 아래로 내려보내야 심화가 신수를 따뜻하게 데울 수 있다. 이렇게 되면 심화가 지나치게 뜨거워질 일도 없고 다른 장기를 범할 일은 더욱 없다. 또한 신수도 지나치게 차가워질 일이 없고 넘칠 일도 없기 때문에 둘 다 균형을 유지할 수 있다. 이것이 바로 중의학에서 말하는 심신상교(心腎相交, 심장과 신장이 서로 돕고 제약하면서 정상적인 생리적 기능을 유지하는 것)이다.

예전에 신장이 허한 탓에 신수가 심화를 제약하지 못해 온갖 질병에 시달린 여성을 치료한 적이 있다. 심화가 위로 치솟는 바람에 이마에 여드름이 잔뜩 나고 항상 입이 쓰고 말랐으며 툭하면 구강 궤양이 생겼다. 밤에 잠자리에 누우면 가슴이 답답하고 뜨거워 쉽게 잠들 수가 없었다. 또 잠자다가 갑자기 소변이 마려워 하룻밤에도 세 번씩 일어나야 했다.

신장이 나쁜 여성의 경우, 난소와 자궁에 공급되는 영양이 부족해 기능이 쇠퇴하게 된다. 그 결과 월경불순, 폐경, 성욕 감퇴, 불임 등의 병증이 나타난다. 특히 수 체질 여성은 유방이 작고 엉덩이가 납작하며 허벅지에 독소와 지방이 쌓이기 쉽다. 또 머리카락이 잘 끊어지거나 갈라지고 흰머리가 나며 탈모가 잘 생긴다. 머리가 무겁고 두뇌 회전이 느려지며, 청력이 감퇴하고 귀 울림이 생기기도 한다. 체력이 떨어지고 조금만 일을 해도 허리와 등이 시큰시큰 아프며 발뒤꿈치 통증에 시달린다.

나는 이 환자에게 신경과 심포경이 만나는 시간인 매일 저녁 6시 반에서 7시 반 사이에 신경과 심포경이 붓고 시큰거릴 때까지 문지르라고 했다. 또 경맥을 따라 아픈 곳을 찾다가 피부 밑에서 멍울이 만져지면 집중적으로 지압하라고 했다. 멍울이 풀리고 원래 아프던 곳이 더 이상 아프지 않으면 경맥이 뚫렸다는 뜻이다. 그 밖에 오행 심장 보양죽을 먹으라고 했다.

그렇게 일주일 동안 꾸준히 실시했더니 구강 궤양이 완전히 나았고 소변이 마려워 잠에서 깨지도 않았다. 한 달이 지나니 더 이상 가슴이 답답하고 덥지 않았으며 잠자리에 눕자마자 잠이 들었고 이마의 여드름도 모두 없어졌다. 또 머리가 맑아지고 두뇌 회전도 빨라져

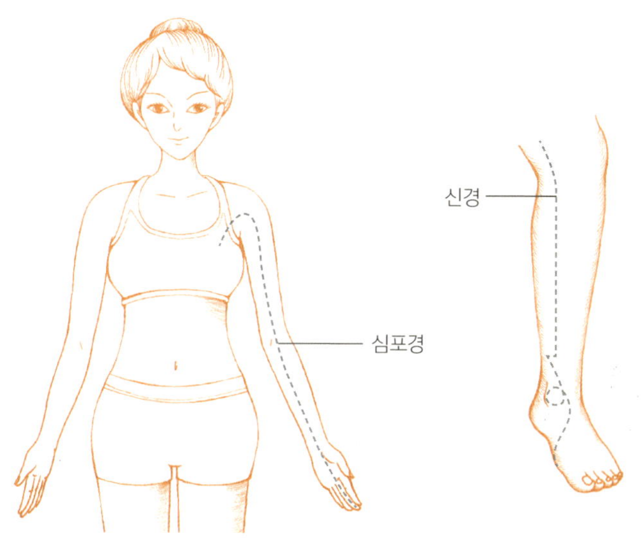

신경과 심포경은 인체의 수와 화를 간직하고 있다. 수와 화가
잘 어울려야 마음이 평안하고 기운이 조화로워진다.

일할 때도 기운이 넘쳤다.

이것이 바로 중의학에서 말하는 수화기제(水火旣濟, 상생상극 관계
에 따라 심화와 신수가 서로 돕고 제약하면서 생리적 기능을 유지한다는
것) 상태이다. 신장을 잘 보살펴야 신장의 정기도 부족함이 없고 심
장에도 이롭다. 신장과 심장을 두루 살피고 싶은가? 잊지 말고 저녁
시간에 신경과 심포경을 누르기 바란다.

다섯 개 혈을 자극해
활력 넘치는 몸을 만들자

신경을 지압하면 혈압을 내리고 외음부 가려움증을 치료하며 성욕을 높이고 부종형 비만을 개선한다. 방광경(膀胱經, 방광의 기운이 흐르는 경맥)은 몸속 환경미화원과 같아서 구석구석 손길이 닿지 않는 곳이 없기 때문에 문제가 생기면 몸이라는 도시는 손쓸 겨를도 없이 마비 상태가 될 것이다. 평소 신경과 방광경을 지압하면 신장과 방광의 건강은 저절로 따라올 것이다.

먼저 신경을 살펴보겠다. 발바닥 가운데에 있는 용천혈에서 시작해 가슴 앞 수부혈에서 끝나는 경맥으로, 각종 부인과 질환을 고치려면 이보다 더 좋은 것이 없다. 신경에는 총 27쌍의 혈자리가 있는데, 그중에서도 오행혈은 젊음을 유지시키는 데 탁월한 효과가 있으니 잘 알아두자.

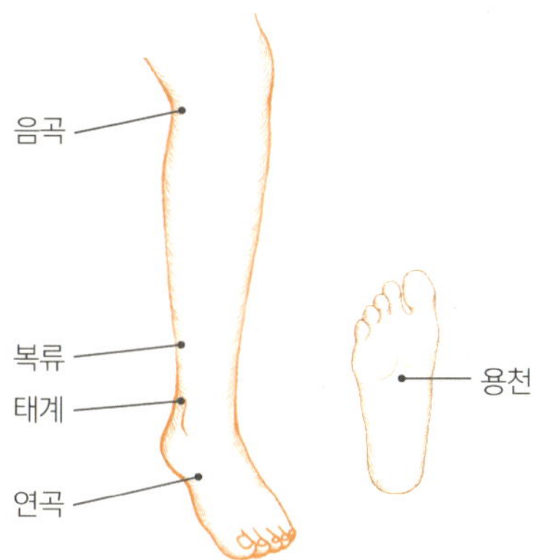

용천혈은 편안한 잠자리를 선사하고 나머지 네 개 혈은 영원한 젊음을 유지하게 해 준다.

신경에 있는 오행혈은 여성에게 어떠한 작용을 하는가?

• 구강 궤양이 있거나 가슴이 답답하고 불안하며 잠이 잘 오지 않는 증상에 시달린다면 손바닥과 손목이 만나는 부분을 이용해 좌우 발바닥의 용천혈을 20분씩 문지른다. 불면증에 걸린 사람은 그날 부터 잠이 잘 올 것이고 구강 궤양은 닷새 안에 낫는다.

• 외음부 가려움증이 있는 경우 매일 연곡혈을 20분간 힘껏 문지른다. 그리고 뜸쑥을 끓인 물로 좌훈을 하면 사흘 안에 증상이 개선된다.

• 태계혈은 신경에 있는 혈 중에서 가장 보약이 되는 혈이자 여성의 일생에 큰 도움이 될 10대 혈 중에 하나이다. 날마다 태계혈을 20

분간 지압하면 난소와 자궁의 활력을 유지해 갱년기를 늦춘다.

- 뚱뚱한 편이고 살이 찐 부위를 눌렀을 때 한참 지나서야 다시 올라온다면 부종형 비만에 속한다. 날마다 복류혈을 30분간 문지르고 뱀춤을 30분 정도 추면 열흘 안에 체중 3kg을 줄일 수 있다.

- 무릎 안쪽에 통증이 있거나 성관계 시 생식기에 통증이 있는 경우, 날마다 음곡혈을 30분간 문지르면 사흘 안에 증상이 완화된다.

신장의 또 한 가지 중요한 기능은 수(髓)를 만든다는 것이다. 여기에서 말하는 수는 골수, 척수, 뇌수를 가리킨다. 머리가 좋냐 나쁘냐는 삶의 질, 성공 확률, 행복 지수에까지 영향을 미친다. 머리가 좋으려면 반드시 뇌수에 충분한 영양을 공급해줘야 하는데, 이는 신장의 정기에서 얻을 수 있다. 병약한 여성이라면 지금부터 당장 일주일에 세 번씩 신장을 보양하길 바란다.

○

알 수 없는 통증에는 방광경을 눌러라

《황제내경》에 이런 말이 있다. '방광은 수액이 모이는 곳으로 기가 변화하여 소변을 체외로 배설한다.' 이 말은 곧 방광이 인체의 수액을 저장하는 기관으로, 방광의 기능에 의해 체내에 필요 없는 수액이 소변으로 변해 몸 밖으로 배출된다는 뜻이다. 여성 몸 안의 독소는 대부분 대소변과 땀으로 배출되므로 방광경은 독소를 배출하는 최대의 통로라고 할 수 있다.

방광경은 여성의 몸에서 가장 긴 경락으로, 그 위에는 총 67쌍의 혈이 있다. 67개나 되는 혈자리를 외우자니 한숨부터 나온다면 간단히 외울 수 있는 비법을 알려주겠다. 등 척추 양쪽의 혈자리는 전부 방광경에 속한다고 생각하면 된다. 오후 3시부터 5시인 방광경의 유주 시간에 등 전체를 지압하거나 괄사, 부항, 쑥뜸으로 자극하면 독소를 쉽게 배출할 수 있다.

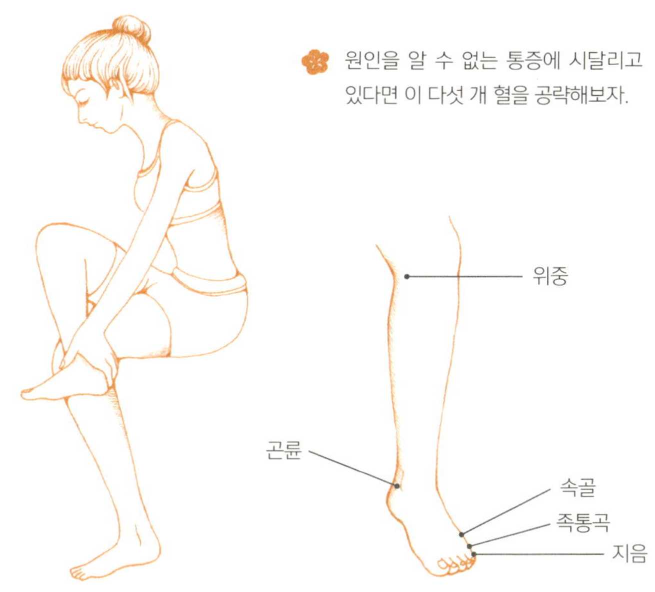

- 백대하 양이 많고 색이 누런 경우, 날마다 양쪽 발의 새끼발가락 끝에 있는 지음혈을 20분간 힘껏 문지른다. 사흘 안에 백대하 양이 줄고 색이 옅어질 것이며, 일주일 안에 백대하 양과 색이 정상적으로 돌아올 것이다.

- 흰머리가 일찍 나고 이마에 여드름이 나는 경우, 날마다 족통곡혈을 30분간 손톱 끝으로 힘껏 누르면 한 달 안에 머리가 검어지고 피부가 맑아지는 놀라운 효과를 확인할 수 있다.

- 변비나 치질이 있는 경우, 날마다 속골혈을 30분간 문지르면 변비가 해결되고 치질을 예방할 수 있다.

- 경추 통증이 있거나 베개를 잘못 베서 목이 뻣뻣한 경우, 날마다 곤륜혈을 30분간 문지르고 오행 검은콩 깨 율무죽을 먹으면 3~5일 만에 증상이 개선된다.

- 소변이 적황색이고 냄새가 심한 경우, 날마다 위중혈을 20분간 힘껏 문지르고 끓인 물을 자주 마시면 사흘 만에 증상이 개선된다.

신장은 계절 중에서 겨울과 상응하고 방향 중에서는 북쪽과 상응한다. 신장은 수에 속하는데, 수는 원래부터 차가운 특성이 있고 겨울철 북방은 추운 편이다. 이런 상황에서 신장의 기는 소통이 잘 안 되므로 신장 질환에 걸릴 가능성이 크다. 그러므로 겨울철에는 신장 보양에 특별히 신경을 써야 한다. 신장과 표리 관계에 있는 방광도 함께 보살펴야 하는 것은 물론이다. 겨울철에 신장과 방광을 튼튼하게 만드는 것은 몸이라는 은행에 큰돈을 저축하는 것이나 다름없다. 그러면 이듬해에 기운이 넘쳐나고 가끔씩 몸을 혹사해도 건강에 문제가 생기지 않는다. 저축해둔 돈이 많아서 걱정 없이 쓸 수 있기 때문이다.

행복한 성생활을 부르는
오행 검은콩 깨 율무죽

예전에 어떤 건강 모임에 초청을 받아 건강법에 대해 강연을 하러 간 적이 있다. 이 모임의 회원은 모두 건강과 아름다움에 관심이 많은 중년 여성이었다. 강연을 마친 뒤, 회원들은 앞다투어 몰려와 진맥을 해달라고 하거나 평소 궁금했던 문제를 물었다. 그런데 한참 듣고 있자니 회원들이 묻는 문제가 거의 일맥상통했다.

상당수 회원이 오랫동안 음식을 절제하는 다이어트를 하고 나서 냉감증이 나타나거나 걷고 말을 할 때 기운이 없는 증상 등이 나타났다고 했다. 또 허리와 아랫배가 시리고 보통 사람보다 추위를 많이 탔다. 물을 즐겨 마시지 않는데도 소변을 자주 봤고, 대변의 경우 설사를 자주 하는 사람도 있었다. 월경량은 갈수록 줄어들었고, 3개월

째 월경을 하지 않은 여성도 더러 있었다. 앞서 말한 증상은 모두 비장과 신장의 양기가 모두 허해져 나타나는 증상이다.

결혼한 여성은 모두 남편의 마음을 영원히 붙잡아두고 싶어 한다. 그래서 온갖 수단을 동원해 피부를 가꾸고 주린 배를 달래가며 몸매에 신경 쓴다. 모두 알다시피 여성의 아름다움과 건강은 기혈과 떼려야 뗄 수 없는 관계이다. 그렇다면 기혈은 어디에서 비롯되는가? 입을 통해 몸 안으로 들어간 음식은 위장에서 일차적으로 대충 걸러지고 소장에서 다시 꼼꼼히 걸러진 다음, 비장으로 보내져 기혈을 만들어내게 된다. 비장이 기를 폐로 보내고 혈을 심장으로 보내면 심장과 폐가 힘을 합쳐 이 기혈을 온몸 구석구석으로 보내 몸에 양분을 공급한다.

그런데 지나치게 음식 섭취를 절제하면 기혈을 만들 첫 번째 단계조차 제대로 이루어지지 않는다. 그렇게 되면 이후 단계는 더 말할 필요조차 없다. 또 기혈로 만들 음식 자체가 없어 할 일이 없어진 비장은 날이 갈수록 게을러진다. 신장의 상황도 나을 바 없다. 오랫동안 음식을 절제하면 신장의 정기를 다 소모했는데도 보충해주지 않으니 기혈을 만들 원천이 없어진다. 시간이 갈수록 신장도 버틸 수 없게 돼 비장과 신장의 양기가 허해지는 증상이 생긴다.

나는 이럴 때 여성들에게 오행 검은콩 깨 율무죽을 권한다. 이 약선은 신장과 비장을 한꺼번에 보양할 뿐만 아니라 다이어트와 피부 미용 효과까지 있다. 냉감증을 개선하고 추위를 많이 타는 경우, 대소변에 문제가 있는 경우, 눈 밑이 자주 붓는 경우에도 모두 효과가 있다.

○

오행 검은콩 깨 율무죽을 만드는 방법과 효능

내 설명을 들은 회원 한 명은 그날부터 날마다 내가 알려준 방법대로 죽을 만들어 먹었다. 한 달쯤 지나자 그간 그녀를 괴롭혔던 증상들이 다 없어졌고 오랫동안 잊고 살았던 성적 쾌감과 오르가슴도 다시 느끼게 되었다. 그러던 어느 날, 그녀가 걱정스러운 듯 물었다.

"비장과 신장의 양기가 허하면 마땅히 보양해야겠지요. 하지만 보양한다는 것은 살이 찐다는 말 아닌가요?"

나는 이렇게 대답했다.

"날마다 쓰레기를 내다 버리시죠? 지방이나 군살은 몸 안에 쌓여 있는 쓰레기입니다. 만약 몸이 안 좋아 침대에서 꼼작하기도 싫을 때는 어떡하죠? 그래도 쓰레기는 버려야겠죠?"

똑같은 이치이다. 비장과 신장이 튼튼해지면 경락 속의 기혈도 힘차게 움직여 인체의 지방과 군살을 말끔히 내보낸다. 따라서 오행 검은콩 깨 율무죽을 먹더라도 살이 찌기는커녕 오히려 살이 빠진다. 먹으면서 살도 빠지는 신통방통한 죽을 만드는 방법은 매우 쉽다.

검은콩, 검은깨, 율무를 각각 500g씩 준비한다. 저녁에 한 줌씩 물에 미리 불려놓는다. 이튿날 오전 11시, 비경의 유주 시간이나 오후 5시 신경의 유주 시간에 콩물 만드는 기계에 넣고 갈아서 따뜻한 채로 마신다. 사실 검은콩, 검은깨, 율무가 몸에 좋은 것은 잘 알려져 있다. 중의학에서 설명하는 효능만 봐도 현대인이 반드시 먹어야 할 최고의 건강식이라고 여겨질 것이다.

- 검은콩은 색이 검고 오행 중 수에 속한다. 간에 피를 보충하고 신장의 정기를 북돋우며 두뇌 활동을 증진시킨다.《본초강목》에 이런 내용이 있다. "검은콩은 남녀의 외생식기가 부은 것을 치료하고 신장의 병을 치료한다." 또《본초강목습유(本草綱目拾遺)》에서도 검은콩의 효능에 대해 높이 평가했다. "검은콩을 먹으면 정수를 보양하고(뇌수가 충분하면 지적 능력이 좋아져 두뇌 회전이 잘 된다), 기운이 세지며 피부가 매끄러워지고 흰머리가 검게 변한다. 오랜 세월 복용하면 노화를 늦출 수 있고 평생 병에 걸리지 않는다." 이로 볼 때 검은콩은 신장의 정기를 보하고 뇌수를 충만하게 하며 몸을 건장하게 하고 수명을 연장하는 효능이 탁월함을 알 수 있다.

- 신장을 보양하고 기운을 북돋아주는 것이 어디 검은콩뿐일까! 검은깨도 만만치 않은 효능을 자랑한다.《옥추약해(玉楸藥解)》에 이런 말이 있다. "검은깨는 정액을 보하고 간을 촉촉하게 하며 피를

맑게 하고 근육을 편안하게 한다." 또 검은깨는 지방 함량이 상당히 높지만 모두 불포화지방산이기 때문에 먹어도 살이 찌지 않는다. 오히려 배변을 돕고 지방을 배출하므로 살이 빠진다.

• 율무는 비장을 튼튼하게 하고 신체를 건장하게 하는 특급 재료이다. 율무는 변비를 없애고 부종형 비만을 치료하며, 눈 밑 처짐과 다크서클에 좋다. 《본초강목》에서도 율무에 대해 이렇게 말한다. "율무를 오래 복용하면 몸이 가벼워지고 기운이 증진되며 근골 중의 나쁜 기운이 없어진다. 부종을 없애고 비위를 튼튼하게 하며 폐를 보하고 열을 내린다."

정리하면 모든 재료가 모여 신장을 튼튼하게 하고 여성의 몸을 보양하는 데 탁월한 효능을 갖고 있다. 중년 여성들을 위한 최고의 음식인 오행 검은콩 깨 율무죽을 꾸준히 오랜 시간 먹는다면 평생 걸릴 부인과 질환이 적어도 절반으로 줄어들 것이다.

갱년기는
늦출 수 있다?

갱년기는 난소 기능이 점차 쇠퇴해 본연의 기능을 완전히 잃게 되는 과정으로, 폐경과 폐경 전후의 시간을 모두 포괄한다. 90% 이상의 여성이 갱년기증후군으로 인한 불편을 호소할 정도로 갱년기는 여성의 건강과 삶의 질에 지대한 영향을 미친다. 연령대에 따라 나타나는 갱년기 증상은 대체로 다음과 같다.

갱년기 증상

· 30세 전후 : 피부가 눈에 띄게 처지고 거칠어지며 어두워진다. 더 이상 윤이 나지 않고 모공이 점점 더 커지며 색소침착과 뽀루지가 심해진다.

· 30~40세 사이 : 내분비계 이상, 월경불순, 유방이 처지고 쪼그라짐, 검버섯, 외음부 건조, 성욕 감퇴 등이 나타난다.

· 40~55세 사이 : 불면증, 수면 중 꿈을 많이 꿈, 불안 초조, 화를 잘 냄, 정력과 체력이 약해짐, 기억력 감퇴, 골다골증 등이 발생한다.

· 55세 이상 : 신장 기능이 매우 약해지고 난소가 상당히 위축된다.

중의학에서는 신장의 기운이 점점 쇠하고 오장육부의 기혈이 조화롭지 않은 탓에 갱년기증후군이 찾아온다고 본다. 따라서 신장의 기능을 강화하면서 간의 기운을 소통시키고 비장을 튼튼하게 해야 한다. 매일 정오와 저녁에 먹는 오행 검은콩 깨 율무죽은 훌륭한 처방이다. 신장의 정기을 보양하고 신수를 북돋우며 건조해진 내장을 촉촉하게 한다. 그리고 수에 속하는 음악인 리차드 클레이더만의 피아노 연주곡이나 케니 지의 색소폰 연주곡 등 편안한 음악을 자주 들으면 정서가 안정되어 조기(燥氣, 마르게 하는 성질)를 가라앉혀 갱년기가 늦게 찾아올 것이다.

난소낭종을 낫게 하고
재발을 막는 비책

회사에서 실시하는 건강검진에서 다낭성 난소낭종 진단을 받은 환자가 찾아왔다. 수술을 하면 복부에 보기 흉한 흉터가 남을 것 같아 중의학의 비수술적 방법으로 치료하고자 온 것이다.

"선생님, 요즘 월경을 할 때마다 배가 너무 아팠어요. 핏덩어리도 섞여 나왔고요."

맥을 짚고 혀를 살펴본 뒤 손가락으로 난소가 있는 부위를 누르자 위아래로 움직이는 덩어리 같은 것이 만져졌다. 환자가 내게 말했다.

"전 회사에서 상당한 신임을 받고 있어요. 당연히 업무 스트레스가 장난이 아니죠. 그나마 제 성격이 대범하고 인간관계가 좋은 편이라 그럭저럭 버틸 만해요."

사실 이 환자의 병은 '내상'에 속했다. 이렇게 판단한 까닭은 그녀가 한 말 때문이었다. 이 환자는 자신이 대범하다고 강조하면서도 병원에 오기 전 어떤 동료가 자신에게 얼굴이 초췌하다고 했다며 자꾸만 거울을 들여다봤다. 이 여성처럼 겉으로 보기에만 사소한 일에 신경 쓰지 않고 대범해 보이는 사람은 '속으로 앓는 유형'에 속한다. 이런 사람은 울결된 기를 몸속에 억눌러두기 때문에 기체(氣滯), 즉 순환 장애로 인한 낭종이 생기기 쉽다.

난소낭종은 이 환자처럼 웬만해서는 화를 내지 않는 속으로 앓는 여성, 질투심이 강한 여성, 우울감에 시달리는 여성, 예민하고 의심이 많은 여성, 성격이 괴팍한 여성이 흔히 걸리는 질병이다. 나는 환자에게 이렇게 말했다.

"매일 오후 5시부터 7시는 신경의 유주 시간입니다. 이때 발을 잡고 용천혈을 20분간 누르면서 색소폰 연주곡 〈The Joy of Life〉, 〈Killing Me Softly with His Song〉을 들으세요."

낭종을 쏘아 용천혈로 날려라

오후 5시에서 7시 사이인 신경의 유주 시간에 신경 속의 기혈은 가장 충만한 상태이다. 이때 발을 잡고 용천혈을 누르면 직접적으로 혈자리에 충격을 가하게 된다. 또 다리를 잡아당기고 구부리는 동작을 번갈아 실시하면 신경을 지압하는 것과 같은 효과가 있다. 여기에 세차게 흐르는 샘물 같은 음악을 더하면 그야말로 최상의 효과를 거둘 수 있다. 앞서 언급한 연주곡들은 오행 중 수에 속한다. 따라서 이 음악을 들으면 거침없이 흐르는 샘물처럼 낭종을 흩어버리고 몸 밖으로 내보낸다. 발을 잡고 용천혈을 누르는 구체적인 방법은 다음과 같다.

1. 침대나 소파 위에서 오른쪽 다리를 뒤로 굽혀 앉는다.
2. 코로 숨을 깊이 들이마시면서 왼쪽 다리를 머리 위로 들어 올린다. 네 손가락을 발바닥 가운데의 용천혈 위에 겹치고 꾹 누른다. 이때 다리가 구부러지지 않게 쭉 편다.
3. 용천혈을 누르면서 들이마신 숨이 난소를 지나 용천혈 방향으로 충격을 가하는 상상을 한다.
4. 1분 동안 유지한 다음 숨을 내쉰다. 숨을 내쉴 때는 용천혈을 누르고 있던 두 손을 한 번에 확 풀면서 난소낭종이 용천혈 바깥으로 툭 튕겨 나간다고 상상하라. 왼쪽 다리를 마친 다음 오른쪽 다리도 반복한다. 이렇게 20분간 실시한다.

난소낭종 치료에 용천혈이 중요한 이유를 오행을 들어 설명해보겠다. 용천혈은 신경의 정혈로 오행 중 목에 속하며 신경의 자혈이다. 어머니(신장)가 어려운 상황에 놓이면 자식(용천혈)이 나서서 돕

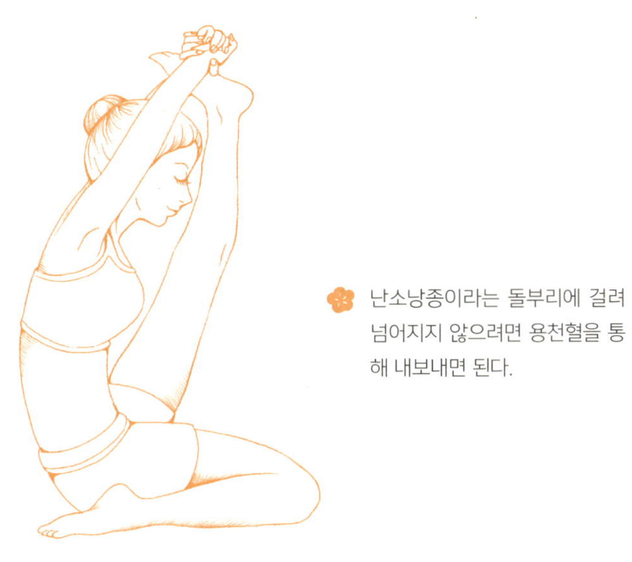

는 것이 당연하다.《황제내경》에 이런 말이 있다. "신경의 기는 샘터의 물(용천혈)처럼 발바닥 가운데에서 나온다." 신장 안의 난소낭종 덩어리를 흩어내서 경맥으로 내보내려면 용천혈이 답이다.

나이가 많거나 유연성이 떨어지는 경우, 처음 연습하는 경우에는 침대에 누워서 실시한다. 한쪽 다리를 침대 위에 쭉 뻗어 고정시켜놓고 천천히 다른 쪽 다리를 들어 올린다. 두 손을 뻗어 네 손가락으로 발바닥을 잡은 다음 용천혈을 꾹 누른다. 이 방법은 매우 안전하다.

환자는 이 운동법을 두 달 동안 꾸준히 연습하고 나서 다시 병원을 찾았다. 검사 결과, 낭종 덩어리는 없다고 봐도 무방할 정도로 크

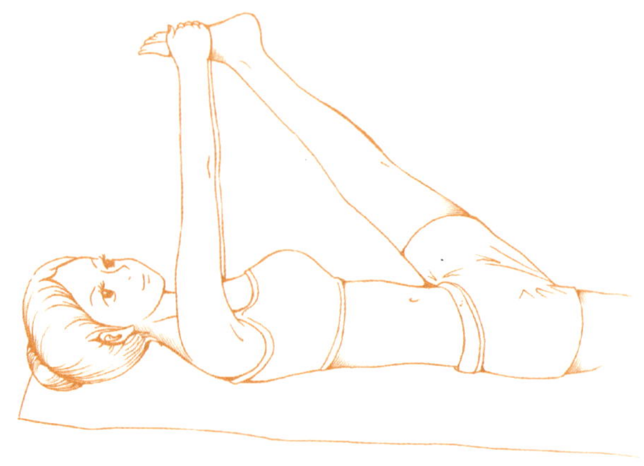

꽃 자세를 바꾸는 것은 안전을 위한 것일 뿐만 아니라
기분전환을 위한 것이기도 하다.

기가 매우 작아졌다. 그녀는 너무 기뻐 곧바로 내게 전화를 걸어 감사 인사를 했다. 나는 그녀에게 한마디를 건넸다.

"앞으로도 무슨 일이 생기면 가슴에 담아두지 말고 바로바로 풀어야 해요. 항상 기분 좋은 상태를 유지하는 것, 이것이야말로 난소를 튼튼하게 만드는 가장 좋은 보약입니다."

난소낭종은 이름만 들으면 무시무시할 것 같지만 충분히 예방할 수 있는 질병이다. 재차 강조하지만 평소에 즐거운 마음을 유지하는 것이 가장 중요하다. 속상한 일, 우울한 일, 짜증나는 일이 생기면 마음속에 묻어두지 말고 훌훌 털어버리자.

228

난소낭종이 혹시 나에게도?
지금 확인해보자!

난소낭종을 자가진단할 수 있는 체크리스트이다. 다음 증상이 있는 경우 바로 병원을 찾아 난소 검사를 받기 바란다.

☐ 월경통이 없었는데, 갑자기 월경통이 생겼거나 갈수록 더 심해진다.

☐ 규칙적이었던 월경 주기가 갑자기 불규칙적으로 변했다. 어떤 때는 일렀다가 어떤 때는 늦기도 하고 어떤 때는 양이 많았다가 또 어떤 때는 양이 매우 적기도 하는 등 눈에 띄는 변화가 생겼다.

☐ 불임이라면 의심해보라. 난소낭종은 불임을 유발하는 중요한 요인 중 하나이다.

☐ 아침에 일어나서 공복에 대소변을 본 다음, 침대에 바로 누워 엉덩이뼈와 무릎뼈를 굽히고 복부의 힘을 뺀다. 손가락으로 복부 여기저기를 눌러 덩어리가 만져지는지 확인한다.

☐ 허리둘레가 계속 늘어나고 배가 불러온다.

➡ 위 항목 중 단 하나라도 해당된다면 난소낭종으로 인한 변화일 수 있으니 병원에 가서 초음파 검사를 받아본다.

월경통을 다스리는 법,
따뜻해야 몸이 가볍다

의사가 되기 전에는 나도 다른 여자들처럼 짧은 치마를 즐겨 입었다. 배꼽티나 핫팬츠도 즐겨 입는 옷이었다. 겨울이라고 패션을 포기할 수는 없어서 어지간히 춥지 않으면 내복을 입지 않았고 솜바지는 절대로 입지 않았다. 그러자 기나긴 겨울 동안, 한증(寒證, 손발이 차가워지고 소변이 맑고 길게 나오며 대변이 묽은 병증)을 일으키는 독이 서서히 내 몸에 쌓이면서 월경통이 시작됐다. 매달 그 날만 되면 정신이 아득해질 정도로 아파서 여성에게 이 같은 고통을 준 조물주를 원망했다. 그러다가 스승님을 만나면서 마침내 악마보다 지독한 월경통의 마수에서 벗어나게 되었다.

스승님은 3개월 동안 침과 뜸 치료를 병행하셨다. 매일 저녁 9시,

삼초경의 유주 시간에 스승님은 내 관원혈, 수도혈, 귀래혈에 은침을 놓은 다음 침 끝에 쑥의 마른 잎으로 만든 뜸솜을 꽂고 불을 붙이셨다. 그러면 쑥의 약효가 은침을 타고 혈 깊숙이 들어가 효과를 발휘한다. 그중 관원혈은 에너지를 보충하고 근본을 굳히며 정기를 증진시켜 한기를 내쫓는 데 쓰인다. 수도혈과 귀래혈은 월경통 치료에 특효약이다. 자궁 근처에 있는 자궁의 수호신으로, 차가운 자궁을 가장 빨리 데울 수 있다.

월경통을 몸소 겪고 나서 많은 여성을 괴롭히는 이 통증이 얼마나 무서운 것인지 절실히 깨닫게 되었다. 그래서 나는 중의학을 배우기 시작하면서 월경통으로 고생하는 모든 여성을 도와주겠다고 다짐했다. 그 후로 날 찾아온 여성 중 단 한 사람도 실망한 채로 돌려보내지 않았다.

○

통증을 말하기 전에 자궁부터 데워라

월경통은 자궁이 차가운 탓에 생기는 증상이므로 온침구 치료가 탁월한 효과가 있는 것은 분명하지만 온침구 치료는 반드시 전문가에게서 받아야 한다. 병원에 갈 시간이 없다면 쑥뜸기를 사서 매달 월경이 시작되기 열흘 전부터 월경 시작일까지 날마다 관원혈, 수도혈, 귀래혈에 올려놓아라. 매회 20분씩 3개월 동안 꾸준히

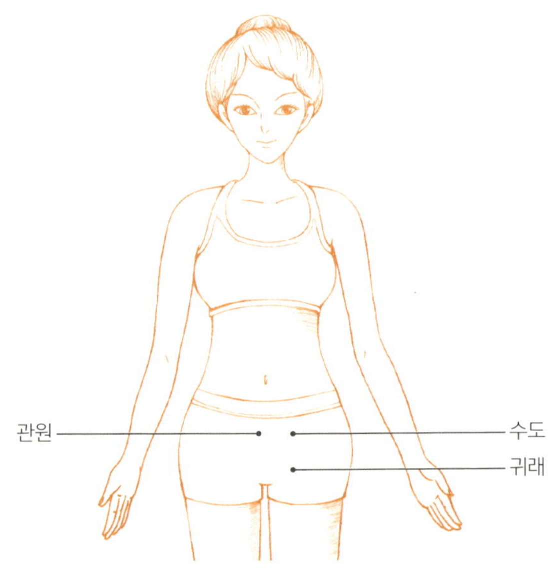

🌸 매달 월경통이 찾아올 때마다 언제나 당신을 아끼는 이 세 개 혈이
가까이 있다는 사실을 떠올리길 바란다.

뜸을 뜨면 월경통의 근원을 치료할 수 있다.

중의학에서 한증은 열로 다스리라고 한다. 월경통도 추위에 노출
된 탓에 생긴 한증이므로 '열'로 치료하면 되는데, 이때 우리가 사용
할 무기가 바로 쑥이다. 쑥은 성질이 따뜻하고 간경, 비경, 신경에 작
용하며 자궁을 따뜻하게 데우고 차갑고 습한 기운을 없애며 경락을
시원하게 뚫어준다.

관원혈은 오행 중 수에 속하며 신장의 에너지를 붙잡아둘 수 있는

보혈이다. 위경에 있는 수도혈과 귀래혈은 오행 중 토에 속하며 자궁에 꼭 붙어 있으면서 튼튼한 강둑처럼 자궁의 기혈이 밖으로 흘러넘치지 않도록 보호한다. 따라서 이 두 혈은 자궁을 보호하는 주요 혈이라고 할 수 있다.

사실 쑥뜸으로 관리하면 월경통은 금세 치료할 수 있지만 아이스크림, 셰이크처럼 차가운 음식을 즐겨 먹고 여름에 에어컨 곁을 떠나지 않으며 겨울에 옷을 얇게 입는다면 언제라도 재발할 수 있다. 따라서 월경통으로 고통 받는 여성은 평소에 먹는 것과 입는 것도 철저히 관리해야 여생을 통증 없이 살 수 있다.

여성의 골반강은
한 송이 꽃으로 다스려라

　　자궁의 부속기 그리고 골반의 내강을 뜻하는 골반강은 한 송이 꽃처럼 여성의 인생을 아름답게 장식한다. 그런데 부속기와 골반강은 몹시 여리기 때문에 조금만 한눈을 팔아도 금세 염증이 파고들어간다. 그 결과 여성은 아랫배 통증, 백대하, 월경불순, 불임, 심지어 심각한 위험을 불러일으키는 자궁외임신의 위협을 받게 된다.

　　한 환자의 사례를 소개하고자 한다. 그녀는 일이 너무 바쁜 탓에 결혼 후 가진 첫 아이를 인공 유산했다. 그런데 젊다는 이유로 건강을 과신했던 그녀는 수술 후에도 쉬지 않고 평소와 똑같이 일에 매진했다. 어느 날부터인가 수시로 아랫배 양쪽과 허리가 쿡쿡 쑤시듯 아프고 항상 피곤했으며 기운이 없었다. 백대하 양은 나날이 늘어갔고 끈적끈적해졌으며 누런색을 띠었다. 월경량도 늘어났고 색깔이 검붉었으며 월경을 하는 동안 아랫배가 밑으로 빠지는 듯한 통증이 느껴졌다.

그런데도 그녀는 업무에 쫓겨 몸이 보내는 신호를 무시하고 피로에 좋다는 건강 보조제를 먹는 것으로 병원 진찰을 대신했다. 건강 보조제를 먹은 지 한 달이 넘어도 증상이 없어지기는커녕 갈수록 심해지자 그녀는 산부인과를 찾아갔다. 검사 결과, 그녀는 만성 골반강염에 걸려 있었다. 의사는 입원 치료를 권했지만 회사에서 중책을 맡고 있는 터라 도저히 시간을 낼 수 없었던 그녀는 결국 나를 찾아와 물었다.

"선생님, 시간과 노력은 적게 들이면서 효과적인 치료법이 없을까요?"

"당연히 있죠. 날마다 오행 자궁 보양차를 마셔 자궁에 충분한 영양을 공급해주면 기혈이 시원하게 뚫려 염증도 사라질 겁니다."

그녀는 내가 알려준 방법대로 날마다 장미꽃, 월계화, 모란꽃 각 10송이를 찻잔에 넣고 뜨거운 물을 부어 우려 마셨다. 이때는 수시로 물을 더 부어 마실 수 있도록 뚜껑이 있는 휴대용 찻병을 사용하는 것이 좋다. 열흘 뒤 백대하는 많이 줄어들었지만 허리 통증과 아랫배 통증은 여전했다. 그 후로 한 달 반 정도 꾸준히 실시한 결과, 모든 증상이 거의 다 사라졌다. 한 달을 더 지속했더니 환자가 호소하던 증상들이 깨끗이 사라졌다.

자궁을 보양하는 꽃의 효능

회사에서 하루 종일 컴퓨터 앞에 앉아 일하는 사무직 여성들은 움직일 일이 거의 없다. 오랫동안 앉아 있다 보니 골반강 경맥에 악영향을 미치게 되고 그 결과 어혈이 많아져 급성 골반강염과 부속기염이 생긴다. 이런 사무직 여성들이 오행 자궁 보양차를 수시로 음용하면 매우 좋다. 그렇다면 이 꽃들에는 어떤 비밀이 숨겨져 있기에 이처럼 놀라운 효과가 있는 것일까?

- 장미꽃은 오행 중 목에 속해서 간의 기운을 소통시키고 기분이 좋아지게 하며 얼굴에 생기를 불어넣는다. 또 혈액순환을 돕고 어혈을 흩뜨리며 월경을 조절한다. 자궁, 난소, 골반강 및 부속기와 관련된 모든 질병에 효과적이다. 《본초정의(本草正義)》에서는 장미꽃에 대해 이렇게 말했다. "장미꽃은 향기가 매우 짙고 맑으며 순하다. 피를 길러 간을 부드럽게 하고 식욕을 일으키며 기혈을 순환시킨다. 막힌 것을 뚫으면서도 맵고 따뜻하고 건조한 것이 가지는 폐단은 없어 기를 순환시키는 약 중에서 가장 효과가 빠르다. 성질이 온순하며 향기를 가진 것 중에서는 따를 것이 없다."
- 월계화는 오행 중 목에 속하며 주로 월경불순, 월경 중 복통, 어혈로 붓고 아픈 증상, 자궁, 난소, 골반강 및 부속기 질환, 변비를 치

료하고 독소를 배출한다.《본초강목》에서는 월계화에 대해 이렇게 설명한다. "월계화는 혈액순환을 돕고 부종을 가라앉히며 독을 푼다."

• 《본초강목》에서는 모란꽃의 효능에 대해 이렇게 평가했다. "모란 꽃은 오장을 편안하게 하고 어혈을 없애며 여성의 경맥이 막히고 어혈로 인해 허리가 아픈 것을 치료한다. 피를 전체적으로 고르게 하고 피를 생성하며 혈분에 열이 오른 것을 치료한다."

이처럼 여성의 자궁에 훌륭한 효능을 가진 오행 자궁 보양차는 마실 때 약간 쓴맛이 나므로 기호에 따라 꿀을 적당량 넣어 마셔도 좋다. 몸에 생긴 병을 인지하고도 이런저런 이유로 치료를 미루면서 병을 키우는 것은 참으로 어리석은 짓이다. 평소에 몸 안팎을 잘 돌보면서 날마다 차를 마시기 바란다. 매일 한 뼘씩만 건강해져도 머지않아 행복이 찾아올 것이다.

당신의 자궁은 건강한가요?
오행 자궁 보양술

난소낭종, 자궁근종, 자궁경부염, 자궁경부 이형증, 자궁내막증, 자궁경관용종 등 자궁과 관련된 질병이 매우 많다. 나는 이런 모든 자궁 질환을 예방하는 방법으로 오행 자궁 보양술을 권한다. 매일 오후 5시부터 7시까지 자궁 안의 기혈이 가장 충만한 때에 합곡혈과 삼음교혈을 힘껏 문지르면 된다. 혈자리가 시큰거리고 부어오를 때까지 각각 15분씩 문지르는 것이 좋다.

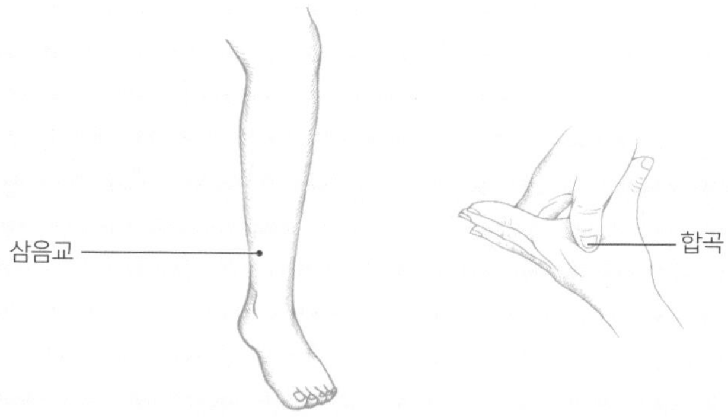

삼음교혈은 피를 만들고 순환시키는 기능이 탁월해 자궁 안에 영양분을 가득 채운다. 합곡혈은 인체 10대 건강혈 중 하나로, 합곡혈을 문지르면 기혈이 자궁을 자양하게 하고 자궁근종을 없애며 자궁의 다른 병변을 모두 예방할 수 있다.

만 24세가 넘은 여성은 틈 날 때마다 두 혈자리를 문지르기 바란다. 자궁의 활력을 유지하면 내부로부터의 노화를 막을 수 있고 아름다운 자궁을 유지할 수 있다.

깨끗한 질은
쑥물과 중극혈에게 맡겨라

태어나는 순간부터 여성의 질 속에는 세균이 존재한다. 그러나 세균이라고 다 무서운 것은 아니다. 몸이 건강하다면 이러한 세균과 평생 다투지 않고 행복하게 지낼 수 있다. 그러나 툭하면 항생제를 복용하고 자주 성관계를 가지며 청결에 무신경하고 살균 성분이 포함된 질 세정제나 질 좌약 등을 수시로 사용하면 몸과 평화롭게 공존하던 세균이 어찌할 바를 모르고 제멋대로 행동하게 된다. 그러면서 끈질기게 지독한 질염의 공격이 시작된다.

나는 질염에 시달리는 환자들에게 쑥 좌훈을 하라고 권한다. 천연 약재로 만든 약물은 여성의 은밀한 부위를 따뜻하게 어루만져주기 때문이다. 방법은 매우 간단하다.

말린 쑥 한 줌을 물에 넣고 센 불로 끓인다. 물이 끓어오르면 중불로 바꿔 15분간 더 끓인 다음, 쑥을 건져내고 소독을 마친 대야에 쑥물을 붓는다. 물이 적당히 식으면 그 위에 앉아 20분간 좌훈을 한 뒤 깨끗이 씻어내면 된다.

쑥 좌훈은 각종 질염을 치료하는 데 탁월한 효과가 있다. 집에서 이 방법을 실천한 많은 환자가 일주일도 되지 않아 효과를 보기 시작했다. 쑥은 성질이 따뜻해서 오행 중 화에 속한다. 쑥의 화력으로 질 속 더러운 물을 씻어내는 것은 옛 명의들이 자주 사용하는 치료법이었다. 《본초강목》에 이런 말이 있다. "쑥은 달여서 쓸 수 있다. 하체의 피부 질환을 치료하고 음기에 이로우며 근육을 생성한다." 《중약대전(中藥大典)》에서도 이런 내용을 찾아볼 수 있다. "쑥은 습진, 선라(癬癩, 한센병에 의해 버짐이 생기는 것) 등 피부병을 치료한다. 외용으로 쑥 30g을 달인 물로 좌훈을 해도 좋은 효과를 볼 수 있다."

쑥 좌훈이 귀찮게 느껴진다면 이 밖에 한 가지 더 추천하는 방법이 있다.

○

자궁 건강을 위한 최고의 혈자리

매일 저녁 9시에 중극혈을 10분간 문질러준다. 배꼽에서 손가락 네 마디 밑에 있는 지점의 중극혈을 문지르면서 코로 숨을 깊이 들이마셔 음부까지 이르게 한다. 이 숨이 맑고 서늘한 빗물과 같다고 상상하면서 음부에서 시계 방향으로 세 바퀴 돌린 다음, 음악 소리에 맞춰 숨을 내쉬면서 음부의 세균까지 다 토해낸다. 음악은 더 캐스케이즈의 〈Rhythm of the Rain〉을 추천한다.

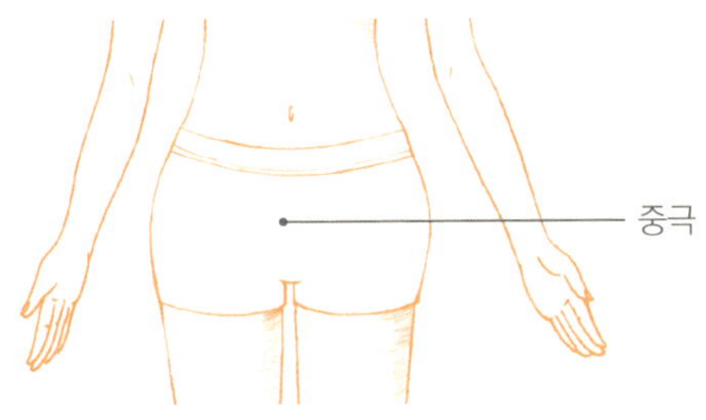

이 혈이야말로 질염을 치료할 수 있는 궁극의 혈이다.

저녁 9시는 삼초경의 유주 시간으로 모든 경맥이 활짝 열린다. 중극혈도 이때 활짝 열리므로 이 시간에 혈자리를 문지르면 빠른 시일 내에 질염을 치료할 수 있다. 중극은 임맥과 비경, 간경, 신경, 이 네 경맥의 기혈을 모두 끌어모으는 곳이자 질에 생기는 대부분의 질병을 치료하는 궁극의 혈이다. 질 속 더러운 물을 씻어내므로 여성의 몸이 상쾌해진다. 다만, 상당히 민감한 혈이기 때문에 누를 때 자신이 감당할 수 있는 정도로만 눌러 강약 조절에 주의해야 한다.

여성은 나이가 들면서 난소 기능이 점차 쇠퇴해 자궁근종, 난소종양, 자궁경부암 등에 걸릴 위험이 높다. 또 갱년기 여성은 감정기복이 매우 심하기 때문에 불안함, 초조함, 섭섭함, 의심, 우울감 등을 자주 느낀다. 어머니가 갱년기라면 뜬금없이 화를 낸다고 짜증내기 전에 마음을 터놓고 이야기를 나누고 앞서 말한 자궁과 난소를 튼튼하게 하는 보양법을 알려드리기 바란다. 당신의 애정 어린 관심이 어머니에게 힘든 갱년기를 거뜬히 넘어설 수 있는 힘을 북돋아줄 것이다.

행복한 성생활을 부르는 오행 질 수축법

많은 여성이 아이를 낳고 나서 질이 엄청 느슨해졌거나 원활하지 않은 성생활로 부부관계가 좋지 않다고 괴로움을 하소연한다. 사실 이 문제는 고민거리도 아니다. 질 수축법으로 머잖아 행복한 성생활을 불러올 수 있기 때문이다. 원리만 알면 방법은 간단하다. 항문을 먼저 수축시키면 질도 따라서 수축된다.

항문을 조이면 3개월부터 뚜렷한 효과를 볼 수 있다. 질이 팽팽해지고 탄력적으로 변할 뿐 아니라 얼굴빛이 밝아지고 색소침착과 여드름이 사라지며 활력이 넘치게 된다. 아직 미혼이거나 아이를 낳아본 적이 없는 여성에게도 이롭다. 꾸준히 연습하면 훗날 아이를 낳을 때 더 순조롭게 낳을 수 있고, 출산 후에 더 빨리 원래의 탄력적인 상태로 되돌아간다.

제 7 장

건강과 미모를 동시에 잡는 장선생의 특급 비법

오행 건강법 중 상당수는 환자와 내 어머니가 실제로 실천하는 것이다. 어머니의 몸이 나날이 건강해지고 성격도 밝아지면서 나도 한시름 놓게 되었고, 환자들의 고통스러워하던 표정이 미소로 바뀌는 것을 지켜보면서 문득 이 좋은 정보들을 더 많은 여성과 공유해 그녀들이 더 건강하고 아름다워지면 좋겠다는 생각이 들었다. 여기서는 지난 세월 동안 내가 터득한 건강 비법을 공개하겠다. 이 비법을 익혀 건강과 미모를 겸비한 여성으로 거듭나기를 바란다.

머리만 잘 빗어도
젊음을 유지할 수 있다

친구 아버지가 어느 날 병원을 찾았다가 폐결핵 진단을 받게 되었다. 그 후로 날마다 약을 한 움큼씩 먹는 남편을 지켜보기가 괴로웠던 친구 어머니는 갑자기 머리가 하얗게 센 것도 모자라 평소 110/70mmHg 정도였던 혈압이 140/100mmHg까지 올라갔다. 그러던 어느 날 병원 측에서 4개월째 치료약을 먹고 있는 남편에게 오진이었음을 밝히며 폐결핵이 아니라 단순한 폐 감염이라고 했다. 예상치 못한 소식에 온 가족은 기쁨을 감추지 못했지만 이미 몇 개월 동안 너무 많은 약을 먹은 탓에 친구 아버지는 간이 몹시 쇠약해져 있었다. 게다가 신장도 손상되어 머리카락이 빠지고 하얗게 변해 있었다.

평생 고생만 하신 부모님이 노쇠한 몸으로 고통받는 모습을 무력하게 지켜봐야만 했던 친구는 속상하고 괴로운 마음에 불면증과 어지럼증이 생겨버렸다. 나는 친구를 고통 속에서 건져주고 싶었다.

"그렇게 괴로워할 필요 없어. 사실 아주 쉽게 해결할 수 있거든. 쓸만한 나무빗을 사서 아침, 정오, 저녁에 3~5분 동안 부모님 머리를 빗어드리면 돼. 빗을 때는 이마부터 뒤통수까지 머리카락을 따라 머리 전체를 가볍게 빗어야 해. 다 빗은 다음에는 손잡이 부위로 머리 전체를 3분간 가볍게 두드려. 그렇게 꾸준히 머리를 빗어드리면 어

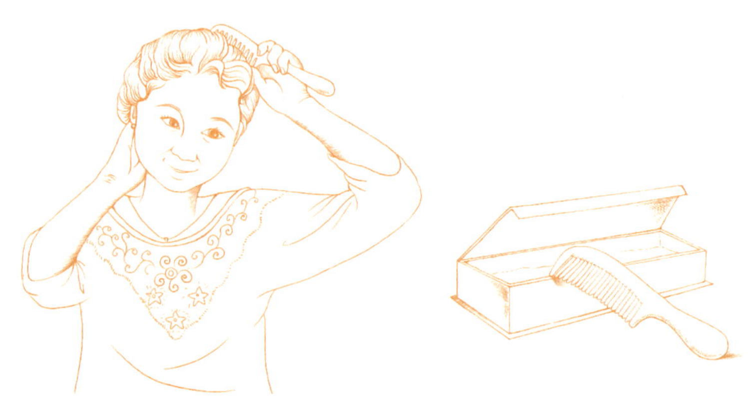

❀ 건강을 지키는 법은 사실 매우 단순하다. 나무빗 하나면 건강 걱정은 붙들어 매도 된다.

느 순간 고민하던 문제들이 해결될 거야."

친구 부모님은 내가 알려준 방법대로 1년 넘게 꾸준히 머리를 빗었다. 그 후 친구 어머니는 머리카락의 90%가 검게 변했고 혈압도 정상을 되찾았다. 아버지는 흰머리가 검어진 데다 검은 머리카락이 새로 나기 시작했다. 부모님의 변화를 옆에서 지켜본 친구도 날마다 머리를 빗기 시작했다. 그리고 얼마 지나지 않아 불면증, 불안증이 깨끗이 사라졌다.

○

빗질만 잘해도 탈모증이 예방된다

친구네 가족이 머리 빗기만으로 건강을 되찾은 것은 사실 너무도 당연한 일이다. 백세 넘게 장수한 손사막은 평생 머리 빗기로 건강을 챙겼으며, 송나라 때 문호 소동파는 한때 심각한 탈모증에 시달리다가 밤낮으로 머리를 빗은 결과, 오래지 않아 탈모증을 완치할 수 있었다. 이에 큰 깨달음을 얻은 소동파는 이런 글을 남기기도 했다. "머리를 100여 번 빗고 나서 머리를 푼 채 잠자리에 누우면 다음 날 날이 밝을 때까지 편히 잔다."

또 머리를 빗는 것만으로도 새치를 없애고 혈압을 내리며, 뇌졸중을 예방하고 불면증, 어지럼증, 두통 및 편두통을 치료할 수 있다. 뿐만 아니라 뇌의 노화를 막고 기억력을 증진시켜 노인성 치매를 예방한다. 눈에 활력을 불어넣고 눈꼬리를 위로 끌어올려 눈가 주름이 생기는 것을 예방해 눈 부위의 노화를 지연시킬 수도 있다.

명나라 때 《섭생요록(攝生要錄)》을 보면 "머리카락을 자주 빗으면 풍을 없애고 눈을 밝게 하니 죽지 않는 길이다"라고 했다. 자주 머리를 빗는 행위는 두통을 없애고 두풍(頭風, 두통이 낫지 않고 오래 지속되면서 때에 따라 발생했다 멎었다 하며 오랫동안 치유되지 않는 병증)을 고치며 눈을 맑고 밝게 하므로 노화를 지연시키는 최고의 방법이라는 뜻이다.

머리를 빗었을 뿐인데 노화를 예방하고 건강까지 지킬 수 있다고? 언뜻 이해가 되지 않을 수도 있지만 이는 인체 경락의 기혈이 모두 머리로 모이는 데다가 50개나 되는 혈자리가 머리에 자리를 잡고 있기 때문이다. '머리카락 한 올로 온몸을 움직일 수 있다'라는 말은 머리카락이 건강에 얼마나 큰 영향을 미치는지를 보여준다.

빗질을 할 때 한 가지 팁을 주자면 무슨 일을 하든 장비가 좋아야 더 큰 효과를 볼 수 있다. 나무빗, 옥빗, 물소 뿔빗, 돌빗이 가장 좋다. 빗 끝은 둥그스름하고 빗살은 촘촘해야 머리카락 사이사이를 오가면서도 두피와 모낭에 해를 입히지 않을 수 있다. 다만, 절대로 플라스틱으로 만든 빗을 쓰면 안 된다. 빗은 단순히 머리를 단정히 빗는 도구만이 아니므로 구매할 때 신중을 기해야 한다. 나 자신의 머리를 아끼는 것이 그 무엇보다 중요하다는 사실을 깊이 새기기 바란다.

허리와 다리 시림을 치료하는 오행 족욕법

많은 네티즌이 내 블로그에 이런 글을 남긴다.

'선생님, 허리와 다리의 한통(寒痛, 찬 기운으로 인하여 아픈 것)을 치료하는 간단한 방법이 없을까요?'

질문자는 20대부터 60대까지 다양했다. 그중에는 습관적으로 얇은 옷을 입어 외부의 찬 기운이 몸에 침입한 경우도 있었고 찬 음식을 즐겨먹은 탓에 내부가 찬 기운의 침입을 받은 경우도 있었다. 또 노인들은 오랜 세월 차곡차곡 몸 안에 쌓인 한기가 통증을 일으킨 경우가 많았다. 어느 날 나를 찾아온 니 여사도 젊은 시절부터 허리와 다리 한통에 시달린 사례였다. 나는 낮밤으로 매우 고통스러워하는 그녀에게 집에서 할 수 있는 오행 족욕법을 알려주었다.

"매일 밤, 잠들기 전에 생강 한 조각을 잘게 다져 쑥 한 줌이랑 함께 냄비에 넣고 물을 부어 끓이세요. 물이 데워지면 족욕통에 붓고 꿀 한 숟가락이나 라벤더 오일 세 방울을 넣고 발을 담그세요. 물 온도는 40° 정도가 적당합니다."

덧붙여 족욕하는 방법에 대해서도 자세히 설명했다.

"처음에는 물이 발등을 넘지 않는 정도가 좋아요. 옆에 뜨거운 물

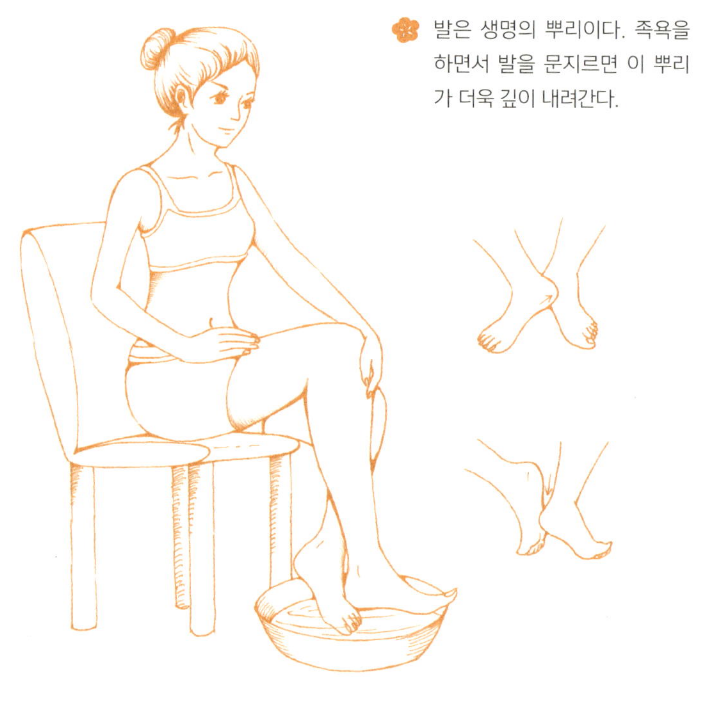

발은 생명의 뿌리이다. 족욕을 하면서 발을 문지르면 이 뿌리가 더욱 깊이 내려간다.

이 들어 있는 보온병을 놓아두었다가 물이 좀 식은 것 같으면 물을 조금씩 부으면 돼요. 이렇게 물을 더 부어가면서 복사뼈를 살짝 넘기는 정도까지 부어요. 족욕을 하는 도중에는 두 발을 서로 비비세요. 한쪽 발의 뒤꿈치로 다른 쪽 발바닥 가운데의 용천혈, 발등의 태충혈, 발 안쪽의 태계혈을 문지르세요. 약 15분간 문지르면 따뜻한 기운이 두 발을 따라 다리와 허리를 거쳐 머리까지 올라가는 것이 느껴질 겁니다."

니 여사는 반년 넘게 꾸준히 족욕을 했다. 이제는 비가 추적추적 내리는 날에도 허리와 다리가 시큰거리지 않게 되었다. 가끔 감기에 걸리더라도 족욕을 하면서 땀을 한 번 쭉 빼고 나면 이튿날 바로 감기가 나았다. 이때부터 니 여사는 거의 매일 족욕을 했다. 그러면서 허리와 다리의 한통도 나았고 잠도 푹 잘 수 있게 되었다. 경증의 동맥경화와 혈액순환 장애도 개선되었다.

○

온몸이 차고 시린 여성에게 좋은 생강과 쑥

어떤 여성은 산후조리 기간에 찬바람을 맞거나 에어컨을 많이 쏘이는 바람에 몸에 한기가 남아 허리와 다리의 뼈마디가 시리고 아프기도 한다. 또 어떤 여성은 잠잘 때 이불을 잘 덮지 않아 찬 기운이 침입하거나 습한 곳에 사는 것이 원인이 되기도 한다. 허리와 다리가 시큰거리고 아픈 여성 중, 출산 경험이 없는 사람은 반드시 월경통이 동반된다. 출산 경험이 있는 경우라면 불면증, 가슴 답답증, 초조 불안증, 손발바닥이 달아오르는 오심번열이 동반되고 끊임없이 다른 사람에게 잔소리를 하는 습관이 있다.

《본초강목》에 이런 내용이 있다. "생강은 신명이 통해 오장으로 돌아가게 하고 상한(傷寒, 감기나 폐렴 등 추위로 인하여 생기는 병의 총칭), 두통, 코막힘을 치료한다." 또 쑥에 대해서는 "쑥은 한기를 흩트리고 통증을 멎게 하며 경락을 따뜻하게 해 소통시키고 자궁과 허리, 무릎을 따뜻하게 한다"라고 설명했다. 중의학계에서 '7년 묵은 병은 3년 묵은 쑥으로 치료한다'라는 말이 있을 만큼 쑥은 오래 묵은 것일수록 효능이 더 뛰어나다. 이처럼 생강과 쑥은 둘 다 한기를 내모는 효과가 탁월할 뿐만 아니라 가격도 매우 저렴하고 쉽게 구입할 수 있다는 장점이 있다.

다만, 뜨거운 물로 족욕을 하면 발 부위의 유분이 유실된다. 이때 꿀이나 라벤더 오일을 족욕물에 넣으면 보습 효과까지 거둘 수 있다. 족욕을 마친 뒤에는 발이 건조해져 피부가 갈라지거나 피가 날 수 있으므로 곧바로 보습제를 발라준다. 이 밖에도 연잎물로 족욕을 하면 살이 빠지고 홍화와 장미꽃을 우려낸 물로 족욕을 하면 기미와 주름을 없앨 수 있다. 또 백자인, 산조인, 원지(遠志, 원지과에 속하는 다년생 초본식물로 뿌리를 약용함)를 달인 물로 족욕을 하면 불면증을 치료할 수 있으므로 자신의 증상에 맞춰 시도해보기 바란다.

나무를 잘 키우려면 뿌리를 잘 내리게 해야 하고 건강을 지키려면 발을 잘 돌봐야 한다. 나무의 생명은 뿌리에서 비롯되고 사람의 생명은 발에서 비롯된다. 뿌리 깊은 나무는 잎도 무성하고 발이 튼튼한 사람은 온몸이 평안하다. 발에는 인체의 모든 장기와 서로 상응하는 63개나 되는 반사구가 있다. 족욕을 하고 발을 문지르는 것은 몸 안팎을 다 보양하는 것이나 다름없다. 여기에 생강과 묵은 쑥으로 경맥을 따뜻하게 데워주기까지 하니 생명의 뿌리인 발에도 자연히 생기가 흘러넘쳐 건강과 아름다움을 지킬 수 있게 된다.

여성의 두 번째 얼굴,
손을 지키는 오행 보양법

겨울만 되면 손이 가렵다 못해 찢어지기까지 하는 여성들이 많다. 또 1년 365일 집안일로 바쁜 전업주부는 손 관리에 조금만 소홀해도 금세 손이 거칠어지고 늙어버린다. 가장 괴로운 것은 뭐니 뭐니 해도 손이 시리고 아픈 냉증이다. 냉증은 보통 손목, 손바닥, 손가락관절, 심지어 팔 전체까지 시리고 아프게 만든다. 여름은 그나마 나은 편이지만 겨울만 되면 손을 잘라내고 싶을 만큼 고통스럽다.

손이 시리고 아픈 까닭은 무엇일까? 대부분의 가정에서 집안일은 오롯이 여성의 몫인 경우가 많다. 밥 짓는 일부터 시작해 재료를 다듬고 설거지를 하고 빨래를 하고 바닥을 닦는 일까지 어느 것 하나 손에 물을 대지 않는 일이 없다. 이 일을 마치기가 무섭게 저 일을 해야 하는 마당에 손에 물을 묻힐 때마다 꼬박꼬박 고무장갑을 낄 사람은 없다. 그러다 보니 한기가 모공을 따라 피부 안으로 들어가 뼈마디 구석구석에 쌓이게 되고, 그것이 결국 냉증을 불러온 것이다.

《육음학설(六淫學說)》에 이르길, 찬 기운은 정체되는 특성이 있다. 정체된 채 통하지 않으면 혈액순환에도 문제가 생긴다. 매순간 여성의 손은 때와 장소를 가리지 않고 차가운 물의 습격을 받는다. 그런 채로 세월이 흐르면 손의 냉증, 시큰거리고 붓는 증상 등 각종 손 관련 질병이 꼬리에 꼬리를 물고 나타나게 된다. 손에 생긴 문제로 고통받는 여성들에게 나는 다음과 같은 방법을 권한다.

○

약주를 빚어 손의 한기를 몰아내다

묵은 쑥, 말린 생강, 계지(桂枝, 계수나무의 어린 가지를 말린 것) 각 30g을 75% 알코올 1L에 30일 동안 담근 뒤, 약재 건더기를 걸러내고 남은 것을 약주로 사용한다. 날마다 잠들기 전에 쑥봉에 불을 붙여 쑥뜸기에 넣고 손등에 열이 나고 약간 붉어질 때까지 훈김을 쬔다. 손등에 세 번 반복해서 약주를 골고루 바르고 두드려서 흡수시킨다. 그러고 나서 핸드크림을 바르고 랩으로 감싼 채로 잠에 든다. 다음 날 랩을 떼어낸 다음 다시 핸드크림을 바른다.

일반적으로 처음 하고 나면 바로 효과가 나타나 냉증이 좀 줄어들다가 사흘 뒤에는 완전히 사라진다. 그렇게 한 달 동안 꾸준히 치료하면 한기를 완전히 몸 밖으로 몰아낼 수 있다. 또 손을 매끄럽고 부드럽게 가꾸고 손톱 갈라짐, 손거스러미를 예방하는 데도 효과적이다.

하지만 소 잃고 외양간 고치느니 처음부터 외양간을 튼튼하게 지어 소를 잃을 빌미를 안 만드는 것이 상책이다. 그러므로 집안일을 할 때는 반드시 고무장갑을 끼는 것이 좋다. 고무장갑만 껴도 한기의 침투를 예방할 수 있기 때문에 냉증은 물론이고 주방세제, 세탁세제처럼 알칼리성 물질을 자주 접촉하는 바람에 생기는 손의 노화까지 방지할 수 있다. 또한 틈 날 때마다 핸드크림을 바르는 습관을 들이는 것이 좋다.

손은 여성의 두 번째 얼굴이므로 부지런히 가꾸어야 한다. 진정으로 아름다운 여성은 손까지 아름답다는 사실을 명심하자.

여성의 구강 질환을 치료하는 오행 요법

'여인의 향기'는 매혹적이다. 그러나 요즘 여성들 중 상당수는 입에서 향기 대신 고약한 냄새를 풍긴다. 입 냄새, 구강 궤양 때문에 곤란을 겪는 여성이 적지 않다. 하루 종일 껌을 씹으며 입 냄새를 감추기도 하고, 구강 궤양이 생기면 약국에서 파는 붙이는 약으로 대충 치료하려고 한다. 그런데 하필이면 궤양이 혀 가장자리에 생겨서 붙이는 약을 쓸 수 없다면 어떻게 할까? 또 구강 궤양이 하루가 멀다 하고 생겨서 한쪽이 낫자마자 다른 쪽에 새 궤양이 생기면 어떻게 할까?

허 아주머니가 그런 경우였다. 허 아주머니는 혀 가장자리에 궤양이 생기는가 싶더니 얼마 안 가 입술 가장자리에도 생겼다. 그리고 열흘이 지나도록 낫지 않았다. 그러다 보니 음식을 먹을 때마다 여간 불편하고 아픈 것이 아니었다. 그녀의 입안을 들여다보니 혀끝이 붉고 혓바늘이 돋아 있었으며 설태가 두껍게 꼈고 입 냄새가 났다. 허 아주머니의 말에 따르면 요즘 들어 마른 대변을 보고 소변도 적황색이라고 했다. 이는 심장과 비위에 열이 쌓였을 때 나타나는 증상이다. 이런 경우, 방혈 요법(放血療法, 피부 혈자리에서 소량의 피를 방출시켜 질병을 치료하는 요법)을 쓰면 곧바로 효과를 볼 수 있지만 허 아주머니가 피를 보면 현기증을 느꼈기 때문에 이 방법은 사용할 수 없었다. 하는 수 없이 부항을 뜨기로 결정했다.

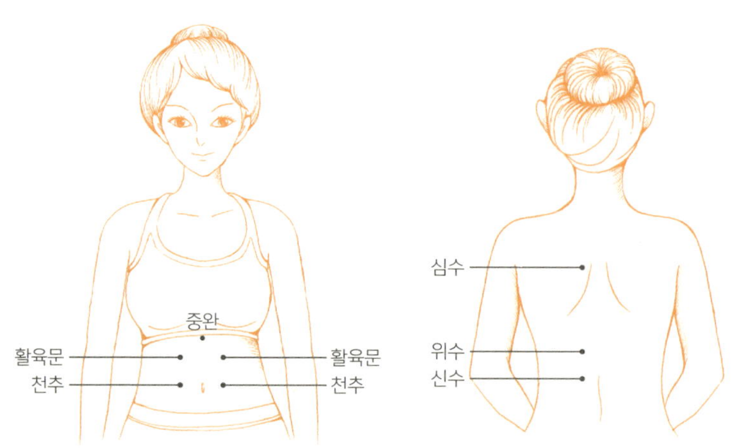

궤양은 별로 무서운 것이 아니다. 등과 배에 있는 이 여섯 개 혈에 부항을 떠보자!

나는 허 아주머니 복부의 천추혈, 활육문혈, 중완혈과 등의 심수, 위수, 신수에 10분간 진공 부항을 떴다. 이것은 내외 호응법에 속한다. 다시 말해 신수를 보해 체내의 불을 꺼뜨리는 방법이다. 부항은 몸 밖에서 화독(火毒, 화기가 몰려서 생긴 독)을 배출함과 동시에 궤양과 관련된 장기의 활력을 강화해 화독을 더 빨리 배출하도록 돕는다. 단순한 구강 궤양이라면 이 부항 요법이 매우 효과적이다.

그런데 허 아주머니는 손자를 돌보느라 종종 밤을 새가며 집안일을 해야 했고 식사 시간도 불규칙했다. 그런 탓에 구강 궤양이 수시로 재발해 부항 요법만으로는 완전히 치료할 수 없었다. 그래서 허 아주머니에게 매일 잠자리에서 일어나면 공복에 꿀물 한 잔을 마시고 찻병을 들고 다니며 죽엽, 맥문동, 천문동, 현삼으로 끓인 속칭

구강 궤양을 치료하는 약선 레시피

다년간 구강 궤양 환자를 치료하면서 만드는 방법이 간단하고 효과도 탁월한 죽 레시피를 개발했다. 만드는 방법은 다음과 같다.

1. 흑임자 한 숟가락, 맥문동 15알, 은이버섯 1송이, 녹두 20알을 준비한다.
2. 모든 재료를 8시간 동안 불렸다가 콩물 만드는 기계에 넣고 갈아서 적당히 식힌다. 꿀 한 숟가락을 넣어 매일 한 잔씩 마신다.

이 죽과 함께 배, 사탕수수, 은이버섯 등 음양과 기혈의 부족으로 나는 열을 내리는 음식을 자주 먹으면 반복되는 구강 궤양을 치료하는 데 도움이 된다.

'이동차(二冬茶)'를 마시고 하루에 삶은 달걀을 한 개씩 먹으라고 했다.

치료를 받은 지 사흘 만에 궤양 부위의 통증이 가라앉았고 닷새째 되는 날에는 거의 다 나았으며 이레 째 되는 날에는 구강 궤양이 완전히 나았다. 그때부터 허 아주머니는 내가 알려준 방법을 꾸준히 실천했다. 그렇게 1년이라는 시간이 흐르는 동안 단 한 번도 재발하지 않았다.

매혹적인 향기를 내뿜는 여성이 되고 싶다면 이 부항 요법을 써보아라. 혹시 부항 자국이 염려된다면 날마다 면봉으로 궤양 부위에 꿀을 5회 이상 바르고 이동차를 꾸준히 마시면서 복부 안마를 하면 부항 자국이 남지 않는다. 이제 당신은 입 냄새 대신 향기를 내뿜어 더욱 매력적인 여성으로 거듭날 것이다.

'식초'로
고혈압, 고지혈, 고혈당을 잡자

뤼 여사는 올해 겨우 쉰 살밖에 안 된 중년 여성이다. 그런데 회사에서 건강검진을 받았다가 고혈압, 고혈당, 중등도 뇌동맥 경화 진단을 받았다. 만약 바로 치료를 받지 않으면 얼마 안 가 노인성 치매를 앓을 확률이 높았다. 생각지도 못한 결과에 뤼 여사는 정신이 아득해졌다. 당황해서 어찌할 바를 모르는 그녀에게 회사 동료가 내 연락처를 알려준 덕분에 나와 인연이 닿게 되었다.

알고 보니 그녀의 증상은 식습관과 관계가 있었다. 뤼 여사는 귀주 출신 사람으로, 채소는 거의 입에도 대지 않고 매운 닭튀김, 고기 볶음, 민물 생선 요리 등을 즐겨 먹었다. 게다가 음식에 기름이 많아야 맛있다고 생각해 요리할 때마다 기름을 들이붓다시피 했다. 평소에 느끼하고 맵고 짠 음식을 즐겨 먹어서 몸속에 화기가 왕성해지고 가슴 속에 불덩이라도 있는 것처럼 뜨거웠다. 그럴 때는 차가운 음식을 먹으면 한결 속이 편안해졌다. 그래서 찾게 된 것이 아이스크림인데, 이제는 아이스크림이 없으면 삶의 의미가 없을 정도였다.

"아이스크림처럼 지방 함량이 높은 음식은 삼가야 합니다. 아이스크림은 그럭저럭 자제할 수 있지만 한평생 유지한 식습관은 단번에 바꾸기 어려울 거예요. 앞으로 요리할 때는 기름과 소금을 덜 쓰고 그 대신 식초를 넣어보세요. 식재료를 냄비에 넣자마자 바로 식초를 뿌리고 그릇에 옮기기 전에 한 번 더 뿌리세요. 처음에 넣을 때는 많이 넣으시고 두 번째는 좀 적게 넣으시면 됩니다. 또 끼니마다 채소를 드셔야 합니다. 채소를 볶을 때도 식초를 넣으세요."

그 후 1년 동안 열심히 식초를 먹은 뒤 여사는 다시 시행한 건강검진에서 혈압과 콜레스테롤이 모두 정상을 회복했고 동맥경화 증상도 완화되었다. 또 어지럼증이 없어졌으며 손발이 마비되는 증상도 사라졌고 온몸에 기운이 넘쳤다.

○

조미료를 넘어선 식초의 재발견

《본초강목》에 이런 내용이 있다. "식초는 부종을 가라앉히고 수기(水氣)를 흩트리며 독을 죽이고 모든 약을 다스린다." 이 말은 곧, 식초는 살균 작용이 있고 혈관을 부드럽고 깨끗하게 만들며 기혈을 원활하게 소통시키고 묵은 독소를 없앤다는 뜻이다. 식초를 먹으면 고혈압, 고지혈, 고혈당으로부터 멀어지고 혈액순환이 촉진되며 노화를 늦출 수 있다. 또 면역력이 강해지고 두뇌 회전이 빨라지며 피부가 맑고 깨끗해진다.

식초의 장점은 일일이 열거할 수 없을 만큼 많지만 위궤양이나 비장이 허한 경우, 술파닐아미드(sulphanilamide) 계통 약물, 알칼리성 약물, 항생제나 땀을 내는 중약 등과 같은 약물을 복용 중인 경우에는 식초 복용을 삼가야 한다. 요즘 식초로 미모를 가꾸고 다이어트를 하는 사람이 갈수록 늘어나고 있는데, 한 가지 주의사항을 말하자면 공복에는 식초를 마시면 안 된다. 공복에 식초를 마실 경우 위통이나 위궤양을 유발할 수 있기 때문이다. 위장이 상하지 않으면서 미용 효과도 보려면 식후 한 시간 뒤에 마시는 것이 좋다.

또 과일식초는 그냥 마시고 곡류를 발효해 만든 식초나 오래 묵은 진한 식초는 물에 희석해 마시면 되지만 백초(白醋, 중국의 무색투명한 식초)는 절대로 마시면 안 된다. 식초가 많이 들어간 음식을 먹고 나서는 반드시 물로 입을 헹궈야 충치를 예방할 수 있음을 명심하자.

무시무시한 대상포진을
한방에 날리는 방법

참을 수 없는 통증을 동반하는 대상포진은 몸 안의 나쁜 기운이 농간을 부린 탓에 발생한다. 이를 치료하기 위해서는 매화침, 불부항, 혈자리 몇 군데가 필요하다. 그 옛날 중국 고대의 전설적인 명의인 편작이 바로 이렇게 해서 환자를 살렸다.

어느 주말, 한 아주머니가 가슴을 부여잡은 채 진찰실을 찾았다. 아주머니는 옷을 들어 올리더니 늑골 부위를 가리키며 말했다.

"며칠 전부터 이 부위가 붉어지면서 아프기 시작했어요. 처음에는 그저 알레르기인 줄로만 알고 내버려뒀어요. 그런데 사흘 뒤에 갑자기 홍반이 나타나더니 빨간 수포가 여기저기에서 일어나고 늑골 부위가 너무 아프기 시작했어요."

진찰 결과 급성 대상포진으로 판단되었다. 중년 이후 여성 중 상당수가 대상포진으로 고통받는다. 나이가 많은 여성일수록 대상포진에 걸리면 환부와 그 주위 신경이 더 심하게 아프다. 나는 아주머니에게 잠시만 통증을 참아보라고 한 뒤, 포진이 생긴 부위와 위중혈을 소독하고 매화침으로 연속해서 고자(叩刺, 침을 찌르는 것의 한 종류)를 했다. 그리고 고자한 부위에서 피가 살짝 나면 거기에 불부항을 붙여 10분간 부항을 떠서 독혈을 뽑아냈다. 부항을 떼어낸 다음, 알코올 솜으로 피부에 남은 핏자국을 닦아내고 무균탈지면에 75%

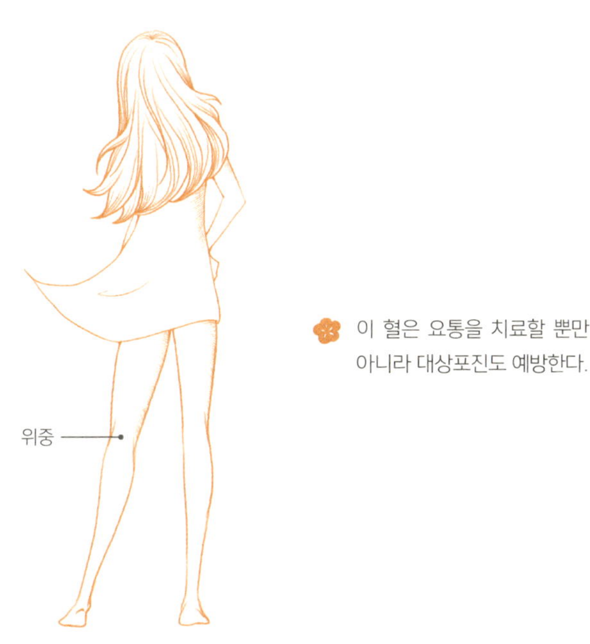

이 혈은 요통을 치료할 뿐만 아니라 대상포진도 예방한다.

알코올을 묻혀 소독했다. 그렇게 사흘 동안 치료를 했더니 포진 부위
는 말라 딱지가 생겼고 늑골 부위의 통증도 멎었다. 이제 딱지가 자
연스럽게 떨어지고 새 피부가 나기만 하면 치료가 끝나는 셈이었다.

대상포진은 수두와 대상포진 바이러스 때문에 발생하는데, 이것
은 발병 부위의 신경세포 안으로 침투해 그 사람의 생명이 끝나는
순간까지 함께한다. 정상적인 상태에서는 발병하지 않지만 부상, 과
로, 감기 등 신체적으로 약한 상황이나 우울감, 분노 등 정신적으로
약한 상황 때문에 면역력이 저하되면 잠복해 있던 바이러스가 갑자
기 대량으로 번식해 포진을 일으킨다. 편식이 심하거나 지나치게 음
식을 절제한 탓에 영양 섭취가 불량하며, 타고난 체질이 허약하거나
툭하면 큰 병을 앓고 몸이 약한 경우에는 대상포진에 특히 취약하다.

《황제내경》에 이런 말이 있다. "몸 안에 바른 기운이 충만하면 나
쁜 기운이 쳐들어올 수 없다." 우리 몸에 정기가 충분하면 저항력이
강해서 병의 기운이 몸 안으로 침범할 수 없기 때문에 질병에 걸리
지 않는다는 뜻이다. 《황제내경》의 학설에 따르면 예방 차원이든 치
료 차원이든 의사의 처방은 수단일 뿐이고 신체의 면역력을 높이는
것이야말로 병에 맞서고 병을 내쫓는 상책이다.

앞선 사례자는 나이가 들어 몸이 쇠약해진 데다 원체 별 것 아닌
일에도 걱정이 태산인 성격이었다. 그러던 중 얼마 전 집을 리모델링
하는 문제로 남편과 크게 싸워 간에 화가 치솟는 바람에 잠자고 있
던 바이러스가 깨어나고 말았다. 비록 이번에는 치료가 되었지만 재

발하지 않으리라는 보장은 없었다. 모든 것은 환자 스스로 면역력을 높이기 위해 얼마나 노력하느냐에 달려 있다. 그래서 나는 환자에게 몇 가지 자가 치료법을 알려주었다.

○

면역력을 높이는 혈자리 지압법

나는 환자에게 기혈을 다스리고 간의 기운을 소통시키기 위해 아침저녁으로 태충혈을 10분간 누르고, 정기를 보하고 몸을 튼튼하게 하기 위해 중완혈과 관원혈을 각 10분씩 누르며, 오행 심장 보양죽을 자주 먹고 척주조식법을 수련하면서 충분한 영양과 몸의 활력을 유지하라고 충고했다.

태충혈과 중완혈, 관원혈, 오행 심장 보양죽 그리고 척주조식법에 대해서는 앞에서 언급했다. 따라서 여기에서는 면역력을 높이는 데 가장 중요한 태충혈에 대해 추가로 설명하고자 한다. '태충'은 '매우 잘 씻어내는 혈'이라는 뜻인데, 도대체 무엇을 잘 씻어내는 것일까? 태충혈로 씻어낼 수 있는 질병은 두통, 어지럼증, 눈이 붓고 아픈 증상, 안면마비, 인후통, 어린아이의 경련, 간질, 코 막힘, 혓바닥 출혈, 월경불순, 옆구리 통증, 황달, 구토, 설사, 유뇨증, 난소 위축, 유방 통증, 반신불수, 하지부종 등이 있다.

또 태충은 삼초를 통하게 하는데, 이 말은 태충혈이 인체 기의 흐

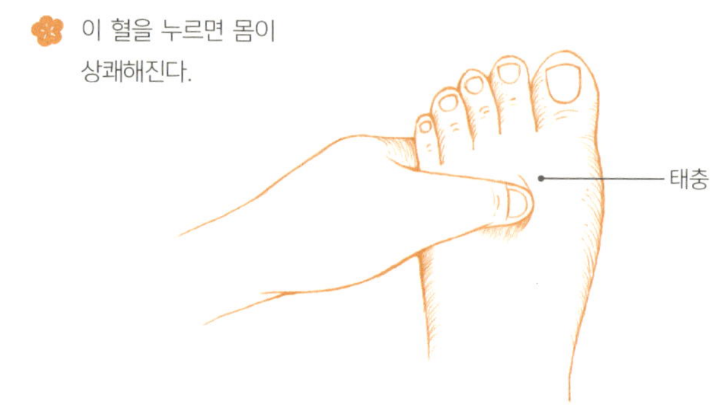

름을 조절한다는 뜻이다. 머리끝부터 발끝까지, 안에서 밖까지, 신체 어느 부위의 질병이라도 태충혈은 강력한 힘으로 깨끗하게 씻어낸다. 대상포진에 걸리지 않았더라도 태충혈을 자주 문지르면 몸의 기혈이 원활하게 소통되고 면역력이 강해져 병이 가까이 오지 못한다.

60세 이상 환자가 제때 대상포진을 치료하지 않으면 포진이 사라지고 난 뒤에 오랫동안 신경통에 시달리게 된다. 신경통의 양상은 갑작스러운 통증이나 찢어지는 듯한 통증으로 나타나는데, 어느 것이 되었든 완치가 어렵다. 그렇다고 너무 걱정할 필요는 없다. 앞서 알려준 방법대로 꾸준히 태충혈을 자극해 면역력을 높이면 더 이상 고통 속을 헤매지 않아도 될 것이다.

화타도 솔깃할
두통 잡는 특급 노하우

콩 아주머니는 올해 마흔다섯 살로 오른쪽 편두통을 앓고 있었다. 정확히 말하자면 이마와 눈썹 뼈가 있는 곳이 아팠는데, 반년에 한 번씩 주기적으로 통증이 찾아왔다. 두통의 형태는 두근두근 뛰는 듯한 통증이었고 그때마다 눈도 같이 뛰는 듯 아팠다. 두통과 눈 통증은 그나마 견딜 만했는데, 편두통은 너무 아파서 구역질이 나올 정도였다.

이때 진통제를 많이 먹으면 위장이 상한다. 그러면 위경이 유방과 머리, 얼굴에 제대로 피를 공급할 수 없어 탈모증, 흰머리, 피부 건조, 얼굴 주름, 유선증식 등의 증상이 나타날 수 있다. 콩 아주머니는 여러 병원을 찾아다녔지만 하나같이 가족력이라고만 할 뿐 뾰족한 치료법을 알려주지 않아 편두통이 올 때마다 진통제로 버티며 살았다.

그러나 약을 먹는다고 낫는 것도 아니었다. 매일 아침 잠자리에서 일어날 때마다 머리가 깨질 듯이 아파서 아침이 오는 것이 두려웠다. 두통 때문에 성격도 날카로워져서 걸핏하면 불같이 화를 냈고 또 이유 없이 통곡을 하기도 했다. 어떤 때는 도저히 참을 수가 없어 이틀 연속으로 진통제를 먹었다가 머리는 머리대로 아프고 속병까지 나서 된통 고생한 적도 있다.

그렇게 온갖 고생을 하고 나서 콩 아주머니는 친구의 소개로 나를 찾아오게 되었다. 나는 손가락으로 가볍게 콩 아주머니의 태양혈을

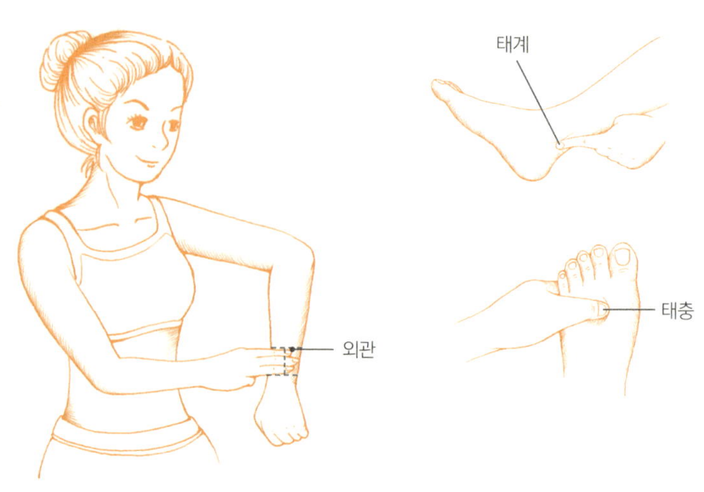

❀ 이 세 개 혈만 알면 그 옛날 어느 명의보다 두통을 더 잘 치료할 수 있다.

문지른 다음 불부항을 붙였다. 부항을 떼어낸 다음에는 다시 소독을 하고 소독용 솜으로 그 자리를 눌렀다. 그러자 곧 두통이 멎었다. 그 때부터 나는 콩 아주머니의 두통을 근본적으로 치료하기 위해 외관 혈, 태계혈, 태충혈을 각 10분씩 문지르고 나서 치료를 끝냈다.

손등에 있는 주름에서 손가락 세 개 위 위치에 있는 외관혈은 주 로 편두통을 치료해 전신의 기혈을 원활하게 소통시킨다. 태계혈은 신경의 원혈로, 신장의 정기를 보익하고 간의 양기를 제약하며 혈관 을 소통시킨다. 태충혈은 간경의 원혈로, 주로 두통을 치료하고 간과 신장의 혈액순환을 원활하게 한다. 이 세 개 혈을 함께 공략하면 두 통, 편두통을 뿌리째 뽑을 수 있다.

두통의 원인과 종류는 매우 다양한데, 그중에서 콩 아주머니가 겪 은 두통은 위경 두통에 속했다. 일반적으로 성격이 급한 여성은 기혈 이 위로 치솟다가 갑자기 어느 한 곳에서 막히는 바람에 치솟지 못 하게 되면 두통을 느끼게 된다. 간경 두통을 앓는 여성의 경우, 대개 무슨 일이 생기면 마음속에 담아두는 편이고 다른 사람이나 일에 대 해 상당히 까다로운 편이다. 머리 양쪽이 아픈 두통은 담경 두통에 속하고 뒤통수부터 목까지 아픈 두통은 방광경 두통에 속한다. 방광 경 두통을 앓는 여성은 대부분 소변이 적황색이고 백대하의 양이 많 으며 황색이고 비린내가 난다. 신경 두통을 앓는 여성은 치아와 귀까 지 아프고 대개 허리가 시리며 다리에 기운이 없다. 구강 궤양, 가슴 답답증, 불면증, 월경불순 등의 증상이 같이 나타나는 경우가 많다.

마지막으로 머리 전체가 아프고 마치 무언가로 머리를 꽁꽁 싸매놓은 것 같은 압통이 느껴지는 것은 비경 두통에 속한다. 비경 두통을 앓는 여성은 대개 월경량이 적고 유방 위축 증상을 보인다.

통증 부위와 형태는 서로 다르지만 모든 두통은 그와 상응하는 경맥에서 딱딱한 멍울을 찾을 수 있다. 이 멍울을 문질러 풀어주면서 앞서 말한 세 개 혈도 같이 문질러주면 두통이나 편두통을 금세 치료할 수 있다.

똑같은 치료를 세 번 연속 받고 난 콩 아주머니의 두통은 깨끗이 나았다. 콩 아주머니의 두통을 치료하고 나서, 나는 세 개 혈자리를 스스로 문질러 기혈을 순환시키면 다시는 두통이 생기지 않을 것이라고 조언했다. 또 차가운 식품, 치즈 및 치즈 제품, 커피 및 커피 제품 섭취를 삼가라고 했다. 그로부터 7년이 지났지만 콩 아주머니는 두통 한 번 앓은 적 없이 건강하게 지내고 있다.

몸이 불편할 때는
복부를 문지르자

배꼽 주변은 귀와 발바닥과 마찬가지로 인체의 모든 부속기관의 반사구가 몰려 있는 곳이다. 온몸에서 발생하는 질병, 특히 만성질환은 복부 반사구로 치료하면 놀라운 효과를 볼 수 있다.

자동차 사고로 심각한 다리 골절상을 입은 환자가 있었다. 그녀는 두 다리를 고치기 위해 어쩔 수 없이 다리 속에 강판을 심었다. 그런데 이 '굴러 들어온 돌'이 혈액순환을 방해하기 시작했다. 상처가 다 낫고 나서 걷는 데는 지장이 없었지만 툭하면 다리가 시리고 아팠다. 보통 다리 쪽 냉증으로 고생하는 경우 온침구 요법이나 뜸 요법만으로도 치료할 수 있다. 그러나 이 여성은 다리 안에 강판을 심어놓았고 다리 밖에 봉합한 흔적이 남아 있었다. 그래서 만약 온침구 치료를 하다가 피부의 상처를 찌르게 되면 매우 아플 것이고 다리 안의 강판을 찌르게 되면 침이 구부러지거나 부러질 가능성이 있었다. 게다가 강판은 열전도율이 높기 때문에 쑥뜸의 열로 화상을 입을 수도 있었다.

그래서 나는 그녀의 신궐혈과 외릉혈 한 쌍에 온침구 요법을 실시했다. 외릉혈은 배꼽 중심에 있는 신궐혈의 아래쪽에 있으며, 오장육부의 기혈과 에너지를 하체로 전달해 하체 질환 치료를 돕는다. 침을 놓을 때는 침의 방향을 하체 쪽으로 했다. 그렇게 15분 정도 치료를 했을 때 환자는 다리 쪽으로 뜨거운 기운이 흐르는 듯한 느낌을 받

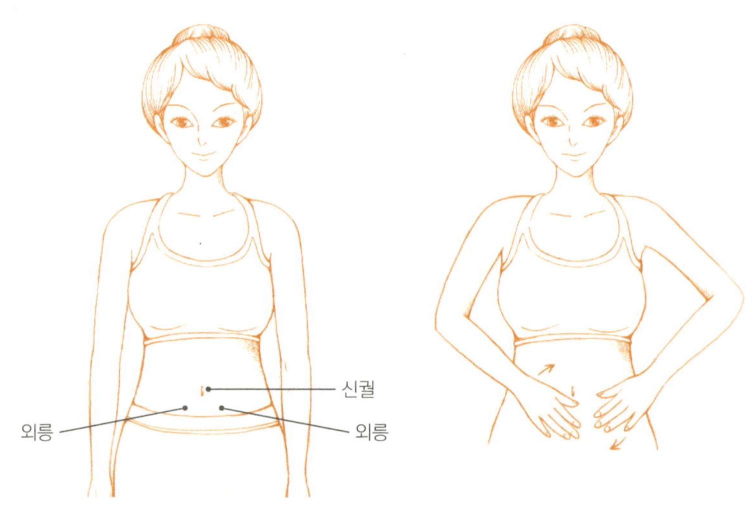

배를 문지르는 여성은 현명한 여성이 분명하다.

왔다. 30분 동안 치료를 받고 나니 다리가 후끈후끈하면서 더 이상 시리고 아프지 않았다.

그렇게 일주일 동안 꾸준히 치료를 받다가 외부 출장 탓에 더 이상 치료를 받을 수 없게 된 그녀에게 혼자서도 치료할 수 있도록 혈자리를 알려주었다. 그러나 그녀는 일이 너무 바빠 그런 것을 기억할 여력이 없다고 했다. 하지만 혈의 위치를 정확하게 기억하지 못 해도 상관없었다. 그냥 배를 문지르기만 하면 되기 때문이다. 한 달 반이 지나 하얼빈 출장에서 돌아온 그녀는 가장 먼저 현지 특산품인 하얼빈 소시지를 들고 감사의 인사를 하러 찾아왔다.

"선생님, 꾸준히 배를 문질렀더니 다리도 안 아프고 목, 어깨 통증과 안구건조증까지 다 나았어요!"

앞서 말했듯이 복부는 귀, 발바닥 반사구와 마찬가지로 인체가 가진 완벽한 반사구이다. 몸 어딘가에 탈이 나면 틀림없이 복부 어딘가가 아프다. 일단 아픈 부위와 상응하는 통점을 찾아 문지르기만 하면 병증도 개선된다. 평소에 여유가 있을 때 수시로 배를 문질러주면 대장의 연동 운동을 도와 배변, 독소 배출, 다이어트에 이롭다. 또한 불면증, 신경쇠약, 습관성 두통, 어지럼증, 일시적 귀 울림, 시력 저하, 칙칙한 얼굴빛, 검은 반점, 스트레스증후군, 피로증후군, 목과 어깨 통증, 허리와 등 통증, 요추간판탈출증, 만성 기관지염, 수족냉증, 전신 무력 등 만성질환은 모두 복부에서 통점을 찾을 수 있으며 복부를 지압해 해결할 수 있다.

인생의 90%는 일상생활과 사회생활의 자질구레한 사건들 속에서 지나가버린다. 이 시간 동안 우리가 큰 병에 걸릴 확률은 적은 편이고 대부분의 경우 작은 질병이나 불편한 증상에 시달리는 정도이다. 하지만 병이 작다고 무시했다가는 큰 코 다친다. 원래 작은 병이 더 골치 아픈 법이고 어쩌다가 큰 병으로 커지기라도 하면 손 놓고 당하는 경우가 비일비재하기 때문이다. 수시로 복부를 문지르면 이러한 작은 병이나 불편한 증상을 간단하게 해결할 수 있다.

연꽃처럼 앉으면
스트레스가 풀린다

요즘 사람들은 누구나 '스트레스'에 짓눌린 채 살아간다. 스트레스가 없는 사람은 없다. 그렇다면 어떻게 해야 스트레스를 제대로 풀고 담담하게 대처할 수 있을까? 지나친 스트레스로 가장 많이 상하는 것은 바로 신(神, 정신)이다. 《황제내경》에 이런 말이 있다. "신이 상하면 혼백(魂魄)이 흩어지고 지(志)와 의(意)가 어지러워진다." 그래서 많은 여성이 지나친 스트레스를 받으면 정신 나간 듯이 쇼핑에 빠지거나 폭음과 폭식 등으로 해결하려고 하고 각종 질병에 시달리기도 하는 것이다.

중의학에서 신은 안정돼야지, 조급해서는 안 된다고 본다. 정신이 맑고 깨끗해서 잡념이 없으면 몸 안에 진기(眞氣, 인간이 가진 가장 근원적인 힘)가 가득하고 정신이 평안해진다. 이처럼 정신을 다스리고 스트레스를 푸는 가장 좋은 방법이 바로 가부좌이다. 가부좌는 양반다리라고도 하는데, 유가, 불가, 도가에서 모두 통용되는 수행 방법의 일종이다.

가장 좋은 가부좌 자세는 '결가부좌'이다. 이것은 오른쪽 발을 왼쪽 넓적다리 위에 얹고 다시 왼쪽 발을 오른쪽 넓적다리 위에 틀어 얹고 앉는 좌법을 말한다. 결가부좌는 초심자가 따라 하기에는 어려운 편이므로 왼쪽 다리를 구부려 오른쪽 넓적다리 위에 얹고 앉거나 오른쪽 다리를 왼쪽 넓적다리 위에 올려놓고 앉는 자세, 즉 반가부좌

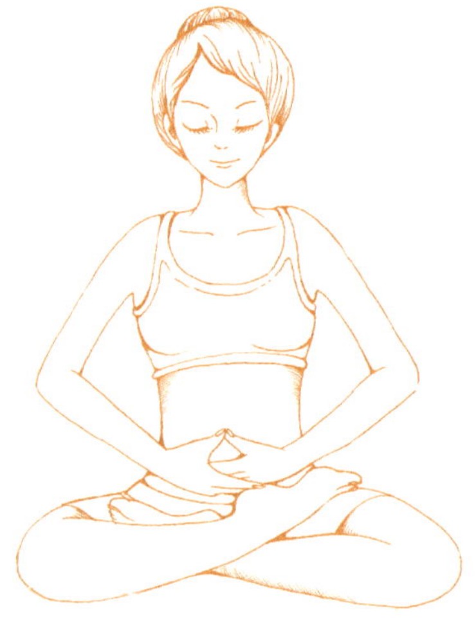

가부좌를 틀기 전에 먼저 베개나 쿠션을 엉덩이 밑에 깐다. 단 1초라도 무념무상의 고요한 정신 상태를 유지할 수 있다면 궁극적인 목표를 이룬 셈이다.

를 틀고 앉아도 된다. 아무튼 형식에 얽매이지 말고 자신이 느끼기에 편한 가부좌 자세를 취한다. 이러한 좌법은 정신을 안정시키고 기를 단전에 모아 마음과 정신이 더 잘 진정되도록 한다.

가부좌를 틀 때 두 손은 자연스럽게 펴서 위쪽을 향하게 해 오른손과 왼손을 포개는데, 왼손바닥을 오른손바닥 위에 올려두고 두 엄지를 둥글게 마주 붙인다. 왼손은 선함을 대표하고 오른손은 악함을 대표한다. 왼손잡이를 제외하고 절대 다수 여성은 오른손잡이다. 이 말은 오른손으로 칼을 쥐고 고기를 썰며 젓가락을 쥐고 고기를 입으로 가져가 먹는다는 뜻이다. 그러므로 엄밀히 말해 오른손은 사악한 손이라고 할 수 있다. 왼손을 오른손 위에 두는 것은 선으로 악을 누르기 위함이다. 이런 손 자세는 좌우의 기혈을 서로 교류시켜 원활하게 소통시키고 편안하게 한다.

○

가부좌를 할 때의 입 모양, 시선, 호흡

가부좌를 틀 때는 입을 다물고 윗니와 아랫니가 살짝 맞닿게 하며 얼굴에는 미소를 띠고 혀는 위턱, 즉 위쪽 앞니에 가볍게 닿도록 한다. 입과 이를 다물면 에너지를 기를 수 있다. 물론 코로 숨 쉬기가 힘든 경우라면 억지로 입과 이를 다물 필요는 없다. 얼굴에 미소를 띠면 마음속에 선한 생각이 생겨나 마음이 평안해진다.

가부좌를 튼 상태에서 혀를 위턱에 대면 입속에 침이 생겨나게 되는데, 이렇게 생겨난 침은 달고 향기로운 신수(神水)로서 마르지 않고 흐르는 샘물처럼 끊임없이 흘러나온다. 이 신수를 한 번 또는 세 번에 나누어 삼키면서 이것이 단전으로 들어간다고 상상하라. 소화에 도움이 될 뿐만 아니라 노화를 늦추고 수명을 연장시킬 수 있다.

두 눈은 거의 감듯이 살짝 뜨고 한 점을 응시하며 시선을 돌리지 말되 너무 뚫어지게 쳐다보지는 않는다. 눈을 감으면 정신이 고요해진다. 정신은 쉽게 산만해지기 때문에 눈을 완전히 감으면 절로 잠이 쏟아진다. 그러므로 가부좌를 틀 때는 대개 눈을 감듯이 살짝 뜨고 한 점을 응시한다. 등은 꼿꼿하게 우뚝 선 소나무처럼 곧게 편다. 가부좌를 틀 때 가장 안 좋은 자세가 구부정한 자세이다. 그 까닭은 삼초가 오장육부의 '큰 뜰'이자 오장육부와 기관을 지탱하는 커다란 '포대자루'이기 때문이다. 등을 곧게 펴지 않으면 삼초라는 이 포대자루가 짓눌리게 된다. 그러면 오장육부도 똑같이 찌부러지게 돼 기혈이 순조롭게 흐를 수 없어 건강 상태가 악화된다.

호흡은 끊어지지 않게 쉬는 듯 마는 듯해야 한다. '가늘고, 깊고, 길고, 일정한 호흡'이 가장 좋다. 가늘다는 것은 호흡을 할 때 소리가 나지 않는다는 뜻이고 길다는 것은 한 호흡이 평소보다 2, 3배 길다는 뜻이다. 깊다는 것은 호흡을 할 때마다 모든 오장육부에 숨을 불어넣어 그때마다 숨에 딸려온 양분을 최대한 흡수한다는 뜻이다. 일정하다는 것은 호흡 시간이 길거나 짧지 않고 호흡마다 일정해 편안한 음률처럼 마음을 안정되게 한다는 뜻이다. 이 모든 것은 억지로 이루는 것이 아니라 자연스럽게 저절로 이루어져야 한다.

가부좌를 틀 때는 신경을 긴장시키지 말고 근육의 힘도 최대한 풀어야 한다. 물론 초심자는 정확한 자세를 유지하는 데 신경을 쓰느라 근육에 힘이 들어갈 수밖에 없다. 하지만 시간이 지날수록 근육에서도 서서히 힘이 빠질 것이다. 온몸에 힘을 빼면 근육과 신경도 완전한 휴식 상태에 들어가게 된다.

온몸에 힘을 빼는 것 못지않게 마음의 힘을 빼는 것도 중요하다. 즉, 최대한 무념무상의 상태에 도달하려고 노력해야 한다. 모든 스트레스와 번뇌를 내려놓고 그 순간만큼은 나 자신마저 없다. 가부좌를 틀 때 이러한 순간에 이르기란 지극히 어렵다. 많은 사람이 자신이 가부좌를 잘 못 튼다고 생각하는 이유도 바로 이 무념무상의 상태에 이르지 못하기 때문이다. 가부좌 수련을 마치면 두 손을 마주 잡고 가볍게 절을 한다.

수련 시 주의할 점

봄에 가부좌 수련을 할 때 동쪽을 바라보고 하면 봄의 목 기운을 모아 간담을 보양할 수 있다. 여름에 가부좌 수련을 할 때 남쪽을 바라보고 하면 여름의 화 기운을 모아 심장과 소장을 튼튼하게 할 수 있다. 가을에 가부좌 수련을 할 때 서쪽을 바라보고 하면 가을의 금 기운을 모아 폐와 대장을 보양할 수 있다. 겨울에 가부좌 수련을 할 때 북쪽을 바라보고 하면 가을의 수 기운을 모아 신장과 방광을 튼튼하게 할 수 있다. 가부좌의 '좌(坐)'자는 사람이 흙 위에서 쉬고 있는 형상으로, 토와 친하다. 그러므로 가부좌를 틀면 자연스럽게 토 기운을 모아 비위를 튼튼하게 할 수 있다.

다만, 주의할 점이 있다. 날씨가 좋지 않을 때, 특히 천둥번개가 치는 비 오는 날에는 가부좌 수련을 하면 안 된다. 또 감정 기복이 심한 날, 밥 먹고 2시간 안, 물을 많이 마셨을 때, 성관계를 하고 난 후에는 가부좌 수련을 하면 안 된다. 가부좌를 틀 때 주위가 소란하면 안 되므로 조용한 장소에서 수련한다. 또한 감기에 걸린 상태로 가부좌를 틀어도 안 된다. 그러므로 바람이 없는 폐쇄된 환경에서 수련한다.

가부좌를 오래 수련한다고 좋은 것은 아니므로 시간에 집착하지 않는다. 처음에는 10분 정도면 적당하다. 시간이 지날수록 20~30분도 거뜬히 견딜 수 있을 것이다. 단 1초라도 무념무상의 상태에 도달했다면 이미 양생의 궁극적인 목표를 이룬 셈이다.

분명히 증상은 있는데 병원에서는 아무 문제가 없다고 할 때가 있다. 의학적인 진단이 나오지 않았음에도 불구하고 여전히 몸 어딘가가 불편한 경우에는 가부좌를 틀고 앉아보라. 가부좌 자세는 툭하면 우울감에 빠지고 질투에 허덕이는 여성에게 아주 그만이다. 또 월경불순, 백대하가 많은 경우에도 효과가 있다. 반점과 여드름이 없어지고 피부가 아름다워지며 가슴이 풍만해지고 살이 빠져 날씬한 몸매로 변한다. 음기를 자양하고 난소와 자궁을 보양하며 신장을 튼튼하게 한다.

노인성 치매를 예방하는
고치법

오랜 세월 의술을 행하면서 노인성 치매에 걸리는 여성이 갈수록 많아지고 연령대도 점점 어려지고 있다는 사실을 깨달았다. 그런 이유에서인지 노인성 치매 예방법을 묻는 사람들이 한둘이 아니다. 사실 노인성 치매는 대뇌가 늙었음을 보여주는 질병이다. 우리 몸에서 노화의 신호탄은 주름이 늘고 피부가 처지며 갱년기가 온 것이 아니라 위장이 늙는 것이지만, 우리가 위장의 노화를 눈치챌 방법은 없다. 그렇다면 어떻게 해야 위장의 노화를 예방할 수 있을까? 나는 치아를 위아래로 마주치는 '고치법(叩齒法)'을 권한다.

치매 예방과 미용 효과를 한번에!

고치법 수련법은 매우 간단하다. 윗니와 아랫니를 마주
쳐서 소리가 나게 하면 된다. 한 번에 60~100회 정도 가볍게 마주치
고 하루에 두세 번 실시하면 좋다. 윗니와 아랫니를 딱딱 부딪치는
것이 무슨 효과가 있겠냐고? 모르시는 말씀이다. 꾸준히 고치법을
수련하면 자기도 모르는 사이에 건강을 되찾게 될 것이다.

- 이는 뼈의 나머지이고 신장은 뼈를 주관한다. 윗잇몸으로는 대장
  경이 지나가고 아랫잇몸으로는 위경이 지나간다. 고치는 대장경
  과 위경을 원활하게 소통시켜 위장 기능을 정상적으로 회복시키
  고 기혈을 충분하게 공급하므로 노화를 늦출 수 있다.
- 고치는 치아의 영양 공급을 증가시키고 신장의 정기를 북돋고 에
  너지를 채운다. 또 치아 주변의 혈액순환을 촉진해 치아의 영양 공
  급을 증가시켜 치아가 잘 빠지지 않게 한다. 친구의 할머니가 꾸준
  히 고치법을 실천하셨는데, 여든이 넘은 연세에도 빠진 이가 하나
  도 없고 콩도 씹어 드실 만큼 치아가 튼튼하다.
- 《육지선경(陸地仙經)》에 이런 말이 있다. "잠에서 깨자마자 윗니와
  아랫니를 서른여섯 번 부딪치면 평생 충치가 생기지 않는다." 고
  치는 충치를 비롯한 치아 질환을 예방하는 효과까지 있다.

- 평소에 수시로 고치법을 수련하면 얼굴 근육과 신경을 운동하는 셈이 돼서 나이가 들어도 뺨이 움푹 꺼지지 않고 젊었을 때와 같은 상태를 유지한다. 즉, 고치는 미용 효과도 있다는 말이다. 유명 가수들을 보면 대부분 젊은 시절과 다를 바 없는 외모를 꾸준히 유지한다. 그 이유는 가수들이 노래를 할 때 입을 벌렸다 오므렸다 하는 동작이 얼굴 신경과 근육을 운동하는 것과 같아 고치법을 수련하는 것과 같은 효과가 있기 때문이다.

- 이 밖에도 고치는 대뇌를 자극해 대뇌의 노화를 늦춰 노인성 치매를 예방한다. 오랜 임상 경험에서 볼 때 고치는 청력을 강화하고 귀 울림을 예방하는 효과까지 있었다.

고치법은 오랜 옛날부터 전해 내려오는 양생법으로, 무척 간단하면서 효과가 탁월해 장수한 사람들이 첫손에 꼽는 건강법이기도 하다. 별 것 아닌 것처럼 보이지만 고치법을 수련하면 치아 건강과 미용 효과를 챙길 수 있고 치매도 예방할 수 있다. 언제 어디서나 할 수 있으므로 건강한 삶을 위해 수시로 수련하기를 권한다.

가슴 통증에는
신, 음, 통, 영이 답이다

예전에 퇴직한 영어 교사에게서 영어 과외를 받은 적이 있다. 어느 날 수업 시간에 있었던 일이다. 선생님이 갑자기 가슴을 부여잡더니 더 이상 말을 잇지 못하고 고통스러운 표정만 짓고 계셨다. 나는 깜짝 놀라 선생님의 내관혈을 문질렀다. 하지만 30분이 지나도 나아지는 기미가 보이지 않았다.

그래서 엄지손가락으로 선생님의 심경에 있는 네 개 혈을 더듬어 보니 혈자리 피부 밑에서 크고 작은 멍울이 여러 개 만져졌다. 그 당시 나는 경추에 문제가 있다고 생각했다. 심포경과 표리 관계를 이루는 삼초경, 심경과 표리 관계를 이루는 소장경이 모두 경추를 지나가기 때문에 경추 질환이 있는 사람의 신문혈, 음극혈, 통리혈, 영도혈 부위를 더듬어보면 근육 안에 각기 다른 모양의 멍울이 있음을 발견하게 된다. 이것은 중의학에서 경추 질환을 검사하는 가장 간편하고 효과적인 방법이다.

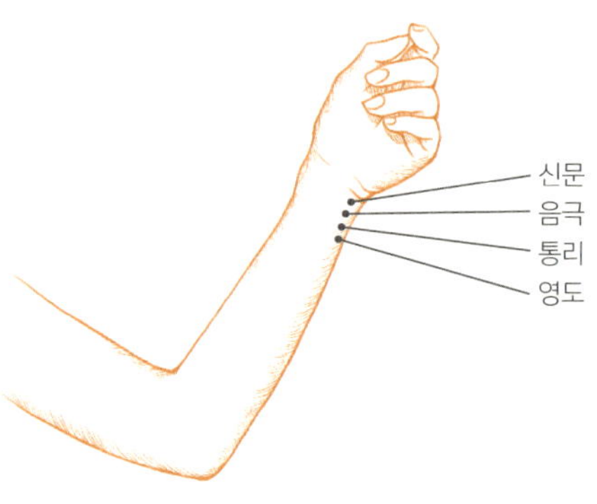

🌸 이 네 개 혈의 신통방통함은 문질러보면 곧 알 수 있다.

경추 질환이라고 판단한 나는 선생님의 경추를 15분간 안마했다. 그런 다음 엄지손가락으로 신문혈부터 음극혈, 통리혈, 영도혈 순서로 반복해서 힘껏 눌렀다. 그렇게 양쪽 손을 각각 10분씩 실시했다. 안마를 마칠 때쯤 선생님의 가슴 통증은 멎었고 평상시와 다름없는 표정으로 돌아왔다. 안정을 찾은 선생님의 설명에 따르면 이러했다.

"퇴직하기 전부터 종종 가슴이 답답하고 뭔가 막힌 듯한 느낌이 들었어요. 하지만 일이 너무 바쁜 탓에 제대로 신경을 쓰지 못했죠. 그러다가 퇴직한 후에 병원에 가서 심장 검사를 받았는데, 심장에는 아무 문제가 없다고 하더라고요. 그 후로 툭하면 가슴이 답답하고 아파서 좋다는 약은 다 먹어봤는데 아무 소용이 없었어요. 매번 가슴이 답답하고 아플 때마다 적어도 1시간은 누워 있어야 괜찮아졌어요."

나는 선생님에게 자가 치료법을 알려주었다.

"선생님, 댁에 돌아가셔서 날마다 엄지손가락으로 신문혈, 음극혈, 통리혈, 영도혈 순으로 힘껏 지압해주세요. 앞글자만 따서 신, 음, 통, 영으로 기억하면 쉬울 거예요. 두 손에 있는 혈자리를 각각 5~10분씩 눌러주면 돼요. 이때 정신을 일깨우는 고쟁 연주곡 〈전태풍(戰颱風)〉을 들으면 짧은 시간 안에 큰 효과를 볼 수 있어요."

내가 알려준 방법대로 관리한 지 일주일 만에 선생님의 각 혈자리에 있던 멍울들은 다 사라졌지만 경추 부위는 여전히 불편했다. 그 후로도 한 달 동안 꾸준히 네 개 혈을 지압했더니 경추 부위의 통증은 물론이고 가슴 답답함, 가슴 통증까지 말끔히 사라졌다.

○

어지럼증, 호흡 곤란이 경추 질환일 수 있다

경추는 집집마다 설치된 전력량계와 같아서 이 전력량계의 전선은 삼초경과 소장경에서 심포와 심장, 두 팔로 연결되고 독맥에서 대뇌, 척추, 허리로 연결되며, 방광경에서 눈으로 연결된다. 일단 경추에 문제가 생기면 혈액이 원활하게 공급되지 않아 경맥이 막히게 된다. 전력량계에 과부하가 걸리면 간헐적으로 차단기가 내려가듯이 경추와 관련된 부위에도 잇따라 문제가 생기게 된다.

요즘에는 컴퓨터로 작업을 하는 사람이 굉장히 많다. 사무직 직장인도 대개 컴퓨터를 끼고 일을 하고 인터넷 중독자들은 거의 컴퓨터와 한 몸을 이루었다고 해도 과언이 아니다. 이런 사람들이 경추 질환의 마수에서 벗어나기란 쉽지 않다. 더 큰 문제는 다른 데 있다. 근본 원인은 경추인데, 진단 결과는 오진이 허다하기 때문이다.

가슴 답답함, 호흡 곤란, 가슴 통증 등은 모두 경추 질환에서 비롯된 증상이지만 종종 협심증으로 오인한다. 또 눈이 건조하고 뻑뻑하며 시력이 저하되면 눈에 문제가 생겼다고 진단하거나 어깨가 아프고 팔이 저리면 대개 오십견이나 테니스엘보(Tennis Elbow, 팔꿈치의 바깥쪽 돌출된 부위에 통증과 함께 발생된 염증)를 의심한다. 그래서 엉뚱하게 심장내과, 안과 등을 찾아다니며 이런저런 검사를 받느라 황금 같은 시간과 피 같은 돈을 낭비하고도 병의 근본 원인을 찾지 못하는 경우가 비일비재하다.

만약 꽤 오랜 세월 동안 장시간 책상 앞에 앉아 컴퓨터로 업무를 해오던 중에 가슴이 답답하거나 눈이 뻑뻑하고 눈 뜰 기운조차 없으며, 어지럽거나 두 팔이 저리고 허리가 아프면서 경추까지 불편하다면 신문혈, 음곡혈, 통리혈, 영도혈을 지압해보라. 지압을 하는 중에 딱딱한 멍울이 만져지면 경추 질환에 걸렸다는 뜻이다.

경추 질환은 꽤 까다로운 질환이기는 하지만 내가 알려준 방법대로 꾸준히 치료하면 완치가 가능하다. 날마다 네 개 혈을 지압해주면 경추 질환이 소리 소문 없이 사라질 것이다. 이 외에도 수시로 머리와 목 운동을 해주면 경추 질환 예방에 도움이 된다. 그냥 하기가 무료하다면 편안한 음악을 틀어놓고 눈을 감은 채 머릿속으로 '나는 가장 건강하다', '나는 가장 아름답다' 등의 글씨를 써보라. 과정 자체도 재미있지만 치료에 더 큰 효과를 볼 수 있다.

경추 질환에 특효약인
팔사혈을 공략하라

심각한 경추 질환에 시달리는 한 환자의 사례를 소개하고자 한다. 그녀는 25년 동안 회계 업무를 해왔는데, 시력이 갑자기 매우 나빠졌으며 툭하면 가슴이 답답해서 집에 있을 때 몇 번이나 정신을 잃고 쓰러졌다. 나는 날마다 환자에게 꾸준히 치료를 해서 두 달 뒤에 환자가 지긋지긋한 경추 질환을 떨칠 수 있도록 했다.

그런데 환자의 딸이 신문사에 취직해 얼마 후면 첫 출근을 해야 했다. 업무 특성상 온종일 책상 앞에 앉아 컴퓨터만 두드려야 할 터였기에 그녀는 딸이 자신의 전철을 밟을까 봐 몹시 걱정이 되었다. 그래서 혼자서도 할 수 있는 경추 질환 예방법을 알려달라고 부탁했다. 나는 누구나 혼자서도 쉽게 할 수 있는 간단한 방법을 알려주었다.

필요한 준비물은 의자 한 개와 수건 한 장뿐이다. 수건을 돌돌 말아 의자 등받이 위에 올려놓고 목을 수건 위에 둔 다음 온몸의 힘을 뺀 채로 머리를 뒤로 젖혀 좌우로 천천히 굴린다. 이때 볼펜 뚜껑이나 손가락으로 자신의 팔사혈을 문지른다. 이렇게 하면 간단하게 경추 건강을 지킬 수 있다. 만약 의자가 없다면 팔사혈만 문질러도 같은 효과를 볼 수 있다.

팔사혈은 인체 경맥에 있지 않고 손등 쪽 열손가락이 갈라진 사이에 있는 여덟 개 혈을 이르는 말이다. 팔사혈은 경추, 심장, 대뇌와 밀

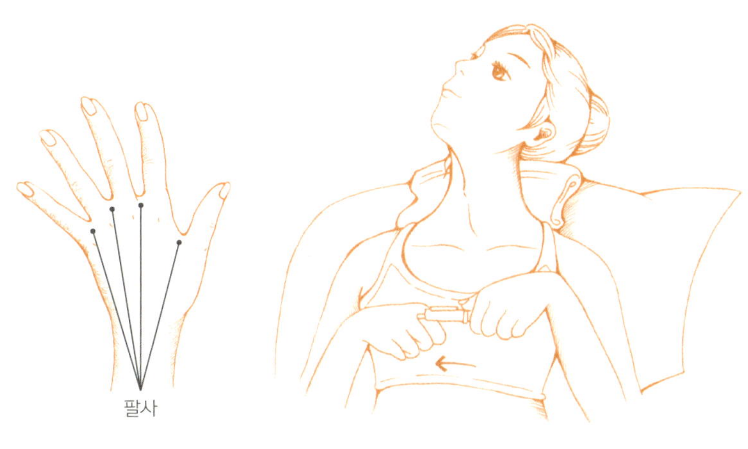

이 네 개 혈은 정말로 사악한 구석이 있다. 왜냐하면 조금도 사정을 봐주지 않고 병을 없애기 때문이다.

접한 관계가 있어 팔사혈을 문지르면 목 부위 경락이 소통되고 심장의 열이 균형을 유지하게 하며 대뇌에 더 많은 혈액을 공급해 두뇌 회전이 더욱 민첩해진다.

의자 등받이 위에 수건을 대는 까닭은 경추 부위가 딱딱한 의자에 손상되지 않도록 하기 위함이다. 머리를 뒤로 젖히면 긴장돼 있던 경추의 힘이 풀린다. 또 좌우로 굴려주면 일단 경추 부위에 움직임을 줘 운동을 시킬 수 있고 의자 등받이의 힘으로 목 부위의 경맥을 소통시켜 대뇌에 충분한 혈액을 공급할 수 있다.

이 환자의 딸은 햇수로 7년째 신문사에서 일하는 동안 내가 알려준 대로 꾸준히 팔사혈을 지압하고 의자 등받이로 경추를 안마했다. 그 결과 격무에 시달리는 와중에도 목 하나만은 정말 건강했다. 게다가 경추 경락이 원활하게 소통돼 대뇌에 충분한 혈액을 공급한 덕분에 남들보다 업무 효율이 훨씬 높았다.

칼슘과 신장 보약을
공짜로 먹는 법

손톱에 하얀 점이 보이고 종종 쥐가 난다면 칼슘이 부족하다는 증거이다. 칼슘이 부족한 여성은 감기에 잘 걸리고 알레르기성 질환에 취약하며 치아가 흔들거리고 만성피로에 시달린다. 또 팔다리에 힘이 없고 수시로 쥐가 나며 허리가 시큰거리고 등과 관절이 아프며 류머티즘에 잘 걸린다. 어지럼증이 심하고 빈혈이 있으며 임신성 고혈압, 부종에 시달리고 출산 후에는 젖이 잘 나오지 않는다.

중년 이상의 여성은 칼슘이 더 잘 유실된다. 나이가 많은 여성은 피부소양증에 잘 걸리고 발뒤꿈치 통증, 요추 통증, 경추 통증에 취약하다. 또 치아가 부실해 흔들리고 잘 빠진다. 등이 굽으면서 키도 작아진다. 이 밖에도 식욕 감퇴, 소화기 궤양, 변비에 잘 걸리고 밤에 꿈을 많이 꾸며 잠을 잘 못 이룬다. 감정 기복이 심해져 화를 잘 내고 초조, 불안해한다. 이러한 증상은 모두 칼슘이 부족하기 때문에 나타난다.

이렇게 하나하나 나열한 증상을 보면 칼슘 부족이 얼마나 심각한 문제인지 깨닫게 될 것이다. 중의학 이론에 따르면 신장은 뼈를 주관한다. 칼슘이 부족한 것은 곧 신장의 문제인 것이다. 문제를 알았으니 서둘러 칼슘을 보충해 신장을 튼튼하게 만들어야 한다. 하지만 넘쳐나는 칼슘 보충제 중에서 어떤 브랜드를 골라야 할까? 나는 인위적으로 제조한 것 말고 천연 칼슘보충제인 '햇볕'을 가까이할 것을 추천한다.

햇볕만 쪼여도 칼슘을 보충할 수 있다니 웬 뜬구름 잡는 소리인가 싶을 테지만 이 말은 사실이다. 햇볕 속 자외선B가 피부와 만나면 피부 속 콜레스테롤이 비타민D로 바뀐다. 비타민D는 장 점막 세포를 통해 칼슘결합단백질의 생성을 촉진하여 장내 칼슘의 흡수를 용이하게 한다. 다시 말해 비타민D가 없으면 칼슘은 인체에 흡수되지 않는다는 말이다.

비타민D를 얻는 방법은 간단하다. 날마다 30분 이상 햇볕을 쪼이기만 하면 된다. 다만, 햇볕이 너무 강할 때는 피해야 한다. 당신에게 지혜로 가득 찬 눈만 있다면 대자연 여기저기에서 건강을 지켜줄 신기한 영약을 찾을 수 있다.

잠자리만 바꿔도
건강해지는 '오행 풍수 건강법'

사람들이 죽기 살기로 일을 하고 안 먹고 안 써가며 돈을 모으는 까닭은 마음에 쏙 드는 집 한 칸, 편안히 쉴 수 있는 집 한 칸을 사기 위해서이다. 그렇게 어렵사리 집을 사고 나면 이제 어떻게 꾸밀 것인가로 고민에 빠지게 된다. 집의 모든 공간이 중요하지만 그 중에서도 침실은 한 치의 소홀함이 있어서는 안 된다. 침실의 인테리어와 분위기는 그곳에서 자는 사람의 수면과 건강, 업무할 때의 기분에까지 영향을 미친다. 그러므로 침실의 '풍수'를 잘 알고 과학적으로 인테리어를 하면 질병을 예방하고 심신의 건강을 지킬 수 있다.

풍수란 무엇인가? 요즘 하는 말로 바꾸면 기장(氣場)의 흐름을 말한다. 여기에서 말하는 기장은 자기장, 에너지장, 실내 환경, 주변 환경 등을 포괄한다. 다음에서 침실을 꾸밀 때 풍수의 관점에서 주의해야 할 것들을 구체적으로 살펴보자.

○

머리맡에 압박감이 드는 물건을 두지 않는다

얼마 전, 예전에 이웃해 살던 윈 아주머니 부부가 나를 찾아와 집 문제로 하소연을 했다. 새집으로 이사를 간 뒤 날마다 불면증에 시달리고 있고 온몸에 기운이 없으며 가슴이 두근거리고 머리가 무겁다고 했다. 아들은 요통에 시달리고 며느리는 툭하면 악몽을 꾸고 이유 없이 부인과 질환에 걸려 젊은 부부가 일도 제대로 할 수 없는 지경이라고 했다. 그리하여 온 가족이 병원에 가서 검사를 받았는데, 신체적으로는 별다른 문제가 없다는 진단이 나왔다.

처음에 윈 아주머니 가족은 신축 건물의 건축자재나 벽지에서 포름알데히드, 벤젠 같은 유해물질이 남아 있어 몸이 불편한 줄로 알고 전문 업체를 불러 검사도 해봤다. 그런데 우려했던 물질은 검출되지 않았다. 다양한 가능성을 고려하다가 결국 침실의 풍수에 문제가 있다고 결론을 내리고 나에게 문제점을 찾아달라고 부탁했다. 아들 내외를 사랑하는 마음이 끔찍했던 노부부는 아들 부부의 침실을 먼저 살펴봐달라고 했다. 침실의 전체적인 색상은 매우 부드러워서 별 문제가 없어 보였다. 그런데 침실을 꾸밀 때 두 가지 심각한 금기를 범하고 있었다.

일단 침대 위 천장에 등이 여러 개 달린 화려한 샹들리에를 달아 놓았고 침대 머리맡에는 커다란 액자에 끼워진 결혼사진을 걸어놓았다. 이 두 가지는 침실을 꾸밀 때 절대로 범해서는 안 되는 금기이다. 침대 위 샹들리에, 액자에 끼워진 사진이나 그림은 위에서 짓누르는 듯한 느낌이 들게 한다. 이 때문에 잠들고 나서 악몽을 꾸거나 갑자기 놀라서 깨게 된다. 만약 오랫동안 잠을 제대로 못자면 심장 박동이 불규칙해지고 내분비계 이상이 발생하며 저항력이 떨어지게 된다. 여성의 질에는 20여 가지의 세균이 있는데, 몸의 저항력이 강할 때는 쥐 죽은 듯이 가만히 있다가 일단 저항력이 떨어지면 한꺼번에 들고 일어나 각종 부인과 질환을 일으킨다.

샹들리에와 액자를 아무리 잘 고정시켜두었더라도 '만에 하나'의 가능성을 배제할 수 없다. 그러므로 침대를 샹들리에 밑에 두어서는 안 되고 머리맡 벽에 사진이나 그림을 걸어두는 어리석은 행동도 해서는 안 된다.

○

침대 끝이 거울과 마주 봐서는 안 된다

침대를 거울과 마주 놓는 것도 침실 풍수에서 금하는 사항이다. 잠을 자다가 문득 깼을 때 비몽사몽간에 거울 속에 비친 자신을 보게 되면 크게 놀라 정신이 불안정해지고 머리가 어지러워진다. 또 사람이 잠들었을 때는 기와 에너지가 가장 약한 상태이다. 그런데 거울은 반사력이 매우 강한 물체라서 인체의 에너지를 반사시켜 내보낼 수 있다. 특히 젊은 부부가 거울과 마주 놓인 침대에서 잠을 자면 시간이 지날수록 신장의 기가 손상돼 요통, 냉감증, 불임에 걸릴 확률이 높아진다.

원 아주머니 부부의 침실을 살펴보니 그녀는 TV를 침대 밑에 놓아두었다. 이 또한 침실 풍수에서 가장 꺼리는 금기사항이다. 기 치료법 중에 치료 효과와 건강 유지 효과가 탁월한 방법으로 도관정법(倒灌頂法)이라는 것이 있다. 기공사가 두 손바닥을 환자 발바닥 가운데에 있는 용천혈에 대고 기를 불어넣으면 정기가 용천혈을 통해 몸 안으로 들어가 심폐와 머리를 순환해 병을 치료하고 건강을 지키는 방법이다. 그런데 침대 밑에 있는 TV에 복사가 일어나 기공사의 기처럼 용천혈을 타고 온몸으로 파고든다. 오랜 시간 이런 상태로 있으면 몸이 갈수록 허약해지고 기운이 빠지게 된다.

○

침실에 꽃을 두지 마라

원 아주머니 부부는 또 다른 금기를 두 개나 범하고 있었다. 먼저 침실에서 난 대여섯 그루를 기르고 있었다. 생물을 배운 사람이라면 다 알겠지만 대부분의 식물은 낮에 이산화탄소를 흡수하고 산소를 배출하다가 밤에는 산소를 흡수하고 이산화탄소를 배출한다. 잠을 잘 때는 호흡이 느려지기 때문에 몸의 신진대사를 유지하기 위해서 충분한 산소가 필요하다. 그런데 정해진 양의 산소를 식물과 나누어 마시려면 당연히 자신이 마실 산소가 부족할 수밖에 없다. 충분한 산소를 마시지 못한 상태인 대뇌는 잠에서 깬 뒤에도 정상적으로 사고를 할 수가 없어 정신이 몽롱한 상태가 지속되는 것이다.

사람은 산소를 들이마시면서 이산화탄소라는 쓰레기를 내보낸다. 그런데 쓰레기를 내버리는 사람이 자신 외에도 대여섯 명이나 더 있다면 어떻게 되겠는가? 침실 안의 독소 농도가 시간이 흐를수록 높아지기 때문에 잠에서 깼을 때 기운이 하나도 없고 정신이 아득한 것이다.

○

침대 머리를 서향으로 두지 마라

윈 아주머니는 침대 머리가 서쪽으로 향하게 두고 있었다. 사람은 죽고 나서야 극락이 있는 서쪽 나라로 가게 된다. 다시 말해 서쪽은 이승이 아닌 저승을 의미한다. 오행 학설에서 서쪽은 금인데 금은 숙살지기(肅殺之氣), 즉 쌀쌀하고 매서운 기운을 지니고 있다. 환경이 편안해야만 머리를 대자마자 잠들 수 있다. 숙살지기가 강하면 마음이 불안해 쉽게 잠들 수 없거나 잠을 자도 잔 것 같지 않은 찌뿌드드한 상태가 된다.

의학적으로 보았을 때 인체의 혈액순환에서 가장 중요한 것은 대동맥과 대정맥으로, 이들이 흐르는 방향은 머리와 발의 방향과 같다. 인체가 남북 방향으로 잠잘 때는 대동맥과 대정맥이 흐르는 방향과 사람이 자는 방향 그리고 지구 남북의 자력선 방향이 모두 일치한다. 이때 사람은 가장 쉽게 잠이 들고 수면의 질도 가장 좋다. 그러므로 잠 잘 때는 머리를 남쪽으로 두고 발을 북쪽으로 두는 것이 가장 좋다. 또 머리를 북쪽이나 동쪽으로 두는 것도 괜찮다. 다만, 절대로 서쪽으로 두고 자서는 안 된다. 지구는 서쪽에서 동쪽으로 자전한다. 그런데 머리를 서쪽으로 두면 혈액이 종종 정수리로 쏠리기 때문에 수면의 질이 나빠져 신경쇠약, 불면증, 가슴이 두근거리면서 불안해하는 심계에 시달릴 가능성이 높다.

원 아주머니 가족은 내 충고를 듣고 곧바로 행동에 들어갔다. 먼저 아들 내외 방의 샹들리에를 떼어내고 천정 등으로 교체했으며, 결혼사진을 떼어내 침대에서 떨어진 곳에 걸었다. 거울은 매일 저녁 천으로 덮어놓았다. 그리고 원 아주머니 침실의 침대 머리를 남쪽으로 향하게 놓고 난은 공기 정화를 위해 낮에는 침실에 두었다가 밤이 되면 베란다로 옮겨뒀다. TV는 아들 내외 방의 거울처럼 천으로 덮어두었다.

풍수 문제를 바로잡았으니 이제 몸의 문제를 바로잡을 시간이었다. 나는 윈 아주머니 부부와 아들 내외에게 독소를 배출하고 몸을 튼튼하게 하기 위해 기혈을 보충하는 치료를 했다. 그로부터 일주일밖에 지나지 않았는데, 그동안 윈 아주머니 가족을 괴롭히던 증상들이 눈에 띄게 줄었다. 이제 네 사람은 예전처럼 건강하고 즐거운 생활을 하게 되었고, 윈 아주머니는 며느리가 임신까지 했다며 기쁜 기색을 감추지 못했다.

○

침실 면적이 너무 크면 안 된다

중국 황제의 집이었던 자금성이나 장예모 감독의 영화 〈홍등〉에 나온 저택인 교가대원을 구경하다 보면 사소한 것 하나 허투루 만든 것이 없는 대저택에서 침실의 크기가 대체로 $20m^2$도 안 된다는 사실을 발견하게 된다. 고대 풍수 이론에서는 방이 큰데 사람이 적으면 흉가라고 했다. 또 방이 크면 인기(人氣), 즉 사람의 기운을 빨아들인다고 생각했다. 그래서 아무리 황제가 잠을 자는 침실이라도 그 크기는 $20m^2$를 넘지 않았다.

사실 풍수에서 말하는 인기는 오늘날의 '인체 에너지장'을 뜻한다. 인체는 에너지로 이루어져 있으며 시도 때도 없이 밖으로 에너지를 발산한다. 마치 힘차게 가동 중인 에어컨처럼 방의 면적이 클수록 소모되는 에너지도 많아진다. 그러므로 침실의 면적이 너무 크면 인체가 소모하는 에너지도 많아지고 면역력이 떨어져 병에 걸리고 심신이 쇠약해지며 판단력이 흐려진다.

○

침대 머리는 반드시 벽에 붙인다

침대 머리는 반드시 벽에 붙여야 잠을 잘 때 허공에 붕 떠 있는 기분이 들지 않고 심신의 힘을 완전히 뺀 채 편안히 잠들 수 있다. 둥그런 침대를 사서 침실 한가운데에 배치한 친구가 있었는데, 얼마 못 가 온몸의 기운이 빠지고 정신이 오락가락해졌다. 그런 친구에게 침대를 벽에 붙이고 자보라고 했더니 얼마 안 가 불편했던 증상들이 다 사라졌다고 한다.

○

침대를 창문가에 붙이지 마라

침대를 창문가에 붙이고 창문을 열어놓았는데, 갑자기 비라도 내리면 몽땅 젖게 된다. 유리창(특히 땅이나 마룻바닥에 닿는 통유리창)은 마치 야외에서 잘 때처럼 수면 도중 에너지 소모를 증가시킨다. 이 때문에 신경쇠약에 걸리기 쉽고 잠자리도 뒤숭숭해 마음이

불안해진다. 마찬가지로 이런 이유에서 잠을 잘 때는 반드시 커튼을
쳐야 한다.

○

침대를 화장실 문과 마주해서 놓지 마라

욕실을 아무리 화려하게 꾸며놓아도 공기는 쾌적하지
않을 수밖에 없다. 또 씻고 나오면 욕실 안은 습기로 가득 차게 된다.
만약 욕실 문 맞은편에 침대를 놓으면 침대가 축축해질 뿐만 아니라
침실의 공기까지 나빠진다. 시간이 흐를수록 신장의 독소 배출 부담
이 늘어나 신장이 허해지거나 눈 밑 부종, 요통 등을 유발할 수 있다.

고대 의학서 《천성각병설(天星却病設)》에 이런 말이 있다. "무릇
사람이 걸리는 병은 세 가지로 나뉜다. 첫 번째는 날씨 때문에 걸리
는 병이요, 두 번째는 사람 자신이 초래한 병이요, 세 번째는 사는 집
때문에 생기는 병이다." 침실의 풍수를 알고 과학적으로 인테리어를
하는 것은 미신이 아니라 건강을 지키고 삶의 질을 높일 수 있는 또
하나의 방법이다.

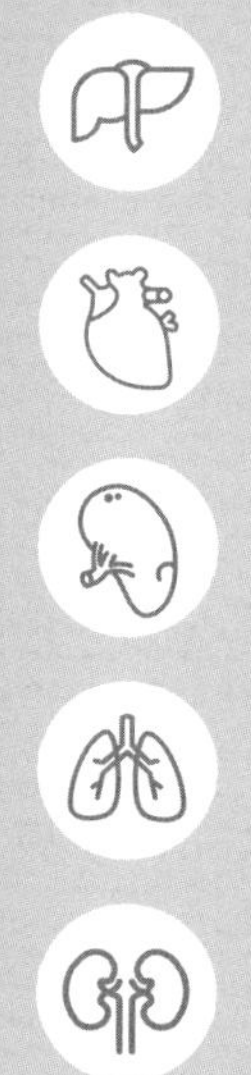

● 부록 1 ●

여성 질환 치료법 일람표

증상	치료법	음악 치료법
여드름, 기미, 유방 압통, 월경불순, 불안 초조증 ➡ p.66	손바닥으로 겨드랑이 아래에서 시작해 아래쪽으로 이동하며 사타구니 부위까지 지압한다. 매일 20분씩 실시한다.	케니 지의 색소폰 연주곡 〈Morning〉, 첼로 독주곡 〈The Swan〉, 피아노 연주곡 〈Embracing the Wind〉 등 리듬이 온화한 음악을 듣는다.
우울증 ➡ p.71	내관혈과 태충혈을 날마다 문지른다. 더불어 장자의 《양생주》를 읽으면 좋다.	
유선증식 ➡ p.76	매일 저녁 9시에 태충혈, 행간혈, 족삼리혈을 3~5분씩 문지른다. 괄사를 하면 더 좋다.	피아노 연주곡 〈A Song of Joy〉처럼 편안하고 상쾌한 음악을 자주 듣는다.
유선 섬유선종 ➡ p.80	상반신 오행 보양법을 실시한다. 1. 의자에 앉아 두 팔을 뒤로 뻗어 깍지를 낀다. 2. 숨을 들이마시면서 가슴을 앞으로 쭉 펴고 머리를 뒤로 젖힌다. 3. 숨을 내쉬면서 처음의 자세로 돌아온다. 날마다 30분씩 실시한다.	고쟁 연주곡 〈고산유수〉, 경음악 〈The Sound of Birds Singing〉, 〈The Wind in the Willows〉 등 오장을 보양하는 음악을 듣는다.
납작한 가슴 ➡ p.84	바스트업 나비자세를 실시한다. 1. 크게 심호흡하며 모든 기를 단전에 모은다. 2. 두 손을 등 뒤에서 합장한 채 척추뼈에 바짝 붙인다. 3. 손가락 끝을 경추 방향으로 최대한 위로 올리고 천천히 머리를 뒤로 젖혀 머리와 손가락 끝이 닿도록 한다. 4. 숨을 내쉬고 처음의 자세로 돌아온다. 세 번 이상 실시한다.	오카리나 연주곡 〈The Forest Show〉, 피아노 연주곡 〈Stepping on the Rainy Street〉를 듣는다.

증상	치료법	음악 치료법
유방 처짐 ➡ p.87	월경 시작일로부터 11일, 12일, 13일, 18일, 19일, 20일, 21일, 22일, 23일, 24일째 되는 날에 유사혈을 각각 5분씩 문지른다.	
지방간 ➡ p.91	매일 저녁 9시에 간수혈과 기문혈을 5~10분씩 문지른다. 사과, 옥수수가루, 우유, 오트밀, 양파 미역마늘볶음, 고구마밥을 자주 먹는다.	
오십견, 거북목증후군, 손목터널증후군, 요통, 다리 통증, 다리근육 쇠약함, 위장은 강하지만 비장이 약한 경우 ➡ p.95	척주조식법을 실시한다. 1. 두 다리를 어깨너비로 벌리고 서서 두 팔을 위로 든다. 2. 상반신을 뒤로 젖히며 숨을 들이마신다. 3. 천천히 숨을 내쉬면서 두 팔을 쭉 편 채 바닥을 향해 누른다.	
눈가 주름, 혼탁한 눈동자, 초점 없이 흐린 눈, 근시안 ➡ p.96	1. 녹색식물을 타깃 삼아 먼 곳을 30분간 바라본다. 2. 눈동자를 시계 방향과 반시계 방향으로 각각 50회씩 돌린다. 3. 태충혈을 1분간 문지른다. 4. 날마다 국화차 또는 구기자차를 마신다.	케니 지의 색소폰 연주곡 〈Spring Breeze〉, 팬 파이프 연주곡 〈Green Sleeves〉를 듣는다.
눈이 뻑뻑하고 눈꺼풀이 떨리는 경우 ➡ p.100	매일 귓불을 10분간 문지르거나 증류수로 눈을 씻어낸다.	
심장병, 비위가 허약한 경우 ➡ p.122	오행 심장 보양죽을 만들어 먹는다. 1. 씨를 제거한 대추 20알, 심을 제거한 연밥 20알, 건포도 30알, 대두 30알, 흑미 적당량을 준비한다. 2. 하루 동안 물에 담갔다가 한꺼번에 냄비에 붓고 끓여 먹는다.	

증상	치료법	음악 치료법
가슴이 답답하고 숨 쉬기가 불편한 경우 ➡ p.127	손바닥으로 발뒤꿈치 누르기를 실시한다. 1. 무릎을 꿇고 앉아 몸을 바로 세운다. 2. 숨을 들이마시며 두 팔과 머리를 꺾고 양쪽 손바닥으로 발뒤꿈치를 누른다. 3. 1분 뒤 천천히 숨을 내쉬며 처음의 자세로 돌아온다. 날마다 3~5회 실시한다.	고쟁 연주곡 〈어주창만〉, 〈출수련〉과 하프 연주곡 〈음악성전〉 등 수에 속하는 음악을 듣는다.
불면증 ➡ p.132	저녁 10시에 베개와 신문혈에 라벤더 오일 각각 한 방울, 세 방울씩 떨어뜨린다. 엄지손가락으로 신문혈을 20분간 문지른다.	
비만 ➡ p.153	1. 매일 15분씩 뱀춤을 춘다. 2. 천추혈과 관원혈을 각 3분씩 문지른다.	절로 몸이 들썩거리는 인도 음악을 듣는다.
당뇨병 ➡ p.158	매일 오전 9시부터 11시 사이 중완혈과 관원혈에 각각 20분씩 쑥뜸을 뜬다. 매끼 식사는 정해진 시간에 정해진 양만 먹고 간식은 삼간다. 음식을 골고루 섭취하고 저녁 식사 1시간 뒤에는 유산소 운동을 한다.	
위궤양 ➡ p.163	식소다 한 숟가락을 따뜻한 물에 녹여 한 컵 마시면 통증이 완화된다. 중완혈과 족삼리혈을 지압해 위장을 강화하고 밥을 짓거나 음식을 볶을 때 식소다수를 이용한다.	
위하수증, 만성 위장병, 배가 더부룩하면서 소화가 안 되는 경우 ➡ p.168	저녁 9시에 발바닥 가운데에 핸드크림을 바르고 손가락을 구부려 긁어준다. 좌우 15분씩 실시한다(소화불량일 때는 20분).	

증상	치료법	음악 치료법
만성 위염 ➡ p.171	귀에 핸드크림을 바르고 귀 전체를 문지른다. 특히 귓바퀴는 날마다 15분씩 열이 나고 빨갛게 달아오를 정도로 문지른다.	
피부가 거칠고 모공이 크며 조금만 운동을 해도 숨이 가쁜 경우 ➡ p.185	쌀뜨물을 담은 세숫대야에 얼굴을 넣고 숨을 참는다. 건성 피부인 경우 꿀 한 숟가락을 넣는다.	
만성 비염, 부비강염 ➡ p.193	아침 7시에 코에 수분크림을 바르고 코 전체를 100번 문지른다. 영향혈, 합곡혈을 시큰거릴 때까지 3분씩 문지른다.	팬파이프 연주곡 〈Wonderful Smell Overflow〉, 〈Sailing〉을 듣는다.
냉감증, 걷거나 말을 할 때 기운이 없음, 눈 밑 부종, 허리와 아랫배가 시림, 소변을 자주 봄, 설사, 월경량이 갈수록 적어지는 경우 ➡ p.218	오행 검은콩 깨 율무죽을 만들어 먹는다. 1. 검은콩, 검은깨, 율무를 각각 500g씩 준비한다. 2. 매일 저녁 재료들을 각각 한 줌씩 미리 물에 불린다. 3. 이튿날 오전 11시, 비경의 유주 시간이나 오후 5시 신경의 유주 시간에 콩물 만드는 기계에 넣고 갈아서 따뜻하게 마신다.	
난소낭종 ➡ p.224	오후 5시부터 7시 사이에 발을 잡고 용천혈을 20분간 누른다.	색소폰 연주곡 〈The Joy of Life〉, 〈Killing Me Softly with His Song〉을 듣는다.
월경통 ➡ p.230	매달 월경이 시작되기 열흘 전부터 월경 시작일까지 날마다 관원혈, 수도혈, 귀래혈에 20분간 쑥뜸을 뜬다.	

증상	치료법	음악 치료법
만성 골반강염 ➡ p.234	장미꽃, 월계화, 모란꽃 각 10송이를 뜨거운 물에 부어 우려 마신다.	
질염 ➡ p.239	쑥 좌훈을 하거나 저녁 9시에 중극혈을 10분간 문지른다.	더 캐스케이즈의 〈Rhythm of the Rain〉을 듣는다.
질이 느슨해진 경우 ➡ p.242	매일 수시로 항문을 조여 질을 수축시킨다.	

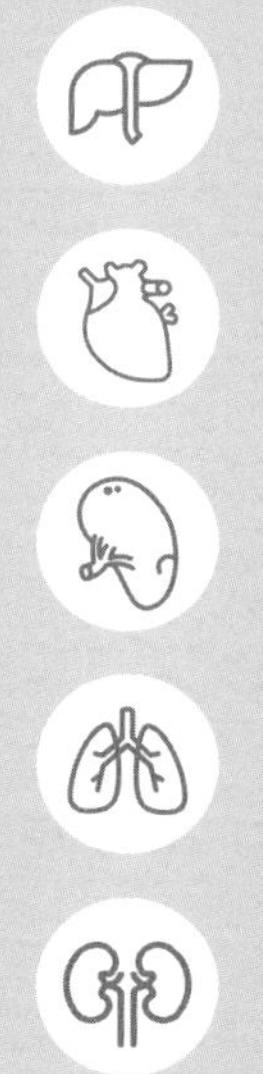

• 부록 2 •

오행 체질 조회표

1936	목	화	토	금	수
1월	끝자리 수 3,4	끝자리 수 5,6	끝자리 수 7,8	끝자리 수 0,9	끝자리 수 1,2
2월	끝자리 수 2,3	끝자리 수 4,5	끝자리 수 6,7	끝자리 수 8,9	끝자리 수 0,1
3월	끝자리 수 3,4	끝자리 수 5,6	끝자리 수 7,8	끝자리 수 0,9	끝자리 수 1,2
4월	끝자리 수 2,3	끝자리 수 4,5	끝자리 수 6,7	끝자리 수 8,9	끝자리 수 0,1
5월	끝자리 수 2,3	끝자리 수 4,5	끝자리 수 6,7	끝자리 수 8,9	끝자리 수 0,1
6월	끝자리 수 1,2	끝자리 수 3,4	끝자리 수 5,6	끝자리 수 7,8	끝자리 수 0,9
7월	끝자리 수 1,2	끝자리 수 3,4	끝자리 수 5,6	끝자리 수 7,8	끝자리 수 0,9
8월	끝자리 수 0,1	끝자리 수 2,3	끝자리 수 4,5	끝자리 수 6,7	끝자리 수 8,9
9월	끝자리 수 0,9	끝자리 수 1,2	끝자리 수 3,4	끝자리 수 5,6	끝자리 수 7,8
10월	끝자리 수 0,9	끝자리 수 1,2	끝자리 수 3,4	끝자리 수 5,6	끝자리 수 7,8
11월	끝자리 수 8,9	끝자리 수 0,1	끝자리 수 2,3	끝자리 수 4,5	끝자리 수 6,7
12월	끝자리 수 8,9	끝자리 수 0,1	끝자리 수 2,3	끝자리 수 4,5	끝자리 수 6,7

1940	목	화	토	금	수
1월	끝자리 수 2,3	끝자리 수 4,5	끝자리 수 6,7	끝자리 수 8,9	끝자리 수 0,1
2월	끝자리 수 1,2	끝자리 수 3,4	끝자리 수 5,6	끝자리 수 7,8	끝자리 수 0,9
3월	끝자리 수 2,3	끝자리 수 4,5	끝자리 수 6,7	끝자리 수 8,9	끝자리 수 0,1
4월	끝자리 수 1,2	끝자리 수 3,4	끝자리 수 5,6	끝자리 수 7,8	끝자리 수 0,9
5월	끝자리 수 1,2	끝자리 수 3,4	끝자리 수 5,6	끝자리 수 7,8	끝자리 수 0,9
6월	끝자리 수 0,1	끝자리 수 2,3	끝자리 수 4,5	끝자리 수 6,7	끝자리 수 8,9
7월	끝자리 수 0,1	끝자리 수 2,3	끝자리 수 4,5	끝자리 수 6,7	끝자리 수 8,9
8월	끝자리 수 0,9	끝자리 수 1,2	끝자리 수 3,4	끝자리 수 5,6	끝자리 수 7,8
9월	끝자리 수 8,9	끝자리 수 0,1	끝자리 수 2,3	끝자리 수 4,5	끝자리 수 6,7
10월	끝자리 수 8,9	끝자리 수 0,1	끝자리 수 2,3	끝자리 수 4,5	끝자리 수 6,7
11월	끝자리 수 7,8	끝자리 수 0,9	끝자리 수 1,2	끝자리 수 3,4	끝자리 수 5,6
12월	끝자리 수 7,8	끝자리 수 0,9	끝자리 수 1,2	끝자리 수 3,4	끝자리 수 5,6

1937	목	화	토	금	수
1월	끝자리 수 7,8	끝자리 수 0,9	끝자리 수 1,2	끝자리 수 3,4	끝자리 수 5,6
2월	끝자리 수 6,7	끝자리 수 8,9	끝자리 수 0,1	끝자리 수 2,3	끝자리 수 4,5
3월	끝자리 수 8,9	끝자리 수 0,1	끝자리 수 2,3	끝자리 수 4,5	끝자리 수 6,7
4월	끝자리 수 7,8	끝자리 수 0,9	끝자리 수 1,2	끝자리 수 3,4	끝자리 수 5,6
5월	끝자리 수 7,8	끝자리 수 0,9	끝자리 수 1,2	끝자리 수 3,4	끝자리 수 5,6
6월	끝자리 수 6,7	끝자리 수 8,9	끝자리 수 0,1	끝자리 수 2,3	끝자리 수 4,5
7월	끝자리 수 6,7	끝자리 수 8,9	끝자리 수 0,1	끝자리 수 2,3	끝자리 수 4,5
8월	끝자리 수 5,6	끝자리 수 7,8	끝자리 수 0,9	끝자리 수 1,2	끝자리 수 3,4
9월	끝자리 수 4,5	끝자리 수 6,7	끝자리 수 8,9	끝자리 수 0,1	끝자리 수 2,3
10월	끝자리 수 4,5	끝자리 수 6,7	끝자리 수 8,9	끝자리 수 0,1	끝자리 수 2,3
11월	끝자리 수 3,4	끝자리 수 5,6	끝자리 수 7,8	끝자리 수 0,9	끝자리 수 1,2
12월	끝자리 수 3,4	끝자리 수 5,6	끝자리 수 7,8	끝자리 수 0,9	끝자리 수 1,2

1941	목	화	토	금	수
1월	끝자리 수 6,7	끝자리 수 8,9	끝자리 수 0,1	끝자리 수 2,3	끝자리 수 4,5
2월	끝자리 수 5,6	끝자리 수 7,8	끝자리 수 0,9	끝자리 수 1,2	끝자리 수 3,4
3월	끝자리 수 7,8	끝자리 수 0,9	끝자리 수 1,2	끝자리 수 3,4	끝자리 수 5,6
4월	끝자리 수 6,7	끝자리 수 8,9	끝자리 수 0,1	끝자리 수 2,3	끝자리 수 4,5
5월	끝자리 수 6,7	끝자리 수 8,9	끝자리 수 0,1	끝자리 수 2,3	끝자리 수 4,5
6월	끝자리 수 5,6	끝자리 수 7,8	끝자리 수 0,9	끝자리 수 1,2	끝자리 수 3,4
7월	끝자리 수 5,6	끝자리 수 7,8	끝자리 수 0,9	끝자리 수 1,2	끝자리 수 3,4
8월	끝자리 수 4,5	끝자리 수 6,7	끝자리 수 8,9	끝자리 수 0,1	끝자리 수 2,3
9월	끝자리 수 3,4	끝자리 수 5,6	끝자리 수 7,8	끝자리 수 0,9	끝자리 수 1,2
10월	끝자리 수 3,4	끝자리 수 5,6	끝자리 수 7,8	끝자리 수 0,9	끝자리 수 1,2
11월	끝자리 수 2,3	끝자리 수 4,5	끝자리 수 6,7	끝자리 수 8,9	끝자리 수 0,1
12월	끝자리 수 2,3	끝자리 수 4,5	끝자리 수 6,7	끝자리 수 8,9	끝자리 수 0,1

1938	목	화	토	금	수
1월	끝자리 수 2,3	끝자리 수 4,5	끝자리 수 6,7	끝자리 수 8,9	끝자리 수 0,1
2월	끝자리 수 1,2	끝자리 수 3,4	끝자리 수 5,6	끝자리 수 7,8	끝자리 수 0,9
3월	끝자리 수 3,4	끝자리 수 5,6	끝자리 수 7,8	끝자리 수 0,9	끝자리 수 1,2
4월	끝자리 수 2,3	끝자리 수 4,5	끝자리 수 6,7	끝자리 수 8,9	끝자리 수 0,1
5월	끝자리 수 2,3	끝자리 수 4,5	끝자리 수 6,7	끝자리 수 8,9	끝자리 수 0,1
6월	끝자리 수 1,2	끝자리 수 3,4	끝자리 수 5,6	끝자리 수 7,8	끝자리 수 0,9
7월	끝자리 수 1,2	끝자리 수 3,4	끝자리 수 5,6	끝자리 수 7,8	끝자리 수 0,9
8월	끝자리 수 0,1	끝자리 수 2,3	끝자리 수 4,5	끝자리 수 6,7	끝자리 수 8,9
9월	끝자리 수 0,9	끝자리 수 1,2	끝자리 수 3,4	끝자리 수 5,6	끝자리 수 7,8
10월	끝자리 수 0,9	끝자리 수 1,2	끝자리 수 3,4	끝자리 수 5,6	끝자리 수 7,8
11월	끝자리 수 8,9	끝자리 수 0,1	끝자리 수 2,3	끝자리 수 4,5	끝자리 수 6,7
12월	끝자리 수 8,9	끝자리 수 0,1	끝자리 수 2,3	끝자리 수 4,5	끝자리 수 6,7

1942	목	화	토	금	수
1월	끝자리 수 1,2	끝자리 수 3,4	끝자리 수 5,6	끝지리 수 7,8	끝자리 수 0,9
2월	끝자리 수 0,1	끝자리 수 2,3	끝자리 수 4,5	끝자리 수 6,7	끝자리 수 8,9
3월	끝자리 수 2,3	끝자리 수 4,5	끝자리 수 6,7	끝자리 수 8,9	끝자리 수 0,1
4월	끝자리 수 1,2	끝자리 수 3,4	끝자리 수 5,6	끝자리 수 7,8	끝자리 수 0,9
5월	끝자리 수 1,2	끝자리 수 3,4	끝자리 수 5,6	끝자리 수 7,8	끝자리 수 0,9
6월	끝자리 수 0,1	끝자리 수 2,3	끝자리 수 4,5	끝자리 수 6,7	끝자리 수 8,9
7월	끝자리 수 0,1	끝자리 수 2,3	끝자리 수 4,5	끝자리 수 6,7	끝자리 수 8,9
8월	끝자리 수 0,9	끝자리 수 1,2	끝자리 수 3,4	끝자리 수 5,6	끝자리 수 7,8
9월	끝자리 수 8,9	끝자리 수 0,1	끝자리 수 2,3	끝자리 수 4,5	끝자리 수 6,7
10월	끝자리 수 8,9	끝자리 수 0,1	끝자리 수 2,3	끝자리 수 4,5	끝자리 수 6,7
11월	끝자리 수 7,8	끝자리 수 0,9	끝자리 수 1,2	끝자리 수 3,4	끝자리 수 5,6
12월	끝자리 수 7,8	끝자리 수 0,9	끝자리 수 1,2	끝자리 수 3,4	끝자리 수 5,6

1939	목	화	토	금	수
1월	끝자리 수 7,8	끝자리 수 0,9	끝자리 수 1,2	끝자리 수 3,4	끝자리 수 5,6
2월	끝자리 수 6,7	끝자리 수 8,9	끝자리 수 0,1	끝자리 수 2,3	끝자리 수 4,5
3월	끝자리 수 8,9	끝자리 수 0,1	끝자리 수 2,3	끝자리 수 4,5	끝자리 수 6,7
4월	끝자리 수 7,8	끝자리 수 0,9	끝자리 수 1,2	끝자리 수 3,4	끝자리 수 5,6
5월	끝자리 수 7,8	끝자리 수 0,9	끝자리 수 1,2	끝자리 수 3,4	끝자리 수 5,6
6월	끝자리 수 6,7	끝자리 수 8,9	끝자리 수 0,1	끝자리 수 2,3	끝자리 수 4,5
7월	끝자리 수 6,7	끝자리 수 8,9	끝자리 수 0,1	끝자리 수 2,3	끝자리 수 4,5
8월	끝자리 수 5,6	끝자리 수 7,8	끝자리 수 0,9	끝자리 수 1,2	끝자리 수 3,4
9월	끝자리 수 4,5	끝자리 수 6,7	끝자리 수 8,9	끝자리 수 0,1	끝자리 수 2,3
10월	끝자리 수 4,5	끝자리 수 6,7	끝자리 수 8,9	끝자리 수 0,1	끝자리 수 2,3
11월	끝자리 수 3,4	끝자리 수 5,6	끝자리 수 7,8	끝자리 수 0,9	끝자리 수 1,2
12월	끝 체리 수 3,4	끝자리 수 5,6	끝자리 수 7,8	끝자리 수 0,9	끝자리 수 1,2

1943	목	화	토	금	수
1월	끝자리 수 6,7	끝자리 수 8,9	끝자리 수 0,1	끝자리 수 2,3	끝자리 수 4,5
2월	끝자리 수 5,6	끝자리 수 7,8	끝자리 수 0,9	끝자리 수 1,2	끝자리 수 3,4
3월	끝자리 수 7,8	끝자리 수 0,9	끝자리 수 1,2	끝자리 수 3,4	끝자리 수 5,6
4월	끝자리 수 6,7	끝자리 수 8,9	끝자리 수 0,1	끝자리 수 2,3	끝자리 수 4,5
5월	끝자리 수 6,7	끝자리 수 8,9	끝자리 수 0,1	끝자리 수 2,3	끝자리 수 4,5
6월	끝자리 수 5,6	끝자리 수 7,8	끝자리 수 0,9	끝자리 수 1,2	끝자리 수 3,4
7월	끝자리 수 5,6	끝자리 수 7,8	끝자리 수 0,9	끝자리 수 1,2	끝자리 수 3,4
8월	끝자리 수 4,5	끝자리 수 6,7	끝자리 수 8,9	끝자리 수 0,1	끝자리 수 2,3
9월	끝지리 수 3,4	끝자리 수 5,6	끝자리 수 7,8	끝자리 수 0,9	끝자리 수 1,2
10월	끝자리 수 3,4	끝자리 수 5,6	끝자리 수 7,8	끝자리 수 0,9	끝자리 수 1,2
11월	끝자리 수 2,3	끝자리 수 4,5	끝자리 수 6,7	끝자리 수 8,9	끝자리 수 0,1
12월	끝자리 수 2,3	끝자리 수 4,5	끝자리 수 6,7	끝자리 수 8,9	끝자리 수 0,1

1944	목	화	토	금	수
1월	끝자리 수 1,2	끝자리 수 3,4	끝자리 수 5,6	끝자리 수 7,8	끝자리 수 0,9
2월	끝자리 수 0,1	끝자리 수 2,3	끝자리 수 4,5	끝자리 수 6,7	끝자리 수 8,9
3월	끝자리 수 1,2	끝자리 수 3,4	끝자리 수 5,6	끝자리 수 7,8	끝자리 수 0,9
4월	끝자리 수 0,1	끝자리 수 2,3	끝자리 수 4,5	끝자리 수 6,7	끝자리 수 8,9
5월	끝자리 수 0,1	끝자리 수 2,3	끝자리 수 4,5	끝자리 수 6,7	끝자리 수 8,9
6월	끝자리 수 0,9	끝자리 수 1,2	끝자리 수 3,4	끝자리 수 5,6	끝자리 수 7,8
7월	끝자리 수 0,9	끝자리 수 1,2	끝자리 수 3,4	끝자리 수 5,6	끝자리 수 7,8
8월	끝자리 수 8,9	끝자리 수 0,1	끝자리 수 2,3	끝자리 수 4,5	끝자리 수 6,7
9월	끝자리 수 7,8	끝자리 수 0,9	끝자리 수 1,2	끝자리 수 3,4	끝자리 수 5,6
10월	끝자리 수 7,8	끝자리 수 0,9	끝자리 수 1,2	끝자리 수 3,4	끝자리 수 5,6
11월	끝자리 수 6,7	끝자리 수 8,9	끝자리 수 0,1	끝자리 수 2,3	끝자리 수 4,5
12월	끝자리 수 6,7	끝자리 수 8,9	끝자리 수 0,1	끝자리 수 2,3	끝자리 수 4,5

1948	목	화	토	금	수
1월	끝자리 수 0,1	끝자리 수 2,3	끝자리 수 4,5	끝자리 수 6,7	끝자리 수 8,9
2월	끝자리 수 0,9	끝자리 수 1,2	끝자리 수 3,4	끝자리 수 5,6	끝자리 수 7,8
3월	끝자리 수 0,1	끝자리 수 2,3	끝자리 수 4,5	끝자리 수 6,7	끝자리 수 8,9
4월	끝자리 수 0,9	끝자리 수 1,2	끝자리 수 3,4	끝자리 수 5,6	끝자리 수 7,8
5월	끝자리 수 0,9	끝자리 수 1,2	끝자리 수 3,4	끝자리 수 5,6	끝자리 수 7,8
6월	끝자리 수 8,9	끝자리 수 0,1	끝자리 수 2,3	끝자리 수 4,5	끝자리 수 6,7
7월	끝자리 수 8,9	끝자리 수 0,1	끝자리 수 2,3	끝자리 수 4,5	끝자리 수 6,7
8월	끝자리 수 7,8	끝자리 수 0,9	끝자리 수 1,2	끝자리 수 3,4	끝자리 수 5,6
9월	끝자리 수 6,7	끝자리 수 8,9	끝자리 수 0,1	끝자리 수 2,3	끝자리 수 4,5
10월	끝자리 수 6,7	끝자리 수 8,9	끝자리 수 0,1	끝자리 수 2,3	끝자리 수 4,5
11월	끝자리 수 5,6	끝자리 수 7,8	끝자리 수 0,9	끝자리 수 1,2	끝자리 수 3,4
12월	끝자리 수 5,6	끝자리 수 7,8	끝자리 수 0,9	끝자리 수 1,2	끝자리 수 3,4

1945	목	화	토	금	수
1월	끝자리 수 5,6	끝자리 수 7,8	끝자리 수 0,9	끝자리 수 1,2	끝자리 수 3,4
2월	끝자리 수 4,5	끝자리 수 6,7	끝자리 수 8,9	끝자리 수 0,1	끝자리 수 2,3
3월	끝자리 수 6,7	끝자리 수 8,9	끝자리 수 0,1	끝자리 수 2,3	끝자리 수 4,5
4월	끝자리 수 5,6	끝자리 수 7,8	끝자리 수 0,9	끝자리 수 1,2	끝자리 수 3,4
5월	끝자리 수 5,6	끝자리 수 7,8	끝자리 수 0,9	끝자리 수 1,2	끝자리 수 3,4
6월	끝자리 수 4,5	끝자리 수 6,7	끝자리 수 8,9	끝자리 수 0,1	끝자리 수 2,3
7월	끝자리 수 4,5	끝자리 수 6,7	끝자리 수 8,9	끝자리 수 0,1	끝자리 수 2,3
8월	끝자리 수 3,4	끝자리 수 5,6	끝자리 수 7,8	끝자리 수 0,9	끝자리 수 1,2
9월	끝자리 수 2,3	끝자리 수 4,5	끝자리 수 6,7	끝자리 수 8,9	끝자리 수 0,1
10월	끝자리 수 2,3	끝자리 수 4,5	끝자리 수 6,7	끝자리 수 8,9	끝자리 수 0,1
11월	끝자리 수 1,2	끝자리 수 3,4	끝자리 수 5,6	끝자리 수 7,8	끝자리 수 0,9
12월	끝자리 수 1,2	끝자리 수 3,4	끝자리 수 5,6	끝자리 수 7,8	끝자리 수 0,9

1949	목	화	토	금	수
1월	끝자리 수 4,5	끝자리 수 6,7	끝자리 수 8,9	끝자리 수 0,1	끝자리 수 2,3
2월	끝자리 수 3,4	끝자리 수 5,6	끝자리 수 7,8	끝자리 수 0,9	끝자리 수 1,2
3월	끝자리 수 5,6	끝자리 수 7,8	끝자리 수 0,9	끝자리 수 1,2	끝자리 수 3,4
4월	끝자리 수 4,5	끝자리 수 6,7	끝자리 수 8,9	끝자리 수 0,1	끝자리 수 2,3
5월	끝자리 수 4,5	끝자리 수 6,7	끝자리 수 8,9	끝자리 수 0,1	끝자리 수 2,3
6월	끝자리 수 3,4	끝자리 수 5,6	끝자리 수 7,8	끝자리 수 0,9	끝자리 수 1,2
7월	끝자리 수 3,4	끝자리 수 5,6	끝자리 수 7,8	끝자리 수 0,9	끝자리 수 1,2
8월	끝자리 수 2,3	끝자리 수 4,5	끝자리 수 6,7	끝자리 수 8,9	끝자리 수 0,1
9월	끝자리 수 1,2	끝자리 수 3,4	끝자리 수 5,6	끝자리 수 7,8	끝자리 수 0,9
10월	끝자리 수 1,2	끝자리 수 3,4	끝자리 수 5,6	끝자리 수 7,8	끝자리 수 0,9
11월	끝자리 수 0,1	끝자리 수 2,3	끝자리 수 4,5	끝자리 수 6,7	끝자리 수 8,9
12월	끝자리 수 0,1	끝자리 수 2,3	끝자리 수 4,5	끝자리 수 6,7	끝자리 수 8,9

1946	목	화	토	금	수
1월	끝자리 수 0,1	끝자리 수 2,3	끝자리 수 4,5	끝자리 수 6,7	끝자리 수 8,9
2월	끝자리 수 0,9	끝자리 수 1,2	끝자리 수 3,4	끝자리 수 5,6	끝자리 수 7,8
3월	끝자리 수 1,2	끝자리 수 3,4	끝자리 수 5,6	끝자리 수 7,8	끝자리 수 0,9
4월	끝자리 수 0,1	끝자리 수 2,3	끝자리 수 4,5	끝자리 수 6,7	끝자리 수 8,9
5월	끝자리 수 0,1	끝자리 수 2,3	끝자리 수 4,5	끝자리 수 6,7	끝자리 수 8,9
6월	끝자리 수 0,9	끝자리 수 1,2	끝자리 수 3,4	끝자리 수 5,6	끝자리 수 7,8
7월	끝자리 수 0,9	끝자리 수 1,2	끝자리 수 3,4	끝자리 수 5,6	끝자리 수 7,8
8월	끝자리 수 8,9	끝자리 수 0,1	끝자리 수 2,3	끝자리 수 4,5	끝자리 수 6,7
9월	끝자리 수 7,8	끝자리 수 0,9	끝자리 수 1,2	끝자리 수 3,4	끝자리 수 5,6
10월	끝자리 수 7,8	끝자리 수 0,9	끝자리 수 1,2	끝자리 수 3,4	끝자리 수 5,6
11월	끝자리 수 6,7	끝자리 수 8,9	끝자리 수 0,1	끝자리 수 2,3	끝자리 수 4,5
12월	끝자리 수 6,7	끝자리 수 8,9	끝자리 수 0,1	끝자리 수 2,3	끝자리 수 4,5

1950	목	화	토	금	수
1월	끝자리 수 0,9	끝자리 수 1,2	끝자리 수 3,4	끝자리 수 5,6	끝자리 수 7,8
2월	끝자리 수 8,9	끝자리 수 0,1	끝자리 수 2,3	끝자리 수 4,5	끝자리 수 6,7
3월	끝자리 수 0,1	끝자리 수 2,3	끝자리 수 4,5	끝자리 수 6,7	끝자리 수 8,9
4월	끝자리 수 0,9	끝자리 수 1,2	끝자리 수 3,4	끝자리 수 5,6	끝자리 수 7,8
5월	끝자리 수 0,9	끝자리 수 1,2	끝자리 수 3,4	끝자리 수 5,6	끝자리 수 7,8
6월	끝자리 수 8,9	끝자리 수 0,1	끝자리 수 2,3	끝자리 수 4,5	끝자리 수 6,7
7월	끝자리 수 8,9	끝자리 수 0,1	끝자리 수 2,3	끝자리 수 4,5	끝자리 수 6,7
8월	끝자리 수 7,8	끝자리 수 0,9	끝자리 수 1,2	끝자리 수 3,4	끝자리 수 5,6
9월	끝자리 수 6,7	끝자리 수 8,9	끝자리 수 0,1	끝자리 수 2,3	끝자리 수 4,5
10월	끝자리 수 6,7	끝자리 수 8,9	끝자리 수 0,1	끝자리 수 2,3	끝자리 수 4,5
11월	끝자리 수 5,6	끝자리 수 7,8	끝자리 수 0,9	끝자리 수 1,2	끝자리 수 3,4
12월	끝자리 수 5,6	끝자리 수 7,8	끝자리 수 0,9	끝자리 수 1,2	끝자리 수 3,4

1947	목	화	토	금	수
1월	끝자리 수 5,6	끝자리 수 7,8	끝자리 수 0,9	끝자리 수 1,2	끝자리 수 3,4
2월	끝자리 수 4,5	끝자리 수 6,7	끝자리 수 8,9	끝자리 수 0,1	끝자리 수 2,3
3월	끝자리 수 6,7	끝자리 수 8,9	끝자리 수 0,1	끝자리 수 2,3	끝자리 수 4,5
4월	끝자리 수 5,6	끝자리 수 7,8	끝자리 수 0,9	끝자리 수 1,2	끝자리 수 3,4
5월	끝자리 수 5,6	끝자리 수 7,8	끝자리 수 0,9	끝자리 수 1,2	끝자리 수 3,4
6월	끝자리 수 4,5	끝자리 수 6,7	끝자리 수 8,9	끝자리 수 0,1	끝자리 수 2,3
7월	끝자리 수 4,5	끝자리 수 6,7	끝자리 수 8,9	끝자리 수 0,1	끝자리 수 2,3
8월	끝자리 수 3,4	끝자리 수 5,6	끝자리 수 7,8	끝자리 수 0,9	끝자리 수 1,2
9월	끝자리 수 2,3	끝자리 수 4,5	끝자리 수 6,7	끝자리 수 8,9	끝자리 수 0,1
10월	끝자리 수 2,3	끝자리 수 4,5	끝자리 수 6,7	끝자리 수 8,9	끝자리 수 0,1
11월	끝자리 수 1,2	끝자리 수 3,4	끝자리 수 5,6	끝자리 수 7,8	끝자리 수 0,9
12월	끝자리 수 1,2	끝자리 수 3,4	끝자리 수 5,6	끝자리 수 7,8	끝자리 수 0,9

1951	목	화	토	금	수
1월	끝자리 수 4,5	끝자리 수 6,7	끝자리 수 8,9	끝자리 수 0,1	끝자리 수 2,3
2월	끝자리 수 3,4	끝자리 수 5,6	끝자리 수 7,8	끝자리 수 0,9	끝자리 수 1,2
3월	끝자리 수 5,6	끝자리 수 7,8	끝자리 수 0,9	끝자리 수 1,2	끝자리 수 3,4
4월	끝자리 수 4,5	끝자리 수 6,7	끝자리 수 8,9	끝자리 수 0,1	끝자리 수 2,3
5월	끝자리 수 4,5	끝자리 수 6,7	끝자리 수 8,9	끝자리 수 0,1	끝자리 수 2,3
6월	끝자리 수 3,4	끝자리 수 5,6	끝자리 수 7,8	끝자리 수 0,9	끝자리 수 1,2
7월	끝자리 수 3,4	끝자리 수 5,6	끝자리 수 7,8	끝자리 수 0,9	끝자리 수 1,2
8월	끝자리 수 2,3	끝자리 수 4,5	끝자리 수 6,7	끝자리 수 8,9	끝자리 수 0,1
9월	끝자리 수 1,2	끝자리 수 3,4	끝자리 수 5,6	끝자리 수 7,8	끝자리 수 0,9
10월	끝자리 수 1,2	끝자리 수 3,4	끝자리 수 5,6	끝자리 수 7,8	끝자리 수 0,9
11월	끝자리 수 0,1	끝자리 수 2,3	끝자리 수 4,5	끝자리 수 6,7	끝자리 수 8,9
12월	끝자리 수 0,1	끝자리 수 2,3	끝자리 수 4,5	끝자리 수 6,7	끝자리 수 8,9

1952	목	화	토	금	수
1월	끝자리 수 0,9	끝자리 수 1,2	끝자리 수 3,4	끝자리 수 5,6	끝자리 수 7,8
2월	끝자리 수 8,9	끝자리 수 0,1	끝자리 수 2,3	끝자리 수 4,5	끝자리 수 6,7
3월	끝자리 수 0,9	끝자리 수 1,2	끝자리 수 3,4	끝자리 수 5,6	끝자리 수 7,8
4월	끝자리 수 8,9	끝자리 수 0,1	끝자리 수 2,3	끝자리 수 4,5	끝자리 수 6,7
5월	끝자리 수 8,9	끝자리 수 0,1	끝자리 수 2,3	끝자리 수 4,5	끝자리 수 6,7
6월	끝자리 수 7,8	끝자리 수 0,9	끝자리 수 1,2	끝자리 수 3,4	끝자리 수 5,6
7월	끝자리 수 7,8	끝자리 수 0,9	끝자리 수 1,2	끝자리 수 3,4	끝자리 수 5,6
8월	끝자리 수 6,7	끝자리 수 8,9	끝자리 수 0,1	끝자리 수 2,3	끝자리 수 4,5
9월	끝자리 수 5,6	끝자리 수 7,8	끝자리 수 0,9	끝자리 수 1,2	끝자리 수 3,4
10월	끝자리 수 5,6	끝자리 수 7,8	끝자리 수 0,9	끝자리 수 1,2	끝자리 수 3,4
11월	끝자리 수 4,5	끝자리 수 6,7	끝자리 수 8,9	끝자리 수 0,1	끝자리 수 2,3
12월	끝자리 수 4,5	끝자리 수 6,7	끝자리 수 8,9	끝자리 수 0,1	끝자리 수 2,3

1956	목	화	토	금	수
1월	끝자리 수 8,9	끝자리 수 0,1	끝자리 수 2,3	끝자리 수 4,5	끝자리 수 6,7
2월	끝자리 수 7,8	끝자리 수 0,9	끝자리 수 1,2	끝자리 수 3,4	끝자리 수 5,6
3월	끝자리 수 8,9	끝자리 수 0,1	끝자리 수 2,3	끝자리 수 4,5	끝자리 수 6,7
4월	끝자리 수 7,8	끝자리 수 0,9	끝자리 수 1,2	끝자리 수 3,4	끝자리 수 5,6
5월	끝자리 수 7,8	끝자리 수 0,9	끝자리 수 1,2	끝자리 수 3,4	끝자리 수 5,6
6월	끝자리 수 6,7	끝자리 수 8,9	끝자리 수 0,1	끝자리 수 2,3	끝자리 수 4,5
7월	끝자리 수 6,7	끝자리 수 8,9	끝자리 수 0,1	끝자리 수 2,3	끝자리 수 4,5
8월	끝자리 수 5,6	끝자리 수 7,8	끝자리 수 0,9	끝자리 수 1,2	끝자리 수 3,4
9월	끝자리 수 4,5	끝자리 수 6,7	끝자리 수 8,9	끝자리 수 0,1	끝자리 수 2,3
10월	끝자리 수 4,5	끝자리 수 6,7	끝자리 수 8,9	끝자리 수 0,1	끝자리 수 2,3
11월	끝자리 수 3,4	끝자리 수 5,6	끝자리 수 7,8	끝자리 수 0,9	끝자리 수 1,2
12월	끝자리 수 3,4	끝자리 수 5,6	끝자리 수 7,8	끝자리 수 0,9	끝자리 수 1,2

1953	목	화	토	금	수
1월	끝자리 수 3,4	끝자리 수 5,6	끝자리 수 7,8	끝자리 수 0,9	끝자리 수 1,2
2월	끝자리 수 2,3	끝자리 수 4,5	끝자리 수 6,7	끝자리 수 8,9	끝자리 수 0,1
3월	끝자리 수 4,5	끝자리 수 6,7	끝자리 수 8,9	끝자리 수 0,1	끝자리 수 2,3
4월	끝자리 수 3,4	끝자리 수 5,6	끝자리 수 7,8	끝자리 수 0,9	끝자리 수 1,2
5월	끝자리 수 3,4	끝자리 수 5,6	끝자리 수 7,8	끝자리 수 0,9	끝자리 수 1,2
6월	끝자리 수 2,3	끝자리 수 4,5	끝자리 수 6,7	끝자리 수 8,9	끝자리 수 0,1
7월	끝자리 수 2,3	끝자리 수 4,5	끝자리 수 6,7	끝자리 수 8,9	끝자리 수 0,1
8월	끝자리 수 1,2	끝자리 수 3,4	끝자리 수 5,6	끝자리 수 7,8	끝자리 수 0,9
9월	끝자리 수 0,1	끝자리 수 2,3	끝자리 수 4,5	끝자리 수 6,7	끝자리 수 8,9
10월	끝자리 수 0,1	끝자리 수 2,3	끝자리 수 4,5	끝자리 수 6,7	끝자리 수 8,9
11월	끝자리 수 0,9	끝자리 수 1,2	끝자리 수 3,4	끝자리 수 5,6	끝자리 수 7,8
12월	끝자리 수 0,9	끝자리 수 1,2	끝자리 수 3,4	끝자리 수 5,6	끝자리 수 7,8

1957	목	화	토	금	수
1월	끝자리 수 2,3	끝자리 수 4,5	끝자리 수 6,7	끝자리 수 8,9	끝자리 수 0,1
2월	끝자리 수 1,2	끝자리 수 3,4	끝자리 수 5,6	끝자리 수 7,8	끝자리 수 0,9
3월	끝자리 수 3,4	끝자리 수 5,6	끝자리 수 7,8	끝자리 수 0,9	끝자리 수 1,2
4월	끝자리 수 2,3	끝자리 수 4,5	끝자리 수 6,7	끝자리 수 8,9	끝자리 수 0,1
5월	끝자리 수 2,3	끝자리 수 4,5	끝자리 수 6,7	끝자리 수 8,9	끝자리 수 0,1
6월	끝자리 수 1,2	끝자리 수 3,4	끝자리 수 5,6	끝자리 수 7,8	끝자리 수 0,9
7월	끝자리 수 1,2	끝자리 수 3,4	끝자리 수 5,6	끝자리 수 7,8	끝자리 수 0,9
8월	끝자리 수 0,1	끝자리 수 2,3	끝자리 수 4,5	끝자리 수 6,7	끝자리 수 8,9
9월	끝자리 수 0,9	끝자리 수 1,2	끝자리 수 3,4	끝자리 수 5,6	끝자리 수 7,8
10월	끝자리 수 0,9	끝자리 수 1,2	끝자리 수 3,4	끝자리 수 5,6	끝자리 수 7,8
11월	끝자리 수 8,9	끝자리 수 0,1	끝자리 수 2,3	끝자리 수 4,5	끝자리 수 6,7
12월	끝자리 수 8,9	끝자리 수 0,1	끝자리 수 2,3	끝자리 수 4,5	끝자리 수 6,7

1954	목	화	토	금	수
1월	끝자리 수 8,9	끝자리 수 0,1	끝자리 수 2,3	끝자리 수 4,5	끝자리 수 6,7
2월	끝자리 수 7,8	끝자리 수 0,9	끝자리 수 1,2	끝자리 수 3,4	끝자리 수 5,6
3월	끝자리 수 0,9	끝자리 수 1,2	끝자리 수 3,4	끝자리 수 5,6	끝자리 수 7,8
4월	끝자리 수 8,9	끝자리 수 0,1	끝자리 수 2,3	끝자리 수 4,5	끝자리 수 6,7
5월	끝자리 수 8,9	끝자리 수 0,1	끝자리 수 2,3	끝자리 수 4,5	끝자리 수 6,7
6월	끝자리 수 7,8	끝자리 수 0,9	끝자리 수 1,2	끝자리 수 3,4	끝자리 수 5,6
7월	끝자리 수 7,8	끝자리 수 0,9	끝자리 수 1,2	끝자리 수 3,4	끝자리 수 5,6
8월	끝자리 수 6,7	끝자리 수 8,9	끝자리 수 0,1	끝자리 수 2,3	끝자리 수 4,5
9월	끝자리 수 5,6	끝자리 수 7,8	끝자리 수 0,9	끝자리 수 1,2	끝자리 수 3,4
10월	끝자리 수 5,6	끝자리 수 7,8	끝자리 수 0,9	끝자리 수 1,2	끝자리 수 3,4
11월	끝자리 수 4,5	끝자리 수 6,7	끝자리 수 8,9	끝자리 수 0,1	끝자리 수 2,3
12월	끝자리 수 4,5	끝자리 수 6,7	끝자리 수 8,9	끝자리 수 0,1	끝자리 수 2,3

1958	목	화	토	금	수
1월	끝자리 수 7,8	끝자리 수 0,9	끝자리 수 1,2	끝자리 수 3,4	끝자리 수 5,6
2월	끝자리 수 6,7	끝자리 수 8,9	끝자리 수 0,1	끝자리 수 2,3	끝자리 수 4,5
3월	끝자리 수 8,9	끝자리 수 0,1	끝자리 수 2,3	끝자리 수 4,5	끝자리 수 6,7
4월	끝자리 수 7,8	끝자리 수 0,9	끝자리 수 1,2	끝자리 수 3,4	끝자리 수 5,6
5월	끝자리 수 7,8	끝자리 수 0,9	끝자리 수 1,2	끝자리 수 3,4	끝자리 수 5,6
6월	끝자리 수 6,7	끝자리 수 8,9	끝자리 수 0,1	끝자리 수 2,3	끝자리 수 4,5
7월	끝자리 수 6,7	끝자리 수 8,9	끝자리 수 0,1	끝자리 수 2,3	끝자리 수 4,5
8월	끝자리 수 5,6	끝자리 수 7,8	끝자리 수 0,9	끝자리 수 1,2	끝자리 수 3,4
9월	끝자리 수 4,5	끝자리 수 6,7	끝자리 수 8,9	끝자리 수 0,1	끝자리 수 2,3
10월	끝자리 수 4,5	끝자리 수 6,7	끝자리 수 8,9	끝자리 수 0,1	끝자리 수 2,3
11월	끝자리 수 3,4	끝사리 수 5,6	끝자리 수 7,8	끝자리 수 0,9	끝자리 수 1,2
12월	끝자리 수 3,4	끝자리 수 5,6	끝자리 수 7,8	끝자리 수 0,9	끝자리 수 1,2

1955	목	화	토	금	수
1월	끝자리 수 3,4	끝자리 수 5,6	끝자리 수 7,8	끝자리 수 0,9	끝자리 수 1,2
2월	끝자리 수 2,3	끝자리 수 4,5	끝자리 수 6,7	끝자리 수 8,9	끝자리 수 0,1
3월	끝자리 수 4,5	끝자리 수 6,7	끝자리 수 8,9	끝자리 수 0,1	끝자리 수 2,3
4월	끝자리 수 3,4	끝자리 수 5,6	끝자리 수 7,8	끝자리 수 0,9	끝자리 수 1,2
5월	끝자리 수 3,4	끝자리 수 5,6	끝자리 수 7,8	끝자리 수 0,9	끝자리 수 1,2
6월	끝자리 수 2,3	끝자리 수 4,5	끝자리 수 6,7	끝자리 수 8,9	끝자리 수 0,1
7월	끝자리 수 2,3	끝자리 수 4,5	끝자리 수 6,7	끝자리 수 8,9	끝자리 수 0,1
8월	끝자리 수 1,2	끝자리 수 3,4	끝자리 수 5,6	끝자리 수 7,8	끝자리 수 0,9
9월	끝자리 수 0,1	끝자리 수 2,3	끝자리 수 4,5	끝자리 수 6,7	끝자리 수 8,9
10월	끝자리 수 0,1	끝자리 수 2,3	끝자리 수 4,5	끝자리 수 6,7	끝자리 수 8,9
11월	끝자리 수 0,9	끝자리 수 1,2	끝자리 수 3,4	끝자리 수 5,6	끝자리 수 7,8
12월	끝자리 수 0,9	끝자리 수 1,2	끝자리 수 3,4	끝자리 수 5,6	끝자리 수 7,8

1959	목	화	토	금	수
1월	끝자리 수 2,3	끝자리 수 4,5	끝자리 수 6,7	끝자리 수 8,9	끝자리 수 0,1
2월	끝자리 수 1,2	끝자리 수 3,4	끝자리 수 5,6	끝자리 수 7,8	끝자리 수 0,9
3월	끝자리 수 3,4	끝자리 수 5,6	끝자리 수 7,8	끝자리 수 0,9	끝자리 수 1,2
4월	끝자리 수 2,3	끝자리 수 4,5	끝자리 수 6,7	끝자리 수 8,9	끝자리 수 0,1
5월	끝자리 수 2,3	끝자리 수 4,5	끝자리 수 6,7	끝자리 수 8,9	끝자리 수 0,1
6월	끝자리 수 1,2	끝자리 수 3,4	끝자리 수 5,6	끝자리 수 7,8	끝자리 수 0,9
7월	끝자리 수 1,2	끝자리 수 3,4	끝자리 수 5,6	끝자리 수 7,8	끝자리 수 0,9
8월	끝자리 수 0,1	끝자리 수 2,3	끝자리 수 4,5	끝자리 수 6,7	끝자리 수 8,9
9월	끝자리 수 0,9	끝자리 수 1,2	끝사리 수 3,4	끝자리 수 5,6	끝자리 수 7,8
10월	끝자리 수 0,9	끝자리 수 1,2	끝자리 수 3,4	끝자리 수 5,6	끝자리 수 7,8
11월	끝자리 수 8,9	끝자리 수 0,1	끝자리 수 2,3	끝자리 수 4,5	끝자리 수 6,7
12월	끝자리 수 8,9	끝자리 수 0,1	끝자리 수 2,3	끝자리 수 4,5	끝자리 수 6,7

1960	목	화	토	금	수
1월	끝자리 수 7,8	끝자리 수 0,9	끝자리 수 1,2	끝자리 수 3,4	끝자리 수 5,6
2월	끝자리 수 6,7	끝자리 수 8,9	끝자리 수 0,1	끝자리 수 2,3	끝자리 수 4,5
3월	끝자리 수 7,8	끝자리 수 0,9	끝자리 수 1,2	끝자리 수 3,4	끝자리 수 5,6
4월	끝자리 수 6,7	끝자리 수 8,9	끝자리 수 0,1	끝자리 수 2,3	끝자리 수 4,5
5월	끝자리 수 6,7	끝자리 수 8,9	끝자리 수 0,1	끝자리 수 2,3	끝자리 수 4,5
6월	끝자리 수 5,6	끝자리 수 7,8	끝자리 수 0,9	끝자리 수 1,2	끝자리 수 3,4
7월	끝자리 수 5,6	끝자리 수 7,8	끝자리 수 0,9	끝자리 수 1,2	끝자리 수 3,4
8월	끝자리 수 4,5	끝자리 수 6,7	끝자리 수 8,9	끝자리 수 0,1	끝자리 수 2,3
9월	끝자리 수 3,4	끝자리 수 5,6	끝자리 수 7,8	끝자리 수 0,9	끝자리 수 1,2
10월	끝자리 수 3,4	끝자리 수 5,6	끝자리 수 7,8	끝자리 수 0,9	끝자리 수 1,2
11월	끝자리 수 2,3	끝자리 수 4,5	끝자리 수 6,7	끝자리 수 8,9	끝자리 수 0,1
12월	끝자리 수 2,3	끝자리 수 4,5	끝자리 수 6,7	끝자리 수 8,9	끝자리 수 0,1

1964	목	화	토	금	수
1월	끝자리 수 6,7	끝자리 수 8,9	끝자리 수 0,1	끝자리 수 2,3	끝자리 수 4,5
2월	끝자리 수 5,6	끝자리 수 7,8	끝자리 수 0,9	끝자리 수 1,2	끝자리 수 3,4
3월	끝자리 수 6,7	끝자리 수 8,9	끝자리 수 0,1	끝자리 수 2,3	끝자리 수 4,5
4월	끝자리 수 5,6	끝자리 수 7,8	끝자리 수 0,9	끝자리 수 1,2	끝자리 수 3,4
5월	끝자리 수 5,6	끝자리 수 7,8	끝자리 수 0,9	끝자리 수 1,2	끝자리 수 3,4
6월	끝자리 수 4,5	끝자리 수 6,7	끝자리 수 8,9	끝자리 수 0,1	끝자리 수 2,3
7월	끝자리 수 4,5	끝자리 수 6,7	끝자리 수 8,9	끝자리 수 0,1	끝자리 수 2,3
8월	끝자리 수 3,4	끝자리 수 5,6	끝자리 수 7,8	끝자리 수 0,9	끝자리 수 1,2
9월	끝자리 수 2,3	끝자리 수 4,5	끝자리 수 6,7	끝자리 수 8,9	끝자리 수 0,1
10월	끝자리 수 2,3	끝자리 수 4,5	끝자리 수 6,7	끝자리 수 8,9	끝자리 수 0,1
11월	끝자리 수 1,2	끝자리 수 3,4	끝자리 수 5,6	끝자리 수 7,8	끝자리 수 0,9
12월	끝자리 수 1,2	끝자리 수 3,4	끝자리 수 5,6	끝자리 수 7,8	끝자리 수 0,9

1961	목	화	토	금	수
1월	끝자리 수 1,2	끝자리 수 3,4	끝자리 수 5,6	끝자리 수 7,8	끝자리 수 0,9
2월	끝자리 수 0,1	끝자리 수 2,3	끝자리 수 4,5	끝자리 수 6,7	끝자리 수 8,9
3월	끝자리 수 2,3	끝자리 수 4,5	끝자리 수 6,7	끝자리 수 8,9	끝자리 수 0,1
4월	끝자리 수 1,2	끝자리 수 3,4	끝자리 수 5,6	끝자리 수 7,8	끝자리 수 0,9
5월	끝자리 수 1,2	끝자리 수 3,4	끝자리 수 5,6	끝자리 수 7,8	끝자리 수 0,9
6월	끝자리 수 0,1	끝자리 수 2,3	끝자리 수 4,5	끝자리 수 6,7	끝자리 수 8,9
7월	끝자리 수 0,1	끝자리 수 2,3	끝자리 수 4,5	끝자리 수 6,7	끝자리 수 8,9
8월	끝자리 수 0,9	끝자리 수 1,2	끝자리 수 3,4	끝자리 수 5,6	끝자리 수 7,8
9월	끝자리 수 8,9	끝자리 수 0,1	끝자리 수 2,3	끝자리 수 4,5	끝자리 수 6,7
10월	끝자리 수 8,9	끝자리 수 0,1	끝자리 수 2,3	끝자리 수 4,5	끝자리 수 6,7
11월	끝자리 수 7,8	끝자리 수 0,9	끝자리 수 1,2	끝자리 수 3,4	끝자리 수 5,6
12월	끝자리 수 7,8	끝자리 수 0,9	끝자리 수 1,2	끝자리 수 3,4	끝자리 수 5,6

1965	목	화	토	금	수
1월	끝자리 수 0,1	끝자리 수 2,3	끝자리 수 4,5	끝자리 수 6,7	끝자리 수 8,9
2월	끝자리 수 0,9	끝자리 수 1,2	끝자리 수 3,4	끝자리 수 5,6	끝자리 수 7,8
3월	끝자리 수 1,2	끝자리 수 3,4	끝자리 수 5,6	끝자리 수 7,8	끝자리 수 0,9
4월	끝자리 수 0,1	끝자리 수 2,3	끝자리 수 4,5	끝자리 수 6,7	끝자리 수 8,9
5월	끝자리 수 0,1	끝자리 수 2,3	끝자리 수 4,5	끝자리 수 6,7	끝자리 수 8,9
6월	끝자리 수 0,9	끝자리 수 1,2	끝자리 수 3,4	끝자리 수 5,6	끝자리 수 7,8
7월	끝자리 수 0,9	끝자리 수 1,2	끝자리 수 3,4	끝자리 수 5,6	끝자리 수 7,8
8월	끝자리 수 8,9	끝자리 수 0,1	끝자리 수 2,3	끝자리 수 4,5	끝자리 수 6,7
9월	끝자리 수 7,8	끝자리 수 0,9	끝자리 수 1,2	끝자리 수 3,4	끝자리 수 5,6
10월	끝자리 수 7,8	끝자리 수 0,9	끝자리 수 1,2	끝자리 수 3,4	끝자리 수 5,6
11월	끝자리 수 6,7	끝자리 수 8,9	끝자리 수 0,1	끝자리 수 2,3	끝자리 수 4,5
12월	끝자리 수 6,7	끝자리 수 8,9	끝자리 수 0,1	끝자리 수 2,3	끝자리 수 4,5

1962	목	화	토	금	수
1월	끝자리 수 6,7	끝자리 수 8,9	끝자리 수 0,1	끝자리 수 2,3	끝자리 수 4,5
2월	끝자리 수 5,6	끝자리 수 7,8	끝자리 수 0,9	끝자리 수 1,2	끝자리 수 3,4
3월	끝자리 수 7,8	끝자리 수 0,9	끝자리 수 1,2	끝자리 수 3,4	끝자리 수 5,6
4월	끝자리 수 6,7	끝자리 수 8,9	끝자리 수 0,1	끝자리 수 2,3	끝자리 수 4,5
5월	끝자리 수 6,7	끝자리 수 8,9	끝자리 수 0,1	끝자리 수 2,3	끝자리 수 4,5
6월	끝자리 수 5,6	끝자리 수 7,8	끝자리 수 0,9	끝자리 수 1,2	끝자리 수 3,4
7월	끝자리 수 5,6	끝자리 수 7,8	끝자리 수 0,9	끝자리 수 1,2	끝자리 수 3,4
8월	끝자리 수 4,5	끝자리 수 6,7	끝자리 수 8,9	끝자리 수 0,1	끝자리 수 2,3
9월	끝자리 수 3,4	끝자리 수 5,6	끝자리 수 7,8	끝자리 수 0,9	끝자리 수 1,2
10월	끝자리 수 3,4	끝자리 수 5,6	끝자리 수 7,8	끝자리 수 0,9	끝자리 수 1,2
11월	끝자리 수 2,3	끝자리 수 4,5	끝자리 수 6,7	끝자리 수 8,9	끝자리 수 0,1
12월	끝자리 수 2,3	끝자리 수 4,5	끝자리 수 6,7	끝자리 수 8,9	끝자리 수 0,1

1966	목	화	토	금	수
1월	끝자리 수 5,6	끝자리 수 7,8	끝자리 수 0,9	끝자리 수 1,2	끝자리 수 3,4
2월	끝자리 수 4,5	끝자리 수 6,7	끝자리 수 8,9	끝자리 수 0,1	끝자리 수 2,3
3월	끝자리 수 6,7	끝자리 수 8,9	끝자리 수 0,1	끝자리 수 2,3	끝자리 수 4,5
4월	끝자리 수 5,6	끝자리 수 7,8	끝자리 수 0,9	끝자리 수 1,2	끝자리 수 3,4
5월	끝자리 수 5,6	끝자리 수 7,8	끝자리 수 0,9	끝자리 수 1,2	끝자리 수 3,4
6월	끝자리 수 4,5	끝자리 수 6,7	끝자리 수 8,9	끝자리 수 0,1	끝자리 수 2,3
7월	끝자리 수 4,5	끝자리 수 6,7	끝자리 수 8,9	끝자리 수 0,1	끝자리 수 2,3
8월	끝자리 수 3,4	끝자리 수 5,6	끝자리 수 7,8	끝자리 수 0,9	끝자리 수 1,2
9월	끝자리 수 2,3	끝자리 수 4,5	끝자리 수 6,7	끝자리 수 8,9	끝자리 수 0,1
10월	끝자리 수 2,3	끝자리 수 4,5	끝자리 수 6,7	끝자리 수 8,9	끝자리 수 0,1
11월	끝자리 수 1,2	끝자리 수 3,4	끝자리 수 5,6	끝자리 수 7,8	끝자리 수 0,9
12월	끝자리 수 1,2	끝자리 수 3,4	끝자리 수 5,6	끝자리 수 7,8	끝자리 수 0,9

1963	목	화	토	금	수
1월	끝자리 수 1,2	끝자리 수 3,4	끝자리 수 5,6	끝자리 수 7,8	끝자리 수 0,9
2월	끝자리 수 0,1	끝자리 수 2,3	끝자리 수 4,5	끝자리 수 6,7	끝자리 수 8,9
3월	끝자리 수 2,3	끝자리 수 4,5	끝자리 수 6,7	끝자리 수 8,9	끝자리 수 0,1
4월	끝자리 수 1,2	끝자리 수 3,4	끝자리 수 5,6	끝자리 수 7,8	끝자리 수 0,9
5월	끝자리 수 1,2	끝자리 수 3,4	끝자리 수 5,6	끝자리 수 7,8	끝자리 수 0,9
6월	끝자리 수 0,1	끝자리 수 2,3	끝자리 수 4,5	끝자리 수 6,7	끝자리 수 8,9
7월	끝자리 수 0,1	끝자리 수 2,3	끝자리 수 4,5	끝자리 수 6,7	끝자리 수 8,9
8월	끝자리 수 0,9	끝자리 수 1,2	끝자리 수 3,4	끝자리 수 5,6	끝자리 수 7,8
9월	끝자리 수 8,9	끝자리 수 0,1	끝자리 수 2,3	끝자리 수 4,5	끝자리 수 6,7
10월	끝자리 수 8,9	끝자리 수 0,1	끝자리 수 2,3	끝자리 수 4,5	끝자리 수 6,7
11월	끝자리 수 7,8	끝자리 수 0,9	끝자리 수 1,2	끝자리 수 3,4	끝자리 수 5,6
12월	끝자리 수 7,8	끝자리 수 0,9	끝자리 수 1,2	끝자리 수 3,4	끝자리 수 5,6

1967	목	화	토	금	수
1월	끝자리 수 0,1	끝자리 수 2,3	끝자리 수 4,5	끝자리 수 6,7	끝자리 수 8,9
2월	끝자리 수 0,9	끝자리 수 1,2	끝자리 수 3,4	끝자리 수 5,6	끝자리 수 7,8
3월	끝자리 수 1,2	끝자리 수 3,4	끝자리 수 5,6	끝자리 수 7,8	끝자리 수 0,9
4월	끝자리 수 0,1	끝자리 수 2,3	끝자리 수 4,5	끝자리 수 6,7	끝자리 수 8,9
5월	끝자리 수 0,1	끝자리 수 2,3	끝자리 수 4,5	끝자리 수 6,7	끝자리 수 8,9
6월	끝자리 수 0,9	끝자리 수 1,2	끝자리 수 3,4	끝자리 수 5,6	끝자리 수 7,8
7월	끝자리 수 0,9	끝자리 수 1,2	끝자리 수 3,4	끝자리 수 5,6	끝자리 수 7,8
8월	끝자리 수 8,9	끝자리 수 0,1	끝자리 수 2,3	끝자리 수 4,5	끝자리 수 6,7
9월	끝자리 수 7,8	끝자리 수 0,9	끝자리 수 1,2	끝자리 수 3,4	끝자리 수 5,6
10월	끝자리 수 7,8	끝자리 수 0,9	끝자리 수 1,2	끝자리 수 3,4	끝자리 수 5,6
11월	끝자리 수 6,7	끝자리 수 8,9	끝자리 수 0,1	끝자리 수 2,3	끝자리 수 4,5
12월	끝자리 수 6,7	끝자리 수 8,9	끝자리 수 0,1	끝자리 수 2,3	끝자리 수 4,5

1968	목	화	토	금	수
1월	끝자리 수 5,6	끝자리 수 7,8	끝자리 수 0,9	끝자리 수 1,2	끝자리 수 3,4
2월	끝자리 수 4,5	끝자리 수 6,7	끝자리 수 8,9	끝자리 수 0,1	끝자리 수 2,3
3월	끝자리 수 5,6	끝자리 수 7,8	끝자리 수 0,9	끝자리 수 1,2	끝자리 수 3,4
4월	끝자리 수 4,5	끝자리 수 6,7	끝자리 수 8,9	끝자리 수 0,1	끝자리 수 2,3
5월	끝자리 수 4,5	끝자리 수 6,7	끝자리 수 8,9	끝자리 수 0,1	끝자리 수 2,3
6월	끝자리 수 3,4	끝자리 수 5,6	끝자리 수 7,8	끝자리 수 0,9	끝자리 수 1,2
7월	끝자리 수 3,4	끝자리 수 5,6	끝자리 수 7,8	끝자리 수 0,9	끝자리 수 1,2
8월	끝자리 수 2,3	끝자리 수 4,5	끝자리 수 6,7	끝자리 수 8,9	끝자리 수 0,1
9월	끝자리 수 1,2	끝자리 수 3,4	끝자리 수 5,6	끝자리 수 7,8	끝자리 수 0,9
10월	끝자리 수 1,2	끝자리 수 3,4	끝자리 수 5,6	끝자리 수 7,8	끝자리 수 0,9
11월	끝자리 수 0,1	끝자리 수 2,3	끝자리 수 4,5	끝자리 수 6,7	끝자리 수 8,9
12월	끝자리 수 0,1	끝자리 수 2,3	끝자리 수 4,5	끝자리 수 6,7	끝자리 수 8,9

1972	목	화	토	금	수
1월	끝자리 수 4,5	끝자리 수 6,7	끝자리 수 8,9	끝자리 수 0,1	끝자리 수 2,3
2월	끝자리 수 3,4	끝자리 수 5,6	끝자리 수 7,8	끝자리 수 0,9	끝자리 수 1,2
3월	끝자리 수 4,5	끝자리 수 6,7	끝자리 수 8,9	끝자리 수 0,1	끝자리 수 2,3
4월	끝자리 수 3,4	끝자리 수 5,6	끝자리 수 7,8	끝자리 수 0,9	끝자리 수 1,2
5월	끝자리 수 3,4	끝자리 수 5,6	끝자리 수 7,8	끝자리 수 0,9	끝자리 수 1,2
6월	끝자리 수 2,3	끝자리 수 4,5	끝자리 수 6,7	끝자리 수 8,9	끝자리 수 0,1
7월	끝자리 수 2,3	끝자리 수 4,5	끝자리 수 6,7	끝자리 수 8,9	끝자리 수 0,1
8월	끝자리 수 1,2	끝자리 수 3,4	끝자리 수 5,6	끝자리 수 7,8	끝자리 수 0,9
9월	끝자리 수 0,1	끝자리 수 2,3	끝자리 수 4,5	끝자리 수 6,7	끝자리 수 8,9
10월	끝자리 수 0,1	끝자리 수 2,3	끝자리 수 4,5	끝자리 수 6,7	끝자리 수 8,9
11월	끝자리 수 0,9	끝자리 수 1,2	끝자리 수 3,4	끝자리 수 5,6	끝자리 수 7,8
12월	끝자리 수 0,9	끝자리 수 1,2	끝자리 수 3,4	끝자리 수 5,6	끝자리 수 7,8

1969	목	화	토	금	수
1월	끝자리 수 0,9	끝자리 수 1,2	끝자리 수 3,4	끝자리 수 5,6	끝자리 수 7,8
2월	끝자리 수 8,9	끝자리 수 0,1	끝자리 수 2,3	끝자리 수 4,5	끝자리 수 6,7
3월	끝자리 수 0,1	끝자리 수 2,3	끝자리 수 4,5	끝자리 수 6,7	끝자리 수 8,9
4월	끝자리 수 0,9	끝자리 수 1,2	끝자리 수 3,4	끝자리 수 5,6	끝자리 수 7,8
5월	끝자리 수 0,9	끝자리 수 1,2	끝자리 수 3,4	끝자리 수 5,6	끝자리 수 7,8
6월	끝자리 수 8,9	끝자리 수 0,1	끝자리 수 2,3	끝자리 수 4,5	끝자리 수 6,7
7월	끝자리 수 8,9	끝자리 수 0,1	끝자리 수 2,3	끝자리 수 4,5	끝자리 수 6,7
8월	끝자리 수 7,8	끝자리 수 0,9	끝자리 수 1,2	끝자리 수 3,4	끝자리 수 5,6
9월	끝자리 수 6,7	끝자리 수 8,9	끝자리 수 0,1	끝자리 수 2,3	끝자리 수 4,5
10월	끝자리 수 6,7	끝자리 수 8,9	끝자리 수 0,1	끝자리 수 2,3	끝자리 수 4,5
11월	끝자리 수 5,6	끝자리 수 7,8	끝자리 수 0,9	끝자리 수 1,2	끝자리 수 3,4
12월	끝자리 수 5,6	끝자리 수 7,8	끝자리 수 0,9	끝자리 수 1,2	끝자리 수 3,4

1973	목	화	토	금	수
1월	끝자리 수 8,9	끝자리 수 0,1	끝자리 수 2,3	끝자리 수 4,5	끝자리 수 6,7
2월	끝자리 수 7,8	끝자리 수 0,9	끝자리 수 1,2	끝자리 수 3,4	끝자리 수 5,6
3월	끝자리 수 0,9	끝자리 수 1,2	끝자리 수 3,4	끝자리 수 5,6	끝자리 수 7,8
4월	끝자리 수 8,9	끝자리 수 0,1	끝자리 수 2,3	끝자리 수 4,5	끝자리 수 6,7
5월	끝자리 수 8,9	끝자리 수 0,1	끝자리 수 2,3	끝자리 수 4,5	끝자리 수 6,7
6월	끝자리 수 7,8	끝자리 수 0,9	끝자리 수 1,2	끝자리 수 3,4	끝자리 수 5,6
7월	끝자리 수 7,8	끝자리 수 0,9	끝자리 수 1,2	끝자리 수 3,4	끝자리 수 5,6
8월	끝자리 수 6,7	끝자리 수 8,9	끝자리 수 0,1	끝자리 수 2,3	끝자리 수 4,5
9월	끝자리 수 5,6	끝자리 수 7,8	끝자리 수 0,9	끝자리 수 1,2	끝자리 수 3,4
10월	끝자리 수 5,6	끝자리 수 7,8	끝자리 수 0,9	끝자리 수 1,2	끝자리 수 3,4
11월	끝자리 수 4,5	끝자리 수 6,7	끝자리 수 8,9	끝자리 수 0,1	끝자리 수 2,3
12월	끝자리 수 4,5	끝자리 수 6,7	끝자리 수 8,9	끝자리 수 0,1	끝자리 수 2,3

1970	목	화	토	금	수
1월	끝자리 수 4,5	끝자리 수 6,7	끝자리 수 8,9	끝자리 수 0,1	끝자리 수 2,3
2월	끝자리 수 3,4	끝자리 수 5,6	끝자리 수 7,8	끝자리 수 0,9	끝자리 수 1,2
3월	끝자리 수 5,6	끝자리 수 7,8	끝자리 수 0,9	끝자리 수 1,2	끝자리 수 3,4
4월	끝자리 수 4,5	끝자리 수 6,7	끝자리 수 8,9	끝자리 수 0,1	끝자리 수 2,3
5월	끝자리 수 4,5	끝자리 수 6,7	끝자리 수 8,9	끝자리 수 0,1	끝자리 수 2,3
6월	끝자리 수 3,4	끝자리 수 5,6	끝자리 수 7,8	끝자리 수 0,9	끝자리 수 1,2
7월	끝자리 수 3,4	끝자리 수 5,6	끝자리 수 7,8	끝자리 수 0,9	끝자리 수 1,2
8월	끝자리 수 2,3	끝자리 수 4,5	끝자리 수 6,7	끝자리 수 8,9	끝자리 수 0,1
9월	끝자리 수 1,2	끝자리 수 3,4	끝자리 수 5,6	끝자리 수 7,8	끝자리 수 0,9
10월	끝자리 수 1,2	끝자리 수 3,4	끝자리 수 5,6	끝자리 수 7,8	끝자리 수 0,9
11월	끝자리 수 0,1	끝자리 수 2,3	끝자리 수 4,5	끝자리 수 6,7	끝자리 수 8,9
12월	끝자리 수 0,1	끝자리 수 2,3	끝자리 수 4,5	끝자리 수 6,7	끝자리 수 8,9

1974	목	화	토	금	수
1월	끝자리 수 3,4	끝자리 수 5,6	끝자리 수 7,8	끝자리 수 0,9	끝자리 수 1,2
2월	끝자리 수 2,3	끝자리 수 4,5	끝자리 수 6,7	끝자리 수 8,9	끝자리 수 0,1
3월	끝자리 수 4,5	끝자리 수 6,7	끝자리 수 8,9	끝자리 수 0,1	끝자리 수 2,3
4월	끝자리 수 3,4	끝자리 수 5,6	끝자리 수 7,8	끝자리 수 0,9	끝자리 수 1,2
5월	끝자리 수 3,4	끝자리 수 5,6	끝자리 수 7,8	끝자리 수 0,9	끝자리 수 1,2
6월	끝자리 수 2,3	끝자리 수 4,5	끝자리 수 6,7	끝자리 수 8,9	끝자리 수 0,1
7월	끝자리 수 2,3	끝자리 수 4,5	끝자리 수 6,7	끝자리 수 8,9	끝자리 수 0,1
8월	끝자리 수 1,2	끝자리 수 3,4	끝자리 수 5,6	끝자리 수 7,8	끝자리 수 0,9
9월	끝자리 수 0,1	끝자리 수 2,3	끝자리 수 4,5	끝자리 수 6,7	끝자리 수 8,9
10월	끝자리 수 0,1	끝자리 수 2,3	끝자리 수 4,5	끝자리 수 6,7	끝자리 수 8,9
11월	끝자리 수 0,9	끝자리 수 1,2	끝자리 수 3,4	끝자리 수 5,6	끝자리 수 7,8
12월	끝자리 수 0,9	끝자리 수 1,2	끝자리 수 3,4	끝자리 수 5,6	끝자리 수 7,8

1971	목	화	토	금	수
1월	끝자리 수 0,9	끝자리 수 1,2	끝자리 수 3,4	끝자리 수 5,6	끝자리 수 7,8
2월	끝자리 수 8,9	끝자리 수 0,1	끝자리 수 2,3	끝자리 수 4,5	끝자리 수 6,7
3월	끝자리 수 0,1	끝자리 수 2,3	끝자리 수 4,5	끝자리 수 6,7	끝자리 수 8,9
4월	끝자리 수 0,9	끝자리 수 1,2	끝자리 수 3,4	끝자리 수 5,6	끝자리 수 7,8
5월	끝자리 수 0,9	끝자리 수 1,2	끝자리 수 3,4	끝자리 수 5,6	끝자리 수 7,8
6월	끝자리 수 8,9	끝자리 수 0,1	끝자리 수 2,3	끝자리 수 4,5	끝자리 수 6,7
7월	끝자리 수 8,9	끝자리 수 0,1	끝자리 수 2,3	끝자리 수 4,5	끝자리 수 6,7
8월	끝자리 수 7,8	끝자리 수 0,9	끝자리 수 1,2	끝자리 수 3,4	끝자리 수 5,6
9월	끝자리 수 6,7	끝자리 수 8,9	끝자리 수 0,1	끝자리 수 2,3	끝자리 수 4,5
10월	끝자리 수 6,7	끝자리 수 8,9	끝자리 수 0,1	끝자리 수 2,3	끝자리 수 4,5
11월	끝자리 수 5,6	끝자리 수 7,8	끝자리 수 0,9	끝자리 수 1,2	끝자리 수 3,4
12월	끝자리 수 5,6	끝자리 수 7,8	끝자리 수 0,9	끝자리 수 1,2	끝자리 수 3,4

1975	목	화	토	금	수
1월	끝자리 수 8,9	끝자리 수 0,1	끝자리 수 2,3	끝자리 수 4,5	끝자리 수 6,7
2월	끝자리 수 7,8	끝자리 수 0,9	끝자리 수 1,2	끝자리 수 3,4	끝자리 수 5,6
3월	끝자리 수 0,9	끝자리 수 1,2	끝자리 수 3,4	끝자리 수 5,6	끝자리 수 7,8
4월	끝자리 수 8,9	끝자리 수 0,1	끝자리 수 2,3	끝자리 수 4,5	끝자리 수 6,7
5월	끝자리 수 8,9	끝자리 수 0,1	끝자리 수 2,3	끝자리 수 4,5	끝자리 수 6,7
6월	끝자리 수 7,8	끝자리 수 0,9	끝자리 수 1,2	끝자리 수 3,4	끝자리 수 5,6
7월	끝자리 수 7,8	끝자리 수 0,9	끝자리 수 1,2	끝자리 수 3,4	끝자리 수 5,6
8월	끝자리 수 6,7	끝자리 수 8,9	끝자리 수 0,1	끝자리 수 2,3	끝자리 수 4,5
9월	끝자리 수 5,6	끝자리 수 7,8	끝자리 수 0,9	끝자리 수 1,2	끝자리 수 3,4
10월	끝자리 수 5,6	끝자리 수 7,8	끝자리 수 0,9	끝자리 수 1,2	끝자리 수 3,4
11월	끝자리 수 4,5	끝자리 수 6,7	끝자리 수 8,9	끝자리 수 0,1	끝자리 수 2,3
12월	끝자리 수 4,5	끝자리 수 6,7	끝자리 수 8,9	끝자리 수 0,1	끝자리 수 2,3

1976	목	화	토	금	수
1월	끝자리 수 3,4	끝자리 수 5,6	끝자리 수 7,8	끝자리 수 0,9	끝자리 수 1,2
2월	끝자리 수 2,3	끝자리 수 4,5	끝자리 수 6,7	끝자리 수 8,9	끝자리 수 0,1
3월	끝자리 수 3,4	끝자리 수 5,6	끝자리 수 7,8	끝자리 수 0,9	끝자리 수 1,2
4월	끝자리 수 2,3	끝자리 수 4,5	끝자리 수 6,7	끝자리 수 8,9	끝자리 수 0,1
5월	끝자리 수 2,3	끝자리 수 4,5	끝자리 수 6,7	끝자리 수 8,9	끝자리 수 0,1
6월	끝자리 수 1,2	끝자리 수 3,4	끝자리 수 5,6	끝자리 수 7,8	끝자리 수 0,9
7월	끝자리 수 1,2	끝자리 수 3,4	끝자리 수 5,6	끝자리 수 7,8	끝자리 수 0,9
8월	끝자리 수 0,1	끝자리 수 2,3	끝자리 수 4,5	끝자리 수 6,7	끝자리 수 8,9
9월	끝자리 수 0,9	끝자리 수 1,2	끝자리 수 3,4	끝자리 수 5,6	끝자리 수 7,8
10월	끝자리 수 0,9	끝자리 수 1,2	끝자리 수 3,4	끝자리 수 5,6	끝자리 수 7,8
11월	끝자리 수 8,9	끝자리 수 0,1	끝자리 수 2,3	끝자리 수 4,5	끝자리 수 6,7
12월	끝자리 수 8,9	끝자리 수 0,1	끝자리 수 2,3	끝자리 수 4,5	끝자리 수 6,7

1980	목	화	토	금	수
1월	끝자리 수 2,3	끝자리 수 4,5	끝자리 수 6,7	끝자리 수 8,9	끝자리 수 0,1
2월	끝자리 수 1,2	끝자리 수 3,4	끝자리 수 5,6	끝자리 수 7,8	끝자리 수 0,9
3월	끝자리 수 2,3	끝자리 수 4,5	끝자리 수 6,7	끝자리 수 8,9	끝자리 수 0,1
4월	끝자리 수 1,2	끝자리 수 3,4	끝자리 수 5,6	끝자리 수 7,8	끝자리 수 0,9
5월	끝자리 수 1,2	끝자리 수 3,4	끝자리 수 5,6	끝자리 수 7,8	끝자리 수 0,9
6월	끝자리 수 0,1	끝자리 수 2,3	끝자리 수 4,5	끝자리 수 6,7	끝자리 수 8,9
7월	끝자리 수 0,1	끝자리 수 2,3	끝자리 수 4,5	끝자리 수 6,7	끝자리 수 8,9
8월	끝자리 수 0,9	끝자리 수 1,2	끝자리 수 3,4	끝자리 수 5,6	끝자리 수 7,8
9월	끝자리 수 8,9	끝자리 수 0,1	끝자리 수 2,3	끝자리 수 4,5	끝자리 수 6,7
10월	끝자리 수 8,9	끝자리 수 0,1	끝자리 수 2,3	끝자리 수 4,5	끝자리 수 6,7
11월	끝자리 수 7,8	끝자리 수 0,9	끝자리 수 1,2	끝자리 수 3,4	끝자리 수 5,6
12월	끝자리 수 7,8	끝자리 수 0,9	끝자리 수 1,2	끝자리 수 3,4	끝자리 수 5,6

1977	목	화	토	금	수
1월	끝자리 수 7,8	끝자리 수 0,9	끝자리 수 1,2	끝자리 수 3,4	끝자리 수 5,6
2월	끝자리 수 6,7	끝자리 수 8,9	끝자리 수 0,1	끝자리 수 2,3	끝자리 수 4,5
3월	끝자리 수 8,9	끝자리 수 0,1	끝자리 수 2,3	끝자리 수 4,5	끝자리 수 6,7
4월	끝자리 수 7,8	끝자리 수 0,9	끝자리 수 1,2	끝자리 수 3,4	끝자리 수 5,6
5월	끝자리 수 7,8	끝자리 수 0,9	끝자리 수 1,2	끝자리 수 3,4	끝자리 수 5,6
6월	끝자리 수 6,7	끝자리 수 8,9	끝자리 수 0,1	끝자리 수 2,3	끝자리 수 4,5
7월	끝자리 수 6,7	끝자리 수 8,9	끝자리 수 0,1	끝자리 수 2,3	끝자리 수 4,5
8월	끝자리 수 5,6	끝자리 수 7,8	끝자리 수 0,9	끝자리 수 1,2	끝자리 수 3,4
9월	끝자리 수 4,5	끝자리 수 6,7	끝자리 수 8,9	끝자리 수 0,1	끝자리 수 2,3
10월	끝자리 수 4,5	끝자리 수 6,7	끝자리 수 8,9	끝자리 수 0,1	끝자리 수 2,3
11월	끝자리 수 3,4	끝자리 수 5,6	끝자리 수 7,8	끝자리 수 0,9	끝자리 수 1,2
12월	끝자리 수 3,4	끝자리 수 5,6	끝자리 수 7,8	끝자리 수 0,9	끝자리 수 1,2

1981	목	화	토	금	수
1월	끝자리 수 6,7	끝자리 수 8,9	끝자리 수 0,1	끝자리 수 2,3	끝자리 수 4,5
2월	끝자리 수 5,6	끝자리 수 7,8	끝자리 수 0,9	끝자리 수 1,2	끝자리 수 3,4
3월	끝자리 수 7,8	끝자리 수 0,9	끝자리 수 1,2	끝자리 수 3,4	끝자리 수 5,6
4월	끝자리 수 6,7	끝자리 수 8,9	끝자리 수 0,1	끝자리 수 2,3	끝자리 수 4,5
5월	끝자리 수 6,7	끝자리 수 8,9	끝자리 수 0,1	끝자리 수 2,3	끝자리 수 4,5
6월	끝자리 수 5,6	끝자리 수 7,8	끝자리 수 0,9	끝자리 수 1,2	끝자리 수 3,4
7월	끝자리 수 5,6	끝자리 수 7,8	끝자리 수 0,9	끝자리 수 1,2	끝자리 수 3,4
8월	끝자리 수 4,5	끝자리 수 6,7	끝자리 수 8,9	끝자리 수 0,1	끝자리 수 2,3
9월	끝자리 수 3,4	끝자리 수 5,6	끝자리 수 7,8	끝자리 수 0,9	끝자리 수 1,2
10월	끝자리 수 3,4	끝자리 수 5,6	끝자리 수 7,8	끝자리 수 0,9	끝자리 수 1,2
11월	끝자리 수 2,3	끝자리 수 4,5	끝자리 수 6,7	끝자리 수 8,9	끝자리 수 0,1
12월	끝자리 수 2,3	끝자리 수 4,5	끝자리 수 6,7	끝자리 수 8,9	끝자리 수 0,1

1978	목	화	토	금	수
1월	끝자리 수 2,3	끝자리 수 4,5	끝자리 수 6,7	끝자리 수 8,9	끝자리 수 0,1
2월	끝자리 수 1,2	끝자리 수 3,4	끝자리 수 5,6	끝자리 수 7,8	끝자리 수 0,9
3월	끝자리 수 3,4	끝자리 수 5,6	끝자리 수 7,8	끝자리 수 0,9	끝자리 수 1,2
4월	끝자리 수 2,3	끝자리 수 4,5	끝자리 수 6,7	끝자리 수 8,9	끝자리 수 0,1
5월	끝자리 수 2,3	끝자리 수 4,5	끝자리 수 6,7	끝자리 수 8,9	끝자리 수 0,1
6월	끝자리 수 1,2	끝자리 수 3,4	끝자리 수 5,6	끝자리 수 7,8	끝자리 수 0,9
7월	끝자리 수 1,2	끝자리 수 3,4	끝자리 수 5,6	끝자리 수 7,8	끝자리 수 0,9
8월	끝자리 수 0,1	끝자리 수 2,3	끝자리 수 4,5	끝자리 수 6,7	끝자리 수 8,9
9월	끝자리 수 0,9	끝자리 수 1,2	끝자리 수 3,4	끝자리 수 5,6	끝자리 수 7,8
10월	끝자리 수 0,9	끝자리 수 1,2	끝자리 수 3,4	끝자리 수 5,6	끝자리 수 7,8
11월	끝자리 수 8,9	끝자리 수 0,1	끝자리 수 2,3	끝자리 수 4,5	끝자리 수 6,7
12월	끝자리 수 8,9	끝자리 수 0,1	끝자리 수 2,3	끝자리 수 4,5	끝자리 수 6,7

1982	목	화	토	금	수
1월	끝자리 수 1,2	끝자리 수 3,4	끝자리 수 5,6	끝자리 수 7,8	끝자리 수 0,9
2월	끝자리 수 0,1	끝자리 수 2,3	끝자리 수 4,5	끝자리 수 6,7	끝자리 수 8,9
3월	끝자리 수 2,3	끝자리 수 4,5	끝자리 수 6,7	끝자리 수 8,9	끝자리 수 0,1
4월	끝자리 수 1,2	끝자리 수 3,4	끝자리 수 5,6	끝자리 수 7,8	끝자리 수 0,9
5월	끝자리 수 1,2	끝자리 수 3,4	끝자리 수 5,6	끝자리 수 7,8	끝자리 수 0,9
6월	끝자리 수 0,1	끝자리 수 2,3	끝자리 수 4,5	끝자리 수 6,7	끝자리 수 8,9
7월	끝자리 수 0,1	끝자리 수 2,3	끝자리 수 4,5	끝자리 수 6,7	끝자리 수 8,9
8월	끝자리 수 0,9	끝자리 수 1,2	끝자리 수 3,4	끝자리 수 5,6	끝자리 수 7,8
9월	끝자리 수 8,9	끝자리 수 0,1	끝자리 수 2,3	끝자리 수 4,5	끝자리 수 6,7
10월	끝자리 수 8,9	끝자리 수 0,1	끝자리 수 2,3	끝자리 수 4,5	끝자리 수 6,7
11월	끝자리 수 7,8	끝자리 수 0,9	끝자리 수 1,2	끝자리 수 3,4	끝자리 수 5,6
12월	끝자리 수 7,8	끝자리 수 0,9	끝자리 수 1,2	끝자리 수 3,4	끝자리 수 5,6

1979	목	화	토	금	수
1월	끝자리 수 7,8	끝자리 수 0,9	끝자리 수 1,2	끝자리 수 3,4	끝자리 수 5,6
2월	끝자리 수 6,7	끝자리 수 8,9	끝자리 수 0,1	끝자리 수 2,3	끝자리 수 4,5
3월	끝자리 수 8,9	끝자리 수 0,1	끝자리 수 2,3	끝자리 수 4,5	끝자리 수 6,7
4월	끝자리 수 7,8	끝자리 수 0,9	끝자리 수 1,2	끝자리 수 3,4	끝자리 수 5,6
5월	끝자리 수 7,8	끝자리 수 0,9	끝자리 수 1,2	끝자리 수 3,4	끝자리 수 5,6
6월	끝자리 수 6,7	끝자리 수 8,9	끝자리 수 0,1	끝자리 수 2,3	끝자리 수 4,5
7월	끝자리 수 6,7	끝자리 수 8,9	끝자리 수 0,1	끝자리 수 2,3	끝자리 수 4,5
8월	끝자리 수 5,6	끝자리 수 7,8	끝자리 수 0,9	끝자리 수 1,2	끝자리 수 3,4
9월	끝자리 수 4,5	끝자리 수 6,7	끝자리 수 8,9	끝자리 수 0,1	끝자리 수 2,3
10월	끝자리 수 4,5	끝자리 수 6,7	끝자리 수 8,9	끝자리 수 0,1	끝자리 수 2,3
11월	끝자리 수 3,4	끝자리 수 5,6	끝자리 수 7,8	끝자리 수 0,9	끝자리 수 1,2
12월	끝자리 수 3,4	끝자리 수 5,6	끝자리 수 7,8	끝자리 수 0,9	끝자리 수 1,2

1983	목	화	토	금	수
1월	끝자리 수 6,7	끝자리 수 8,9	끝자리 수 0,1	끝자리 수 2,3	끝자리 수 4,5
2월	끝자리 수 5,6	끝자리 수 7,8	끝자리 수 0,9	끝자리 수 1,2	끝자리 수 3,4
3월	끝자리 수 7,8	끝자리 수 0,9	끝자리 수 1,2	끝자리 수 3,4	끝자리 수 5,6
4월	끝자리 수 6,7	끝자리 수 8,9	끝자리 수 0,1	끝자리 수 2,3	끝자리 수 4,5
5월	끝자리 수 6,7	끝자리 수 8,9	끝자리 수 0,1	끝자리 수 2,3	끝자리 수 4,5
6월	끝자리 수 5,6	끝자리 수 7,8	끝자리 수 0,9	끝자리 수 1,2	끝자리 수 3,4
7월	끝자리 수 5,6	끝자리 수 7,8	끝자리 수 0,9	끝자리 수 1,2	끝자리 수 3,4
8월	끝자리 수 4,5	끝자리 수 6,7	끝자리 수 8,9	끝자리 수 0,1	끝자리 수 2,3
9월	끝자리 수 3,4	끝자리 수 5,6	끝자리 수 7,8	끝자리 수 0,9	끝자리 수 1,2
10월	끝자리 수 3,4	끝자리 수 5,6	끝자리 수 7,8	끝자리 수 0,9	끝자리 수 1,2
11월	끝자리 수 2,3	끝자리 수 4,5	끝자리 수 6,7	끝자리 수 8,9	끝자리 수 0,1
12월	끝자리 수 2,3	끝자리 수 4,5	끝자리 수 6,7	끝자리 수 8,9	끝자리 수 0,1

1984	목	화	토	금	수
1월	끝자리 수 1,2	끝자리 수 3,4	끝자리 수 5,6	끝자리 수 7,8	끝자리 수 0,9
2월	끝자리 수 0,1	끝자리 수 2,3	끝자리 수 4,5	끝자리 수 6,7	끝자리 수 8,9
3월	끝자리 수 1,2	끝자리 수 3,4	끝자리 수 5,6	끝자리 수 7,8	끝자리 수 0,9
4월	끝자리 수 0,1	끝자리 수 2,3	끝자리 수 4,5	끝자리 수 6,7	끝자리 수 8,9
5월	끝자리 수 0,1	끝자리 수 2,3	끝자리 수 4,5	끝자리 수 6,7	끝자리 수 8,9
6월	끝자리 수 0,9	끝자리 수 1,2	끝자리 수 3,4	끝자리 수 5,6	끝자리 수 7,8
7월	끝자리 수 0,9	끝자리 수 1,2	끝자리 수 3,4	끝자리 수 5,6	끝자리 수 7,8
8월	끝자리 수 8,9	끝자리 수 0,1	끝자리 수 2,3	끝자리 수 4,5	끝자리 수 6,7
9월	끝자리 수 7,8	끝자리 수 0,9	끝자리 수 1,2	끝자리 수 3,4	끝자리 수 5,6
10월	끝자리 수 7,8	끝자리 수 0,9	끝자리 수 1,2	끝자리 수 3,4	끝자리 수 5,6
11월	끝자리 수 6,7	끝자리 수 8,9	끝자리 수 0,1	끝자리 수 2,3	끝자리 수 4,5
12월	끝자리 수 6,7	끝자리 수 8,9	끝자리 수 0,1	끝자리 수 2,3	끝자리 수 4,5

1988	목	화	토	금	수
1월	끝자리 수 0,1	끝자리 수 2,3	끝자리 수 4,5	끝자리 수 6,7	끝자리 수 8,9
2월	끝자리 수 0,9	끝자리 수 1,2	끝자리 수 3,4	끝자리 수 5,6	끝자리 수 7,8
3월	끝자리 수 0,1	끝자리 수 2,3	끝자리 수 4,5	끝자리 수 6,7	끝자리 수 8,9
4월	끝자리 수 0,9	끝자리 수 1,2	끝자리 수 3,4	끝자리 수 5,6	끝자리 수 7,8
5월	끝자리 수 0,9	끝자리 수 1,2	끝자리 수 3,4	끝자리 수 5,6	끝자리 수 7,8
6월	끝자리 수 8,9	끝자리 수 0,1	끝자리 수 2,3	끝자리 수 4,5	끝자리 수 6,7
7월	끝자리 수 8,9	끝자리 수 0,1	끝자리 수 2,3	끝자리 수 4,5	끝자리 수 6,7
8월	끝자리 수 7,8	끝자리 수 0,9	끝자리 수 1,2	끝자리 수 3,4	끝자리 수 5,6
9월	끝자리 수 6,7	끝자리 수 8,9	끝자리 수 0,1	끝자리 수 2,3	끝자리 수 4,5
10월	끝자리 수 6,7	끝자리 수 8,9	끝자리 수 0,1	끝자리 수 2,3	끝자리 수 4,5
11월	끝자리 수 5,6	끝자리 수 7,8	끝자리 수 0,9	끝자리 수 1,2	끝자리 수 3,4
12월	끝자리 수 5,6	끝자리 수 7,8	끝자리 수 0,9	끝자리 수 1,2	끝자리 수 3,4

1985	목	화	토	금	수
1월	끝자리 수 5,6	끝자리 수 7,8	끝자리 수 0,9	끝자리 수 1,2	끝자리 수 3,4
2월	끝자리 수 4,5	끝자리 수 6,7	끝자리 수 8,9	끝자리 수 0,1	끝자리 수 2,3
3월	끝자리 수 6,7	끝자리 수 8,9	끝자리 수 0,1	끝자리 수 2,3	끝자리 수 4,5
4월	끝자리 수 5,6	끝자리 수 7,8	끝자리 수 0,9	끝자리 수 1,2	끝자리 수 3,4
5월	끝자리 수 5,6	끝자리 수 7,8	끝자리 수 0,9	끝자리 수 1,2	끝자리 수 3,4
6월	끝자리 수 4,5	끝자리 수 6,7	끝자리 수 8,9	끝자리 수 0,1	끝자리 수 2,3
7월	끝자리 수 4,5	끝자리 수 6,7	끝자리 수 8,9	끝자리 수 0,1	끝자리 수 2,3
8월	끝자리 수 3,4	끝자리 수 5,6	끝자리 수 7,8	끝자리 수 0,9	끝자리 수 1,2
9월	끝자리 수 2,3	끝자리 수 4,5	끝자리 수 6,7	끝자리 수 8,9	끝자리 수 0,1
10월	끝자리 수 2,3	끝자리 수 4,5	끝자리 수 6,7	끝자리 수 8,9	끝자리 수 0,1
11월	끝자리 수 1,2	끝자리 수 3,4	끝자리 수 5,6	끝자리 수 7,8	끝자리 수 0,9
12월	끝자리 수 1,2	끝자리 수 3,4	끝자리 수 5,6	끝자리 수 7,8	끝자리 수 0,9

1989	목	화	토	금	수
1월	끝자리 수 4,5	끝자리 수 6,7	끝자리 수 8,9	끝자리 수 0,1	끝자리 수 2,3
2월	끝자리 수 3,4	끝자리 수 5,6	끝자리 수 7,8	끝자리 수 0,9	끝자리 수 1,2
3월	끝자리 수 5,6	끝자리 수 7,8	끝자리 수 0,9	끝자리 수 1,2	끝자리 수 3,4
4월	끝자리 수 4,5	끝자리 수 6,7	끝자리 수 8,9	끝자리 수 0,1	끝자리 수 2,3
5월	끝자리 수 4,5	끝자리 수 6,7	끝자리 수 8,9	끝자리 수 0,1	끝자리 수 2,3
6월	끝자리 수 3,4	끝자리 수 5,6	끝자리 수 7,8	끝자리 수 0,9	끝자리 수 1,2
7월	끝자리 수 3,4	끝자리 수 5,6	끝자리 수 7,8	끝자리 수 0,9	끝자리 수 1,2
8월	끝자리 수 2,3	끝자리 수 4,5	끝자리 수 6,7	끝자리 수 8,9	끝자리 수 0,1
9월	끝자리 수 1,2	끝자리 수 3,4	끝자리 수 5,6	끝자리 수 7,8	끝자리 수 0,9
10월	끝자리 수 1,2	끝자리 수 3,4	끝자리 수 5,6	끝자리 수 7,8	끝자리 수 0,9
11월	끝자리 수 0,1	끝자리 수 2,3	끝자리 수 4,5	끝자리 수 6,7	끝자리 수 8,9
12월	끝자리 수 0,1	끝자리 수 2,3	끝자리 수 4,5	끝자리 수 6,7	끝자리 수 8,9

1986	목	화	토	금	수
1월	끝자리 수 0,1	끝자리 수 2,3	끝자리 수 4,5	끝자리 수 6,7	끝자리 수 8,9
2월	끝자리 수 0,9	끝자리 수 1,2	끝자리 수 3,4	끝자리 수 5,6	끝자리 수 7,8
3월	끝자리 수 1,2	끝자리 수 3,4	끝자리 수 5,6	끝자리 수 7,8	끝자리 수 0,9
4월	끝자리 수 0,1	끝자리 수 2,3	끝자리 수 4,5	끝자리 수 6,7	끝자리 수 8,9
5월	끝자리 수 0,1	끝자리 수 2,3	끝자리 수 4,5	끝자리 수 6,7	끝자리 수 8,9
6월	끝자리 수 0,9	끝자리 수 1,2	끝자리 수 3,4	끝자리 수 5,6	끝자리 수 7,8
7월	끝자리 수 0,9	끝자리 수 1,2	끝자리 수 3,4	끝자리 수 5,6	끝자리 수 7,8
8월	끝자리 수 8,9	끝자리 수 0,1	끝자리 수 2,3	끝자리 수 4,5	끝자리 수 6,7
9월	끝자리 수 7,8	끝자리 수 0,9	끝자리 수 1,2	끝자리 수 3,4	끝자리 수 5,6
10월	끝자리 수 7,8	끝자리 수 0,9	끝자리 수 1,2	끝자리 수 3,4	끝자리 수 5,6
11월	끝자리 수 6,7	끝자리 수 8,9	끝자리 수 0,1	끝자리 수 2,3	끝자리 수 4,5
12월	끝자리 수 6,7	끝자리 수 8,9	끝자리 수 0,1	끝자리 수 2,3	끝자리 수 4,5

1990	목	화	토	금	수
1월	끝자리 수 0,9	끝자리 수 1,2	끝자리 수 3,4	끝자리 수 5,6	끝자리 수 7,8
2월	끝자리 수 8,9	끝자리 수 0,1	끝자리 수 2,3	끝자리 수 4,5	끝자리 수 6,7
3월	끝자리 수 0,1	끝자리 수 2,3	끝자리 수 4,5	끝자리 수 6,7	끝자리 수 8,9
4월	끝자리 수 0,9	끝자리 수 1,2	끝자리 수 3,4	끝자리 수 5,6	끝자리 수 7,8
5월	끝자리 수 0,9	끝자리 수 1,2	끝자리 수 3,4	끝자리 수 5,6	끝자리 수 7,8
6월	끝자리 수 8,9	끝자리 수 0,1	끝자리 수 2,3	끝자리 수 4,5	끝자리 수 6,7
7월	끝자리 수 8,9	끝자리 수 0,1	끝자리 수 2,3	끝자리 수 4,5	끝자리 수 6,7
8월	끝자리 수 7,8	끝자리 수 0,9	끝자리 수 1,2	끝자리 수 3,4	끝자리 수 5,6
9월	끝자리 수 6,7	끝자리 수 8,9	끝자리 수 0,1	끝자리 수 2,3	끝자리 수 4,5
10월	끝자리 수 6,7	끝자리 수 8,9	끝자리 수 0,1	끝자리 수 2,3	끝자리 수 4,5
11월	끝자리 수 5,6	끝자리 수 7,8	끝자리 수 0,9	끝자리 수 1,2	끝자리 수 3,4
12월	끝자리 수 5,6	끝자리 수 7,8	끝자리 수 0,9	끝자리 수 1,2	끝자리 수 3,4

1987	목	화	토	금	수
1월	끝자리 수 5,6	끝자리 수 7,8	끝자리 수 0,9	끝자리 수 1,2	끝자리 수 3,4
2월	끝자리 수 4,5	끝자리 수 6,7	끝자리 수 8,9	끝자리 수 0,1	끝자리 수 2,3
3월	끝자리 수 6,7	끝자리 수 8,9	끝자리 수 0,1	끝자리 수 2,3	끝자리 수 4,5
4월	끝자리 수 5,6	끝자리 수 7,8	끝자리 수 0,9	끝자리 수 1,2	끝자리 수 3,4
5월	끝자리 수 5,6	끝자리 수 7,8	끝자리 수 0,9	끝자리 수 1,2	끝자리 수 3,4
6월	끝자리 수 4,5	끝자리 수 6,7	끝자리 수 8,9	끝자리 수 0,1	끝자리 수 2,3
7월	끝자리 수 4,5	끝자리 수 6,7	끝자리 수 8,9	끝자리 수 0,1	끝자리 수 2,3
8월	끝자리 수 3,4	끝자리 수 5,6	끝자리 수 7,8	끝자리 수 0,9	끝자리 수 1,2
9월	끝자리 수 2,3	끝자리 수 4,5	끝자리 수 6,7	끝자리 수 8,9	끝자리 수 0,1
10월	끝자리 수 2,3	끝자리 수 4,5	끝자리 수 6,7	끝자리 수 8,9	끝자리 수 0,1
11월	끝자리 수 1,2	끝자리 수 3,4	끝자리 수 5,6	끝자리 수 7,8	끝자리 수 0,9
12월	끝자리 수 1,2	끝자리 수 3,4	끝자리 수 5,6	끝자리 수 7,8	끝자리 수 0,9

1991	목	화	토	금	수
1월	끝자리 수 4,5	끝자리 수 6,7	끝자리 수 8,9	끝자리 수 0,1	끝자리 수 2,3
2월	끝자리 수 3,4	끝자리 수 5,6	끝자리 수 7,8	끝자리 수 0,9	끝자리 수 1,2
3월	끝자리 수 5,6	끝자리 수 7,8	끝자리 수 0,9	끝자리 수 1,2	끝자리 수 3,4
4월	끝자리 수 4,5	끝자리 수 6,7	끝자리 수 8,9	끝자리 수 0,1	끝자리 수 2,3
5월	끝자리 수 4,5	끝자리 수 6,7	끝자리 수 8,9	끝자리 수 0,1	끝자리 수 2,3
6월	끝자리 수 3,4	끝자리 수 5,6	끝자리 수 7,8	끝자리 수 0,9	끝자리 수 1,2
7월	끝자리 수 3,4	끝자리 수 5,6	끝자리 수 7,8	끝자리 수 0,9	끝자리 수 1,2
8월	끝자리 수 2,3	끝자리 수 4,5	끝자리 수 6,7	끝자리 수 8,9	끝자리 수 0,1
9월	끝자리 수 1,2	끝자리 수 3,4	끝자리 수 5,6	끝자리 수 7,8	끝자리 수 0,9
10월	끝자리 수 1,2	끝자리 수 3,4	끝자리 수 5,6	끝자리 수 7,8	끝자리 수 0,9
11월	끝자리 수 0,1	끝자리 수 2,3	끝자리 수 4,5	끝자리 수 6,7	끝자리 수 8,9
12월	끝자리 수 0,1	끝자리 수 2,3	끝자리 수 4,5	끝자리 수 6,7	끝자리 수 8,9

1992	목	화	토	금	수
1월	끝자리 수 0,9	끝자리 수 1,2	끝자리 수 3,4	끝자리 수 5,6	끝자리 수 7,8
2월	끝자리 수 8,9	끝자리 수 0,1	끝자리 수 2,3	끝자리 수 4,5	끝자리 수 6,7
3월	끝자리 수 0,9	끝자리 수 1,2	끝자리 수 3,4	끝자리 수 5,6	끝자리 수 7,8
4월	끝자리 수 8,9	끝자리 수 0,1	끝자리 수 2,3	끝자리 수 4,5	끝자리 수 6,7
5월	끝자리 수 8,9	끝자리 수 0,1	끝자리 수 2,3	끝자리 수 4,5	끝자리 수 6,7
6월	끝자리 수 7,8	끝자리 수 0,9	끝자리 수 1,2	끝자리 수 3,4	끝자리 수 5,6
7월	끝자리 수 7,8	끝자리 수 0,9	끝자리 수 1,2	끝자리 수 3,4	끝자리 수 5,6
8월	끝자리 수 6,7	끝자리 수 8,9	끝자리 수 0,1	끝자리 수 2,3	끝자리 수 4,5
9월	끝자리 수 5,6	끝자리 수 7,8	끝자리 수 0,9	끝자리 수 1,2	끝자리 수 3,4
10월	끝자리 수 5,6	끝자리 수 7,8	끝자리 수 0,9	끝자리 수 1,2	끝자리 수 3,4
11월	끝자리 수 4,5	끝자리 수 6,7	끝자리 수 8,9	끝자리 수 0,1	끝자리 수 2,3
12월	끝자리 수 4,5	끝자리 수 6,7	끝자리 수 8,9	끝자리 수 0,1	끝자리 수 2,3

1996	목	화	토	금	수
1월	끝자리 수 8,9	끝자리 수 0,1	끝자리 수 2,3	끝자리 수 4,5	끝자리 수 6,7
2월	끝자리 수 7,8	끝자리 수 0,9	끝자리 수 1,2	끝자리 수 3,4	끝자리 수 5,6
3월	끝자리 수 8,9	끝자리 수 0,1	끝자리 수 2,3	끝자리 수 4,5	끝자리 수 6,7
4월	끝자리 수 7,8	끝자리 수 0,9	끝자리 수 1,2	끝자리 수 3,4	끝자리 수 5,6
5월	끝자리 수 7,8	끝자리 수 0,9	끝자리 수 1,2	끝자리 수 3,4	끝자리 수 5,6
6월	끝자리 수 6,7	끝자리 수 8,9	끝자리 수 0,1	끝자리 수 2,3	끝자리 수 4,5
7월	끝자리 수 6,7	끝자리 수 8,9	끝자리 수 0,1	끝자리 수 2,3	끝자리 수 4,5
8월	끝자리 수 5,6	끝자리 수 7,8	끝자리 수 0,9	끝자리 수 1,2	끝자리 수 3,4
9월	끝자리 수 4,5	끝자리 수 6,7	끝자리 수 8,9	끝자리 수 0,1	끝자리 수 2,3
10월	끝자리 수 4,5	끝자리 수 6,7	끝자리 수 8,9	끝자리 수 0,1	끝자리 수 2,3
11월	끝자리 수 3,4	끝자리 수 5,6	끝자리 수 7,8	끝자리 수 0,9	끝자리 수 1,2
12월	끝자리 수 3,4	끝자리 수 5,6	끝자리 수 7,8	끝자리 수 0,9	끝자리 수 1,2

1993	목	화	토	금	수
1월	끝자리 수 3,4	끝자리 수 5,6	끝자리 수 7,8	끝자리 수 0,9	끝자리 수 1,2
2월	끝자리 수 2,3	끝자리 수 4,5	끝자리 수 6,7	끝자리 수 8,9	끝자리 수 0,1
3월	끝자리 수 4,5	끝자리 수 6,7	끝자리 수 8,9	끝자리 수 0,1	끝자리 수 2,3
4월	끝자리 수 3,4	끝자리 수 5,6	끝자리 수 7,8	끝자리 수 0,9	끝자리 수 1,2
5월	끝자리 수 3,4	끝자리 수 5,6	끝자리 수 7,8	끝자리 수 0,9	끝자리 수 1,2
6월	끝자리 수 2,3	끝자리 수 4,5	끝자리 수 6,7	끝자리 수 8,9	끝자리 수 0,1
7월	끝자리 수 2,3	끝자리 수 4,5	끝자리 수 6,7	끝자리 수 8,9	끝자리 수 0,1
8월	끝자리 수 1,2	끝자리 수 3,4	끝자리 수 5,6	끝자리 수 7,8	끝자리 수 0,9
9월	끝자리 수 0,1	끝자리 수 2,3	끝자리 수 4,5	끝자리 수 6,7	끝자리 수 8,9
10월	끝자리 수 0,1	끝자리 수 2,3	끝자리 수 4,5	끝자리 수 6,7	끝자리 수 8,9
11월	끝자리 수 0,9	끝자리 수 1,2	끝자리 수 3,4	끝자리 수 5,6	끝자리 수 7,8
12월	끝자리 수 0,9	끝자리 수 1,2	끝자리 수 3,4	끝자리 수 5,6	끝자리 수 7,8

1997	목	화	토	금	수
1월	끝자리 수 2,3	끝자리 수 4,5	끝자리 수 6,7	끝자리 수 8,9	끝자리 수 0,1
2월	끝자리 수 1,2	끝자리 수 3,4	끝자리 수 5,6	끝자리 수 7,8	끝자리 수 0,9
3월	끝자리 수 3,4	끝자리 수 5,6	끝자리 수 7,8	끝자리 수 0,9	끝자리 수 1,2
4월	끝자리 수 2,3	끝자리 수 4,5	끝자리 수 6,7	끝자리 수 8,9	끝자리 수 0,1
5월	끝자리 수 2,3	끝자리 수 4,5	끝자리 수 6,7	끝자리 수 8,9	끝자리 수 0,1
6월	끝자리 수 1,2	끝자리 수 3,4	끝자리 수 5,6	끝자리 수 7,8	끝자리 수 0,9
7월	끝자리 수 1,2	끝자리 수 3,4	끝자리 수 5,6	끝자리 수 7,8	끝자리 수 0,9
8월	끝자리 수 0,1	끝자리 수 2,3	끝자리 수 4,5	끝자리 수 6,7	끝자리 수 8,9
9월	끝자리 수 0,9	끝자리 수 1,2	끝자리 수 3,4	끝자리 수 5,6	끝자리 수 7,8
10월	끝자리 수 0,9	끝자리 수 1,2	끝자리 수 3,4	끝자리 수 5,6	끝자리 수 7,8
11월	끝자리 수 8,9	끝자리 수 0,1	끝자리 수 2,3	끝자리 수 4,5	끝자리 수 6,7
12월	끝자리 수 8,9	끝자리 수 0,1	끝자리 수 2,3	끝자리 수 4,5	끝자리 수 6,7

1994	목	화	토	금	수
1월	끝자리 수 8,9	끝자리 수 0,1	끝자리 수 2,3	끝자리 수 4,5	끝자리 수 6,7
2월	끝자리 수 7,8	끝자리 수 0,9	끝자리 수 1,2	끝자리 수 3,4	끝자리 수 5,6
3월	끝자리 수 0,9	끝자리 수 1,2	끝자리 수 3,4	끝자리 수 5,6	끝자리 수 7,8
4월	끝자리 수 8,9	끝자리 수 0,1	끝자리 수 2,3	끝자리 수 4,5	끝자리 수 6,7
5월	끝자리 수 8,9	끝자리 수 0,1	끝자리 수 2,3	끝자리 수 4,5	끝자리 수 6,7
6월	끝자리 수 7,8	끝자리 수 0,9	끝자리 수 1,2	끝자리 수 3,4	끝자리 수 5,6
7월	끝자리 수 7,8	끝자리 수 0,9	끝자리 수 1,2	끝자리 수 3,4	끝자리 수 5,6
8월	끝자리 수 6,7	끝자리 수 8,9	끝자리 수 0,1	끝자리 수 2,3	끝자리 수 4,5
9월	끝자리 수 5,6	끝자리 수 7,8	끝자리 수 0,9	끝자리 수 1,2	끝자리 수 3,4
10월	끝자리 수 5,6	끝자리 수 7,8	끝자리 수 0,9	끝자리 수 1,2	끝자리 수 3,4
11월	끝자리 수 4,5	끝자리 수 6,7	끝자리 수 8,9	끝자리 수 0,1	끝자리 수 2,3
12월	끝자리 수 4,5	끝자리 수 6,7	끝자리 수 8,9	끝자리 수 0,1	끝자리 수 2,3

1998	목	화	토	금	수
1월	끝자리 수 7,8	끝자리 수 0,9	끝자리 수 1,2	끝자리 수 3,4	끝자리 수 5,6
2월	끝자리 수 6,7	끝자리 수 8,9	끝자리 수 0,1	끝자리 수 2,3	끝자리 수 4,5
3월	끝자리 수 8,9	끝자리 수 0,1	끝자리 수 2,3	끝자리 수 4,5	끝자리 수 6,7
4월	끝자리 수 7,8	끝자리 수 0,9	끝자리 수 1,2	끝자리 수 3,4	끝자리 수 5,6
5월	끝자리 수 7,8	끝자리 수 0,9	끝자리 수 1,2	끝자리 수 3,4	끝자리 수 5,6
6월	끝자리 수 6,7	끝자리 수 8,9	끝자리 수 0,1	끝자리 수 2,3	끝자리 수 4,5
7월	끝자리 수 6,7	끝자리 수 8,9	끝자리 수 0,1	끝자리 수 2,3	끝자리 수 4,5
8월	끝자리 수 5,6	끝자리 수 7,8	끝자리 수 0,9	끝자리 수 1,2	끝자리 수 3,4
9월	끝자리 수 4,5	끝자리 수 6,7	끝자리 수 8,9	끝자리 수 0,1	끝자리 수 2,3
10월	끝자리 수 4,5	끝자리 수 6,7	끝자리 수 8,9	끝자리 수 0,1	끝자리 수 2,3
11월	끝자리 수 3,4	끝자리 수 5,6	끝자리 수 7,8	끝자리 수 0,9	끝자리 수 1,2
12월	끝자리 수 3,4	끝자리 수 5,6	끝자리 수 7,8	끝자리 수 0,9	끝자리 수 1,2

1995	목	화	토	금	수
1월	끝자리 수 3,4	끝자리 수 5,6	끝자리 수 7,8	끝자리 수 0,9	끝자리 수 1,2
2월	끝자리 수 2,3	끝자리 수 4,5	끝자리 수 6,7	끝자리 수 8,9	끝자리 수 0,1
3월	끝자리 수 4,5	끝자리 수 6,7	끝자리 수 8,9	끝자리 수 0,1	끝자리 수 2,3
4월	끝자리 수 3,4	끝자리 수 5,6	끝자리 수 7,8	끝자리 수 0,9	끝자리 수 1,2
5월	끝자리 수 3,4	끝자리 수 5,6	끝자리 수 7,8	끝자리 수 0,9	끝자리 수 1,2
6월	끝자리 수 2,3	끝자리 수 4,5	끝자리 수 6,7	끝자리 수 8,9	끝자리 수 0,1
7월	끝자리 수 2,3	끝자리 수 4,5	끝자리 수 6,7	끝자리 수 8,9	끝자리 수 0,1
8월	끝자리 수 1,2	끝자리 수 3,4	끝자리 수 5,6	끝자리 수 7,8	끝자리 수 0,9
9월	끝자리 수 0,1	끝자리 수 2,3	끝자리 수 4,5	끝자리 수 6,7	끝자리 수 8,9
10월	끝자리 수 0,1	끝자리 수 2,3	끝자리 수 4,5	끝자리 수 6,7	끝자리 수 8,9
11월	끝자리 수 0,9	끝자리 수 1,2	끝자리 수 3,4	끝자리 수 5,6	끝자리 수 7,8
12월	끝자리 수 0,9	끝자리 수 1,2	끝자리 수 3,4	끝자리 수 5,6	끝자리 수 7,8

1999	목	화	토	금	수
1월	끝자리 수 2,3	끝자리 수 4,5	끝자리 수 6,7	끝자리 수 8,9	끝자리 수 0,1
2월	끝자리 수 1,2	끝자리 수 3,4	끝자리 수 5,6	끝자리 수 7,8	끝자리 수 0,9
3월	끝자리 수 3,4	끝자리 수 5,6	끝자리 수 7,8	끝자리 수 0,9	끝자리 수 1,2
4월	끝자리 수 2,3	끝자리 수 4,5	끝자리 수 6,7	끝자리 수 8,9	끝자리 수 0,1
5월	끝자리 수 2,3	끝자리 수 4,5	끝자리 수 6,7	끝자리 수 8,9	끝자리 수 0,1
6월	끝자리 수 1,2	끝자리 수 3,4	끝자리 수 5,6	끝자리 수 7,8	끝자리 수 0,9
7월	끝자리 수 1,2	끝자리 수 3,4	끝자리 수 5,6	끝자리 수 7,8	끝자리 수 0,9
8월	끝자리 수 0,1	끝자리 수 2,3	끝자리 수 4,5	끝자리 수 6,7	끝자리 수 8,9
9월	끝자리 수 0,9	끝자리 수 1,2	끝자리 수 3,4	끝자리 수 5,6	끝자리 수 7,8
10월	끝자리 수 0,9	끝자리 수 1,2	끝자리 수 3,4	끝자리 수 5,6	끝자리 수 7,8
11월	끝자리 수 8,9	끝자리 수 0,1	끝자리 수 2,3	끝자리 수 4,5	끝자리 수 6,7
12월	끝자리 수 8,9	끝자리 수 0,1	끝자리 수 2,3	끝자리 수 4,5	끝자리 수 6,7

2000	목	화	토	금	수
1월	끝자리 수 7,8	끝자리 수 0,9	끝자리 수 1,2	끝자리 수 3,4	끝자리 수 5,6
2월	끝자리 수 6,7	끝자리 수 8,9	끝자리 수 0,1	끝자리 수 2,3	끝자리 수 4,5
3월	끝자리 수 7,8	끝자리 수 0,9	끝자리 수 1,2	끝자리 수 3,4	끝자리 수 5,6
4월	끝자리 수 6,7	끝자리 수 8,9	끝자리 수 0,1	끝자리 수 2,3	끝자리 수 4,5
5월	끝자리 수 6,7	끝자리 수 8,9	끝자리 수 0,1	끝자리 수 2,3	끝자리 수 4,5
6월	끝자리 수 5,6	끝자리 수 7,8	끝자리 수 0,9	끝자리 수 1,2	끝자리 수 3,4
7월	끝자리 수 5,6	끝자리 수 7,8	끝자리 수 0,9	끝자리 수 1,2	끝자리 수 3,4
8월	끝자리 수 4,5	끝자리 수 6,7	끝자리 수 8,9	끝자리 수 0,1	끝자리 수 2,3
9월	끝자리 수 3,4	끝자리 수 5,6	끝자리 수 7,8	끝자리 수 0,9	끝자리 수 1,2
10월	끝자리 수 3,4	끝자리 수 5,6	끝자리 수 7,8	끝자리 수 0,9	끝자리 수 1,2
11월	끝자리 수 2,3	끝자리 수 4,5	끝자리 수 6,7	끝자리 수 8,9	끝자리 수 0,1
12월	끝자리 수 2,3	끝자리 수 4,5	끝자리 수 6,7	끝자리 수 8,9	끝자리 수 0,1

2004	목	화	토	금	수
1월	끝자리 수 6,7	끝자리 수 8,9	끝자리 수 0,1	끝자리 수 2,3	끝자리 수 4,5
2월	끝자리 수 5,6	끝자리 수 7,8	끝자리 수 0,9	끝자리 수 1,2	끝자리 수 3,4
3월	끝자리 수 6,7	끝자리 수 8,9	끝자리 수 0,1	끝자리 수 2,3	끝자리 수 4,5
4월	끝자리 수 5,6	끝자리 수 7,8	끝자리 수 0,9	끝자리 수 1,2	끝자리 수 3,4
5월	끝자리 수 5,6	끝자리 수 7,8	끝자리 수 0,9	끝자리 수 1,2	끝자리 수 3,4
6월	끝자리 수 4,5	끝자리 수 6,7	끝자리 수 8,9	끝자리 수 0,1	끝자리 수 2,3
7월	끝자리 수 4,5	끝자리 수 6,7	끝자리 수 8,9	끝자리 수 0,1	끝자리 수 2,3
8월	끝자리 수 3,4	끝자리 수 5,6	끝자리 수 7,8	끝자리 수 0,9	끝자리 수 1,2
9월	끝자리 수 2,3	끝자리 수 4,5	끝자리 수 6,7	끝자리 수 8,9	끝자리 수 0,1
10월	끝자리 수 2,3	끝자리 수 4,5	끝자리 수 6,7	끝자리 수 8,9	끝자리 수 0,1
11월	끝자리 수 1,2	끝자리 수 3,4	끝자리 수 5,6	끝자리 수 7,8	끝자리 수 0,9
12월	끝자리 수 1,2	끝자리 수 3,4	끝자리 수 5,6	끝자리 수 7,8	끝자리 수 0,9

2001	목	화	토	금	수
1월	끝자리 수 1,2	끝자리 수 3,4	끝자리 수 5,6	끝자리 수 7,8	끝자리 수 0,9
2월	끝자리 수 0,1	끝자리 수 2,3	끝자리 수 4,5	끝자리 수 6,7	끝자리 수 8,9
3월	끝자리 수 2,3	끝자리 수 4,5	끝자리 수 6,7	끝자리 수 8,9	끝자리 수 0,1
4월	끝자리 수 1,2	끝자리 수 3,4	끝자리 수 5,6	끝자리 수 7,8	끝자리 수 0,9
5월	끝자리 수 1,2	끝자리 수 3,4	끝자리 수 5,6	끝자리 수 7,8	끝자리 수 0,9
6월	끝자리 수 0,1	끝자리 수 2,3	끝자리 수 4,5	끝자리 수 6,7	끝자리 수 8,9
7월	끝자리 수 0,1	끝자리 수 2,3	끝자리 수 4,5	끝자리 수 6,7	끝자리 수 8,9
8월	끝자리 수 0,9	끝자리 수 1,2	끝자리 수 3,4	끝자리 수 5,6	끝자리 수 7,8
9월	끝자리 수 8,9	끝자리 수 0,1	끝자리 수 2,3	끝자리 수 4,5	끝자리 수 6,7
10월	끝자리 수 8,9	끝자리 수 0,1	끝자리 수 2,3	끝자리 수 4,5	끝자리 수 6,7
11월	끝자리 수 7,8	끝자리 수 0,9	끝자리 수 1,2	끝자리 수 3,4	끝자리 수 5,6
12월	끝자리 수 7,8	끝자리 수 0,9	끝자리 수 1,2	끝자리 수 3,4	끝자리 수 5,6

2005	목	화	토	금	수
1월	끝자리 수 0,1	끝자리 수 2,3	끝자리 수 4,5	끝자리 수 6,7	끝자리 수 8,9
2월	끝자리 수 0,9	끝자리 수 1,2	끝자리 수 3,4	끝자리 수 5,6	끝자리 수 7,8
3월	끝자리 수 1,2	끝자리 수 3,4	끝자리 수 5,6	끝자리 수 7,8	끝자리 수 0,9
4월	끝자리 수 0,1	끝자리 수 2,3	끝자리 수 4,5	끝자리 수 6,7	끝자리 수 8,9
5월	끝자리 수 0,1	끝자리 수 2,3	끝자리 수 4,5	끝자리 수 6,7	끝자리 수 8,9
6월	끝자리 수 0,9	끝자리 수 1,2	끝자리 수 3,4	끝자리 수 5,6	끝자리 수 7,8
7월	끝자리 수 0,9	끝자리 수 1,2	끝자리 수 3,4	끝자리 수 5,6	끝자리 수 7,8
8월	끝자리 수 8,9	끝자리 수 0,1	끝자리 수 2,3	끝자리 수 4,5	끝자리 수 6,7
9월	끝자리 수 7,8	끝자리 수 0,9	끝자리 수 1,2	끝자리 수 3,4	끝자리 수 5,6
10월	끝자리 수 7,8	끝자리 수 0,9	끝자리 수 1,2	끝자리 수 3,4	끝자리 수 5,6
11월	끝자리 수 6,7	끝자리 수 8,9	끝자리 수 0,1	끝자리 수 2,3	끝자리 수 4,5
12월	끝자리 수 6,7	끝자리 수 8,9	끝자리 수 0,1	끝자리 수 2,3	끝자리 수 4,5

2002	목	화	토	금	수
1월	끝자리 수 6,7	끝자리 수 8,9	끝자리 수 0,1	끝자리 수 2,3	끝자리 수 4,5
2월	끝자리 수 5,6	끝자리 수 7,8	끝자리 수 0,9	끝자리 수 1,2	끝자리 수 3,4
3월	끝자리 수 7,8	끝자리 수 0,9	끝자리 수 1,2	끝자리 수 3,4	끝자리 수 5,6
4월	끝자리 수 6,7	끝자리 수 8,9	끝자리 수 0,1	끝자리 수 2,3	끝자리 수 4,5
5월	끝자리 수 6,7	끝자리 수 8,9	끝자리 수 0,1	끝자리 수 2,3	끝자리 수 4,5
6월	끝자리 수 5,6	끝자리 수 7,8	끝자리 수 0,9	끝자리 수 1,2	끝자리 수 3,4
7월	끝자리 수 5,6	끝자리 수 7,8	끝자리 수 0,9	끝자리 수 1,2	끝자리 수 3,4
8월	끝자리 수 4,5	끝자리 수 6,7	끝자리 수 8,9	끝자리 수 0,1	끝자리 수 2,3
9월	끝자리 수 3,4	끝자리 수 5,6	끝자리 수 7,8	끝자리 수 0,9	끝자리 수 1,2
10월	끝자리 수 3,4	끝자리 수 5,6	끝자리 수 7,8	끝자리 수 0,9	끝자리 수 1,2
11월	끝자리 수 2,3	끝자리 수 4,5	끝자리 수 6,7	끝자리 수 8,9	끝자리 수 0,1
12월	끝자리 수 2,3	끝자리 수 4,5	끝자리 수 6,7	끝자리 수 8,9	끝자리 수 0,1

2006	목	화	토	금	수
1월	끝자리 수 5,6	끝자리 수 7,8	끝자리 수 0,9	끝자리 수 1,2	끝자리 수 3,4
2월	끝자리 수 4,5	끝자리 수 6,7	끝자리 수 8,9	끝자리 수 0,1	끝자리 수 2,3
3월	끝자리 수 6,7	끝자리 수 8,9	끝자리 수 0,1	끝자리 수 2,3	끝자리 수 4,5
4월	끝자리 수 5,6	끝자리 수 7,8	끝자리 수 0,9	끝자리 수 1,2	끝자리 수 3,4
5월	끝자리 수 5,6	끝자리 수 7,8	끝자리 수 0,9	끝자리 수 1,2	끝자리 수 3,4
6월	끝자리 수 4,5	끝자리 수 6,7	끝자리 수 8,9	끝자리 수 0,1	끝자리 수 2,3
7월	끝자리 수 4,5	끝자리 수 6,7	끝자리 수 8,9	끝자리 수 0,1	끝자리 수 2,3
8월	끝자리 수 3,4	끝자리 수 5,6	끝자리 수 7,8	끝자리 수 0,9	끝자리 수 1,2
9월	끝자리 수 2,3	끝자리 수 4,5	끝자리 수 6,7	끝자리 수 8,9	끝자리 수 0,1
10월	끝자리 수 2,3	끝자리 수 4,5	끝자리 수 6,7	끝자리 수 8,9	끝자리 수 0,1
11월	끝자리 수 1,2	끝자리 수 3,4	끝자리 수 5,6	끝자리 수 7,8	끝자리 수 0,9
12월	끝자리 수 1,2	끝자리 수 3,4	끝자리 수 5,6	끝자리 수 7,8	끝자리 수 0,9

2003	목	화	토	금	수
1월	끝자리 수 1,2	끝자리 수 3,4	끝자리 수 5,6	끝자리 수 7,8	끝자리 수 0,9
2월	끝자리 수 0,1	끝자리 수 2,3	끝자리 수 4,5	끝자리 수 6,7	끝자리 수 8,9
3월	끝자리 수 2,3	끝자리 수 4,5	끝자리 수 6,7	끝자리 수 8,9	끝자리 수 0,1
4월	끝자리 수 1,2	끝자리 수 3,4	끝자리 수 5,6	끝자리 수 7,8	끝자리 수 0,9
5월	끝자리 수 1,2	끝자리 수 3,4	끝자리 수 5,6	끝자리 수 7,8	끝자리 수 0,9
6월	끝자리 수 0,1	끝자리 수 2,3	끝자리 수 4,5	끝자리 수 6,7	끝자리 수 8,9
7월	끝자리 수 0,1	끝자리 수 2,3	끝자리 수 4,5	끝자리 수 6,7	끝자리 수 8,9
8월	끝자리 수 0,9	끝자리 수 1,2	끝자리 수 3,4	끝자리 수 5,6	끝자리 수 7,8
9월	끝자리 수 8,9	끝자리 수 0,1	끝자리 수 2,3	끝자리 수 4,5	끝자리 수 6,7
10월	끝자리 수 8,9	끝자리 수 0,1	끝자리 수 2,3	끝자리 수 4,5	끝자리 수 6,7
11월	끝자리 수 7,8	끝자리 수 0,9	끝자리 수 1,2	끝자리 수 3,4	끝자리 수 5,6
12월	끝자리 수 7,8	끝자리 수 0,9	끝자리 수 1,2	끝자리 수 3,4	끝자리 수 5,6

2007	목	화	토	금	수
1월	끝자리 수 0,1	끝자리 수 2,3	끝자리 수 4,5	끝자리 수 6,7	끝자리 수 8,9
2월	끝자리 수 0,9	끝자리 수 1,2	끝자리 수 3,4	끝자리 수 5,6	끝자리 수 7,8
3월	끝자리 수 1,2	끝자리 수 3,4	끝자리 수 5,6	끝자리 수 7,8	끝자리 수 0,9
4월	끝자리 수 0,1	끝자리 수 2,3	끝자리 수 4,5	끝자리 수 6,7	끝자리 수 8,9
5월	끝자리 수 0,1	끝자리 수 2,3	끝자리 수 4,5	끝자리 수 6,7	끝자리 수 8,9
6월	끝자리 수 0,9	끝자리 수 1,2	끝자리 수 3,4	끝자리 수 5,6	끝자리 수 7,8
7월	끝자리 수 0,9	끝자리 수 1,2	끝자리 수 3,4	끝자리 수 5,6	끝자리 수 7,8
8월	끝자리 수 8,9	끝자리 수 0,1	끝자리 수 2,3	끝자리 수 4,5	끝자리 수 6,7
9월	끝자리 수 7,8	끝자리 수 0,9	끝자리 수 1,2	끝자리 수 3,4	끝자리 수 5,6
10월	끝자리 수 7,8	끝자리 수 0,9	끝자리 수 1,2	끝자리 수 3,4	끝자리 수 5,6
11월	끝자리 수 6,7	끝자리 수 8,9	끝자리 수 0,1	끝자리 수 2,3	끝자리 수 4,5
12월	끝자리 수 6,7	끝자리 수 8,9	끝자리 수 0,1	끝자리 수 2,3	끝자리 수 4,5

2008	목	화	토	금	수
1월	끝자리 수 5,6	끝자리 수 7,8	끝자리 수 0,9	끝자리 수 1,2	끝자리 수 3,4
2월	끝자리 수 4,5	끝자리 수 6,7	끝자리 수 8,9	끝자리 수 0,1	끝자리 수 2,3
3월	끝자리 수 5,6	끝자리 수 7,8	끝자리 수 0,9	끝자리 수 1,2	끝자리 수 3,4
4월	끝자리 수 4,5	끝자리 수 6,7	끝자리 수 8,9	끝자리 수 0,1	끝자리 수 2,3
5월	끝자리 수 4,5	끝자리 수 6,7	끝자리 수 8,9	끝자리 수 0,1	끝자리 수 2,3
6월	끝자리 수 3,4	끝자리 수 5,6	끝자리 수 7,8	끝자리 수 0,9	끝자리 수 1,2
7월	끝자리 수 3,4	끝자리 수 5,6	끝자리 수 7,8	끝자리 수 0,9	끝자리 수 1,2
8월	끝자리 수 2,3	끝자리 수 4,5	끝자리 수 6,7	끝자리 수 8,9	끝자리 수 0,1
9월	끝자리 수 1,2	끝자리 수 3,4	끝자리 수 5,6	끝자리 수 7,8	끝자리 수 0,9
10월	끝자리 수 1,2	끝자리 수 3,4	끝자리 수 5,6	끝자리 수 7,8	끝자리 수 0,9
11월	끝자리 수 0,1	끝자리 수 2,3	끝자리 수 4,5	끝자리 수 6,7	끝자리 수 8,9
12월	끝자리 수 0,1	끝자리 수 2,3	끝자리 수 4,5	끝자리 수 6,7	끝자리 수 8,9

2009	목	화	토	금	수
1월	끝자리 수 0,9	끝자리 수 1,2	끝자리 수 3,4	끝자리 수 5,6	끝자리 수 7,8
2월	끝자리 수 8,9	끝자리 수 0,1	끝자리 수 2,3	끝자리 수 4,5	끝자리 수 6,7
3월	끝자리 수 0,1	끝자리 수 2,3	끝자리 수 4,5	끝자리 수 6,7	끝자리 수 8,9
4월	끝자리 수 0,9	끝자리 수 1,2	끝자리 수 3,4	끝자리 수 5,6	끝자리 수 7,8
5월	끝자리 수 0,9	끝자리 수 1,2	끝자리 수 3,4	끝자리 수 5,6	끝자리 수 7,8
6월	끝자리 수 8,9	끝자리 수 0,1	끝자리 수 2,3	끝자리 수 4,5	끝자리 수 6,7
7월	끝자리 수 8,9	끝자리 수 0,1	끝자리 수 2,3	끝자리 수 4,5	끝자리 수 6,7
8월	끝자리 수 7,8	끝자리 수 0,9	끝자리 수 1,2	끝자리 수 3,4	끝자리 수 5,6
9월	끝자리 수 6,7	끝자리 수 8,9	끝자리 수 0,1	끝자리 수 2,3	끝자리 수 4,5
10월	끝자리 수 6,7	끝자리 수 8,9	끝자리 수 0,1	끝자리 수 2,3	끝자리 수 4,5
11월	끝자리 수 5,6	끝자리 수 7,8	끝자리 수 0,9	끝자리 수 1,2	끝자리 수 3,4
12월	끝자리 수 5,6	끝자리 수 7,8	끝자리 수 0,9	끝자리 수 1,2	끝자리 수 3,4

2010	목	화	토	금	수
1월	끝자리 수 4,5	끝자리 수 6,7	끝자리 수 8,9	끝자리 수 0,1	끝자리 수 2,3
2월	끝자리 수 3,4	끝자리 수 5,6	끝자리 수 7,8	끝자리 수 0,9	끝자리 수 1,2
3월	끝자리 수 5,6	끝자리 수 7,8	끝자리 수 0,9	끝자리 수 1,2	끝자리 수 3,4
4월	끝자리 수 4,5	끝자리 수 6,7	끝자리 수 8,9	끝자리 수 0,1	끝자리 수 2,3
5월	끝자리 수 4,5	끝자리 수 6,7	끝자리 수 8,9	끝자리 수 0,1	끝자리 수 2,3
6월	끝자리 수 3,4	끝자리 수 5,6	끝자리 수 7,8	끝자리 수 0,9	끝자리 수 1,2
7월	끝자리 수 3,4	끝자리 수 5,6	끝자리 수 7,8	끝자리 수 0,9	끝자리 수 1,2
8월	끝자리 수 2,3	끝자리 수 4,5	끝자리 수 6,7	끝자리 수 8,9	끝자리 수 0,1
9월	끝자리 수 1,2	끝자리 수 3,4	끝자리 수 5,6	끝자리 수 7,8	끝자리 수 0,9
10월	끝자리 수 1,2	끝자리 수 3,4	끝자리 수 5,6	끝자리 수 7,8	끝자리 수 0,9
11월	끝자리 수 0,1	끝자리 수 2,3	끝자리 수 4,5	끝자리 수 6,7	끝자리 수 8,9
12월	끝자리 수 0,1	끝자리 수 2,3	끝자리 수 4,5	끝자리 수 6,7	끝자리 수 8,9

2011	목	화	토	금	수
1월	끝자리 수 0,9	끝자리 수 1,2	끝자리 수 3,4	끝자리 수 5,6	끝자리 수 7,8
2월	끝자리 수 8,9	끝자리 수 0,1	끝자리 수 2,3	끝자리 수 4,5	끝자리 수 6,7
3월	끝자리 수 0,1	끝자리 수 2,3	끝자리 수 4,5	끝자리 수 6,7	끝자리 수 8,9
4월	끝자리 수 0,9	끝자리 수 1,2	끝자리 수 3,4	끝자리 수 5,6	끝자리 수 7,8
5월	끝자리 수 0,9	끝자리 수 1,2	끝자리 수 3,4	끝자리 수 5,6	끝자리 수 7,8
6월	끝자리 수 8,9	끝자리 수 0,1	끝자리 수 2,3	끝자리 수 4,5	끝자리 수 6,7
7월	끝자리 수 8,9	끝자리 수 0,1	끝자리 수 2,3	끝자리 수 4,5	끝자리 수 6,7
8월	끝자리 수 7,8	끝자리 수 0,9	끝자리 수 1,2	끝자리 수 3,4	끝자리 수 5,6
9월	끝자리 수 6,7	끝자리 수 8,9	끝자리 수 0,1	끝자리 수 2,3	끝자리 수 4,5
10월	끝자리 수 6,7	끝자리 수 8,9	끝자리 수 0,1	끝자리 수 2,3	끝자리 수 4,5
11월	끝자리 수 5,6	끝자리 수 7,8	끝자리 수 0,9	끝자리 수 1,2	끝자리 수 3,4
12월	끝자리 수 5,6	끝자리 수 7,8	끝자리 수 0,9	끝자리 수 1,2	끝자리 수 3,4

2012	목	화	토	금	수
1월	끝자리 수 4,5	끝자리 수 6,7	끝자리 수 8,9	끝자리 수 0,1	끝자리 수 2,3
2월	끝자리 수 3,4	끝자리 수 5,6	끝자리 수 7,8	끝자리 수 0,9	끝자리 수 1,2
3월	끝자리 수 4,5	끝자리 수 6,7	끝자리 수 8,9	끝자리 수 0,1	끝자리 수 2,3
4월	끝자리 수 3,4	끝자리 수 5,6	끝자리 수 7,8	끝자리 수 0,9	끝자리 수 1,2
5월	끝자리 수 3,4	끝자리 수 5,6	끝자리 수 7,8	끝자리 수 0,9	끝자리 수 1,2
6월	끝자리 수 2,3	끝자리 수 4,5	끝자리 수 6,7	끝자리 수 8,9	끝자리 수 0,1
7월	끝자리 수 2,3	끝자리 수 4,5	끝자리 수 6,7	끝자리 수 8,9	끝자리 수 0,1
8월	끝자리 수 1,2	끝자리 수 3,4	끝자리 수 5,6	끝자리 수 7,8	끝자리 수 0,9
9월	끝자리 수 0,1	끝자리 수 2,3	끝자리 수 4,5	끝자리 수 6,7	끝자리 수 8,9
10월	끝자리 수 0,1	끝자리 수 2,3	끝자리 수 4,5	끝자리 수 6,7	끝자리 수 8,9
11월	끝자리 수 0,9	끝자리 수 1,2	끝자리 수 3,4	끝자리 수 5,6	끝자리 수 7,8
12월	끝자리 수 0,9	끝자리 수 1,2	끝자리 수 3,4	끝자리 수 5,6	끝자리 수 7,8

2013	목	화	토	금	수
1월	끝자리 수 8,9	끝자리 수 0,1	끝자리 수 2,3	끝자리 수 4,5	끝자리 수 6,7
2월	끝자리 수 7,8	끝자리 수 0,9	끝자리 수 1,2	끝자리 수 3,4	끝자리 수 5,6
3월	끝자리 수 0,9	끝자리 수 1,2	끝자리 수 3,4	끝자리 수 5,6	끝자리 수 7,8
4월	끝자리 수 8,9	끝자리 수 0,1	끝자리 수 2,3	끝자리 수 4,5	끝자리 수 6,7
5월	끝자리 수 8,9	끝자리 수 0,1	끝자리 수 2,3	끝자리 수 4,5	끝자리 수 6,7
6월	끝자리 수 7,8	끝자리 수 0,9	끝자리 수 1,2	끝자리 수 3,4	끝자리 수 5,6
7월	끝자리 수 7,8	끝자리 수 0,9	끝자리 수 1,2	끝자리 수 3,4	끝자리 수 5,6
8월	끝자리 수 6,7	끝자리 수 8,9	끝자리 수 0,1	끝자리 수 2,3	끝자리 수 4,5
9월	끝자리 수 5,6	끝자리 수 7,8	끝자리 수 0,9	끝자리 수 1,2	끝자리 수 3,4
10월	끝자리 수 5,6	끝자리 수 7,8	끝자리 수 0,9	끝자리 수 1,2	끝자리 수 3,4
11월	끝자리 수 4,5	끝자리 수 6,7	끝자리 수 8,9	끝자리 수 0,1	끝자리 수 2,3
12월	끝자리 수 4,5	끝자리 수 6,7	끝자리 수 8,9	끝자리 수 0,1	끝자리 수 2,3

2014	목	화	토	금	수
1월	끝자리 수 3,4	끝자리 수 5,6	끝자리 수 7,8	끝자리 수 0,9	끝자리 수 1,2
2월	끝자리 수 2,3	끝자리 수 4,5	끝자리 수 6,7	끝자리 수 8,9	끝자리 수 0,1
3월	끝자리 수 4,5	끝자리 수 6,7	끝자리 수 8,9	끝자리 수 0,1	끝자리 수 2,3
4월	끝자리 수 3,4	끝자리 수 5,6	끝자리 수 7,8	끝자리 수 0,9	끝자리 수 1,2
5월	끝자리 수 3,4	끝자리 수 5,6	끝자리 수 7,8	끝자리 수 0,9	끝자리 수 1,2
6월	끝자리 수 2,3	끝자리 수 4,5	끝자리 수 6,7	끝자리 수 8,9	끝자리 수 0,1
7월	끝자리 수 2,3	끝자리 수 4,5	끝자리 수 6,7	끝자리 수 8,9	끝자리 수 0,1
8월	끝자리 수 1,2	끝자리 수 3,4	끝자리 수 5,6	끝자리 수 7,8	끝자리 수 0,9
9월	끝자리 수 0,1	끝자리 수 2,3	끝자리 수 4,5	끝자리 수 6,7	끝자리 수 8,9
10월	끝자리 수 0,1	끝자리 수 2,3	끝자리 수 4,5	끝자리 수 6,7	끝자리 수 8,9
11월	끝자리 수 0,9	끝자리 수 1,2	끝자리 수 3,4	끝자리 수 5,6	끝자리 수 7,8
12월	끝자리 수 0,9	끝자리 수 1,2	끝자리 수 3,4	끝자리 수 5,6	끝자리 수 7,8

2015	목	화	토	금	수
1월	끝자리 수 8,9	끝자리 수 0,1	끝자리 수 2,3	끝자리 수 4,5	끝자리 수 6,7
2월	끝자리 수 7,8	끝자리 수 0,9	끝자리 수 1,2	끝자리 수 3,4	끝자리 수 5,6
3월	끝자리 수 0,9	끝자리 수 1,2	끝자리 수 3,4	끝자리 수 5,6	끝자리 수 7,8
4월	끝자리 수 8,9	끝자리 수 0,1	끝자리 수 2,3	끝자리 수 4,5	끝자리 수 6,7
5월	끝자리 수 8,9	끝자리 수 0,1	끝자리 수 2,3	끝자리 수 4,5	끝자리 수 6,7
6월	끝자리 수 7,8	끝자리 수 0,9	끝자리 수 1,2	끝자리 수 3,4	끝자리 수 5,6
7월	끝자리 수 7,8	끝자리 수 0,9	끝자리 수 1,2	끝자리 수 3,4	끝자리 수 5,6
8월	끝자리 수 6,7	끝자리 수 8,9	끝자리 수 0,1	끝자리 수 2,3	끝자리 수 4,5
9월	끝자리 수 5,6	끝자리 수 7,8	끝자리 수 0,9	끝자리 수 1,2	끝자리 수 3,4
10월	끝자리 수 5,6	끝자리 수 7,8	끝자리 수 0,9	끝자리 수 1,2	끝자리 수 3,4
11월	끝자리 수 4,5	끝자리 수 6,7	끝자리 수 8,9	끝자리 수 0,1	끝자리 수 2,3
12월	끝자리 수 4,5	끝자리 수 6,7	끝자리 수 8,9	끝자리 수 0,1	끝자리 수 2,3

2016	목	화	토	금	수
1월	끝자리 수 3,4	끝자리 수 5,6	끝자리 수 7,8	끝자리 수 0,9	끝자리 수 1,2
2월	끝자리 수 2,3	끝자리 수 4,5	끝자리 수 6,7	끝자리 수 8,9	끝자리 수 0,1
3월	끝자리 수 3,4	끝자리 수 5,6	끝자리 수 7,8	끝자리 수 0,9	끝자리 수 1,2
4월	끝자리 수 2,3	끝자리 수 4,5	끝자리 수 6,7	끝자리 수 8,9	끝자리 수 0,1
5월	끝자리 수 2,3	끝자리 수 4,5	끝자리 수 6,7	끝자리 수 8,9	끝자리 수 0,1
6월	끝자리 수 1,2	끝자리 수 3,4	끝자리 수 5,6	끝자리 수 7,8	끝자리 수 0,9
7월	끝자리 수 1,2	끝자리 수 3,4	끝자리 수 5,6	끝자리 수 7,8	끝자리 수 0,9
8월	끝자리 수 0,1	끝자리 수 2,3	끝자리 수 4,5	끝자리 수 6,7	끝자리 수 8,9
9월	끝자리 수 0,9	끝자리 수 1,2	끝자리 수 3,4	끝자리 수 5,6	끝자리 수 7,8
10월	끝자리 수 0,9	끝자리 수 1,2	끝자리 수 3,4	끝자리 수 5,6	끝자리 수 7,8
11월	끝자리 수 8,9	끝자리 수 0,1	끝자리 수 2,3	끝자리 수 4,5	끝자리 수 6,7
12월	끝자리 수 8,9	끝자리 수 0,1	끝자리 수 2,3	끝자리 수 4,5	끝자리 수 6,7

2020	목	화	토	금	수
1월	끝자리 수 2,3	끝자리 수 4,5	끝자리 수 6,7	끝자리 수 8,9	끝자리 수 0,1
2월	끝자리 수 1,2	끝자리 수 3,4	끝자리 수 5,6	끝자리 수 7,8	끝자리 수 0,9
3월	끝자리 수 2,3	끝자리 수 4,5	끝자리 수 6,7	끝자리 수 8,9	끝자리 수 0,1
4월	끝자리 수 1,2	끝자리 수 3,4	끝자리 수 5,6	끝자리 수 7,8	끝자리 수 0,9
5월	끝자리 수 1,2	끝자리 수 3,4	끝자리 수 5,6	끝자리 수 7,8	끝자리 수 0,9
6월	끝자리 수 0,1	끝자리 수 2,3	끝자리 수 4,5	끝자리 수 6,7	끝자리 수 8,9
7월	끝자리 수 0,1	끝자리 수 2,3	끝자리 수 4,5	끝자리 수 6,7	끝자리 수 8,9
8월	끝자리 수 0,9	끝자리 수 1,2	끝자리 수 3,4	끝자리 수 5,6	끝자리 수 7,8
9월	끝자리 수 8,9	끝자리 수 0,1	끝자리 수 2,3	끝자리 수 4,5	끝자리 수 6,7
10월	끝자리 수 8,9	끝자리 수 0,1	끝자리 수 2,3	끝자리 수 4,5	끝자리 수 6,7
11월	끝자리 수 7,8	끝자리 수 0,9	끝자리 수 1,2	끝자리 수 3,4	끝자리 수 5,6
12월	끝자리 수 7,8	끝자리 수 0,9	끝자리 수 1,2	끝자리 수 3,4	끝자리 수 5,6

2017	목	화	토	금	수
1월	끝자리 수 7,8	끝자리 수 0,9	끝자리 수 1,2	끝자리 수 3,4	끝자리 수 5,6
2월	끝자리 수 6,7	끝자리 수 8,9	끝자리 수 0,1	끝자리 수 2,3	끝자리 수 4,5
3월	끝자리 수 8,9	끝자리 수 0,1	끝자리 수 2,3	끝자리 수 4,5	끝자리 수 6,7
4월	끝자리 수 7,8	끝자리 수 0,9	끝자리 수 1,2	끝자리 수 3,4	끝자리 수 5,6
5월	끝자리 수 7,8	끝자리 수 0,9	끝자리 수 1,2	끝자리 수 3,4	끝자리 수 5,6
6월	끝자리 수 6,7	끝자리 수 8,9	끝자리 수 0,1	끝자리 수 2,3	끝자리 수 4,5
7월	끝자리 수 6,7	끝자리 수 8,9	끝자리 수 0,1	끝자리 수 2,3	끝자리 수 4,5
8월	끝자리 수 5,6	끝자리 수 7,8	끝자리 수 0,9	끝자리 수 1,2	끝자리 수 3,4
9월	끝자리 수 4,5	끝자리 수 6,7	끝자리 수 8,9	끝자리 수 0,1	끝자리 수 2,3
10월	끝자리 수 4,5	끝자리 수 6,7	끝자리 수 8,9	끝자리 수 0,1	끝자리 수 2,3
11월	끝자리 수 3,4	끝자리 수 5,6	끝자리 수 7,8	끝자리 수 0,9	끝자리 수 1,2
12월	끝자리 수 3,4	끝자리 수 5,6	끝자리 수 7,8	끝자리 수 0,9	끝자리 수 1,2

2021	목	화	토	금	수
1월	끝자리 수 6,7	끝자리 수 8,9	끝자리 수 0,1	끝자리 수 2,3	끝자리 수 4,5
2월	끝자리 수 5,6	끝자리 수 7,8	끝자리 수 0,9	끝자리 수 1,2	끝자리 수 3,4
3월	끝자리 수 7,8	끝자리 수 0,9	끝자리 수 1,2	끝자리 수 3,4	끝자리 수 5,6
4월	끝자리 수 6,7	끝자리 수 8,9	끝자리 수 0,1	끝자리 수 2,3	끝자리 수 4,5
5월	끝자리 수 6,7	끝자리 수 8,9	끝자리 수 0,1	끝자리 수 2,3	끝자리 수 4,5
6월	끝자리 수 5,6	끝자리 수 7,8	끝자리 수 0,9	끝자리 수 1,2	끝자리 수 3,4
7월	끝자리 수 5,6	끝자리 수 7,8	끝자리 수 0,9	끝자리 수 1,2	끝자리 수 3,4
8월	끝자리 수 4,5	끝자리 수 6,7	끝자리 수 8,9	끝자리 수 0,1	끝자리 수 2,3
9월	끝자리 수 3,4	끝자리 수 5,6	끝자리 수 7,8	끝자리 수 0,9	끝자리 수 1,2
10월	끝자리 수 3,4	끝자리 수 5,6	끝자리 수 7,8	끝자리 수 0,9	끝자리 수 1,2
11월	끝자리 수 2,3	끝자리 수 4,5	끝자리 수 6,7	끝자리 수 8,9	끝자리 수 0,1
12월	끝자리 수 2,3	끝자리 수 4,5	끝자리 수 6,7	끝자리 수 8,9	끝자리 수 0,1

2018	목	화	토	금	수
1월	끝자리 수 2,3	끝자리 수 4,5	끝자리 수 6,7	끝자리 수 8,9	끝자리 수 0,1
2월	끝자리 수 1,2	끝자리 수 3,4	끝자리 수 5,6	끝자리 수 7,8	끝자리 수 0,9
3월	끝자리 수 3,4	끝자리 수 5,6	끝자리 수 7,8	끝자리 수 0,9	끝자리 수 1,2
4월	끝자리 수 2,3	끝자리 수 4,5	끝자리 수 6,7	끝자리 수 8,9	끝자리 수 0,1
5월	끝자리 수 2,3	끝자리 수 4,5	끝자리 수 6,7	끝자리 수 8,9	끝자리 수 0,1
6월	끝자리 수 1,2	끝자리 수 3,4	끝자리 수 5,6	끝자리 수 7,8	끝자리 수 0,9
7월	끝자리 수 1,2	끝자리 수 3,4	끝자리 수 5,6	끝자리 수 7,8	끝자리 수 0,9
8월	끝자리 수 0,1	끝자리 수 2,3	끝자리 수 4,5	끝자리 수 6,7	끝자리 수 8,9
9월	끝자리 수 0,9	끝자리 수 1,2	끝자리 수 3,4	끝자리 수 5,6	끝자리 수 7,8
10월	끝자리 수 0,9	끝자리 수 1,2	끝자리 수 3,4	끝자리 수 5,6	끝자리 수 7,8
11월	끝자리 수 8,9	끝자리 수 0,1	끝자리 수 2,3	끝자리 수 4,5	끝자리 수 6,7
12월	끝자리 수 8,9	끝자리 수 0,1	끝자리 수 2,3	끝자리 수 4,5	끝자리 수 6,7

2022	목	화	토	금	수
1월	끝자리 수 1,2	끝자리 수 3,4	끝자리 수 5,6	끝자리 수 7,8	끝자리 수 0,9
2월	끝자리 수 0,1	끝자리 수 2,3	끝자리 수 4,5	끝자리 수 6,7	끝자리 수 8,9
3월	끝자리 수 2,3	끝자리 수 4,5	끝자리 수 6,7	끝자리 수 8,9	끝자리 수 0,1
4월	끝자리 수 1,2	끝자리 수 3,4	끝자리 수 5,6	끝자리 수 7,8	끝자리 수 0,9
5월	끝자리 수 1,2	끝자리 수 3,4	끝자리 수 5,6	끝자리 수 7,8	끝자리 수 0,9
6월	끝자리 수 0,1	끝자리 수 2,3	끝자리 수 4,5	끝자리 수 6,7	끝자리 수 8,9
7월	끝자리 수 0,1	끝자리 수 2,3	끝자리 수 4,5	끝자리 수 6,7	끝자리 수 8,9
8월	끝자리 수 0,9	끝자리 수 1,2	끝자리 수 3,4	끝자리 수 5,6	끝자리 수 7,8
9월	끝자리 수 8,9	끝자리 수 0,1	끝자리 수 2,3	끝자리 수 4,5	끝자리 수 6,7
10월	끝자리 수 8,9	끝자리 수 0,1	끝자리 수 2,3	끝자리 수 4,5	끝자리 수 6,7
11월	끝자리 수 7,8	끝자리 수 0,9	끝자리 수 1,2	끝자리 수 3,4	끝자리 수 5,6
12월	끝자리 수 7,8	끝자리 수 0,9	끝자리 수 1,2	끝자리 수 3,4	끝자리 수 5,6

2019	목	화	토	금	수
1월	끝자리 수 7,8	끝자리 수 0,9	끝자리 수 1,2	끝자리 수 3,4	끝자리 수 5,6
2월	끝자리 수 6,7	끝자리 수 8,9	끝자리 수 0,1	끝자리 수 2,3	끝자리 수 4,5
3월	끝자리 수 8,9	끝자리 수 0,1	끝자리 수 2,3	끝자리 수 4,5	끝자리 수 6,7
4월	끝자리 수 7,8	끝자리 수 0,9	끝자리 수 1,2	끝자리 수 3,4	끝자리 수 5,6
5월	끝자리 수 7,8	끝자리 수 0,9	끝자리 수 1,2	끝자리 수 3,4	끝자리 수 5,6
6월	끝자리 수 6,7	끝자리 수 8,9	끝자리 수 0,1	끝자리 수 2,3	끝자리 수 4,5
7월	끝자리 수 6,7	끝자리 수 8,9	끝자리 수 0,1	끝자리 수 2,3	끝자리 수 4,5
8월	끝자리 수 5,6	끝자리 수 7,8	끝자리 수 0,9	끝자리 수 1,2	끝자리 수 3,4
9월	끝자리 수 4,5	끝자리 수 6,7	끝자리 수 8,9	끝자리 수 0,1	끝자리 수 2,3
10월	끝자리 수 4,5	끝자리 수 6,7	끝자리 수 8,9	끝자리 수 0,1	끝자리 수 2,3
11월	끝자리 수 3,4	끝자리 수 5,6	끝자리 수 7,8	끝자리 수 0,9	끝자리 수 1,2
12월	끝자리 수 3,4	끝자리 수 5,6	끝자리 수 7,8	끝자리 수 0,9	끝자리 수 1,2

2023	목	화	토	금	수
1월	끝자리 수 1,2	끝자리 수 3,4	끝자리 수 5,6	끝자리 수 7,8	끝자리 수 0,9
2월	끝자리 수 0,1	끝자리 수 2,3	끝자리 수 4,5	끝자리 수 6,7	끝자리 수 8,9
3월	끝자리 수 2,3	끝자리 수 4,5	끝자리 수 6,7	끝자리 수 8,9	끝자리 수 0,1
4월	끝자리 수 1,2	끝자리 수 3,4	끝자리 수 5,6	끝자리 수 7,8	끝자리 수 0,9
5월	끝자리 수 1,2	끝자리 수 3,4	끝자리 수 5,6	끝자리 수 7,8	끝자리 수 0,9
6월	끝자리 수 0,1	끝자리 수 2,3	끝자리 수 4,5	끝자리 수 6,7	끝자리 수 8,9
7월	끝자리 수 0,1	끝자리 수 2,3	끝자리 수 4,5	끝자리 수 6,7	끝자리 수 8,9
8월	끝자리 수 0,9	끝자리 수 1,2	끝자리 수 3,4	끝자리 수 5,6	끝자리 수 7,8
9월	끝자리 수 8,9	끝자리 수 0,1	끝자리 수 2,3	끝자리 수 4,5	끝자리 수 6,7
10월	끝자리 수 8,9	끝자리 수 0,1	끝자리 수 2,3	끝자리 수 4,5	끝자리 수 6,7
11월	끝자리 수 7,8	끝자리 수 0,9	끝자리 수 1,2	끝자리 수 3,4	끝자리 수 5,6
12월	끝자리 수 7,8	끝자리 수 0,9	끝자리 수 1,2	끝자리 수 3,4	끝자리 수 5,6

옮긴이 **정주은**

고려대학교 중문과와 이화여자대학교 통번역대학원 한중과를 졸업하였다. 여러 해 동안 철학, 문학, 사학, 육아, 자기계발, 아동문학 등 다양한 분야의 서적을 번역하며 서적의 특성에 따라 번역하는 노하우를 쌓았다. 개인적으로 인문학에 관심이 깊은 데다가 인문서적 번역에 대한 열의가 높아 번역자로서의 자질을 다지기 위해 관련 지식을 풍부히 쌓아왔다. 한국 독자들이 쉽게 이해할 수 있도록 한국식 속담, 격언, 사자성어를 적극적으로 활용하는 편이며 중서 번역에서 특히 문제시되는 직역과 한자어 남용을 피하고 순우리말 표현을 지향하고 있다. 현재 번역 에이전시 ㈜엔터스코리아에서 출판기획 및 중국어 전문 번역가로 활동하고 있다. 주요 역서로는《습 없애고 열 내려야 병이 없다》,《화를 다스려야 병이 없다》,《몸, 예술로 말하다》등 다수가 있다.

여자로 태어나 아프지 않고 사는 법

펴낸날 초판 1쇄 2016년 7월 5일

지은이 장허야오
옮긴이 정주은

펴낸이 임호준
이사 홍헌표
편집장 김소중
책임 편집 김유경 ┃ **편집 1팀** 장재순 안진숙
디자인 왕윤경 김효숙 정윤경 ┃ **마케팅** 강진수 김혜민
경영지원 나은혜 박석호 ┃ **지식사업부** 표형원 이용직 김준홍 차상은

인쇄 (주)웰컴피앤피

펴낸곳 비타북스 ┃ **발행처** (주)헬스조선 ┃ **출판등록** 제2-4324호 2006년 1월 12일
주소 서울특별시 중구 세종대로 21길 30 ┃ **전화** (02) 724-7636 ┃ **팩스** (02) 722-9339
홈페이지 www.vita-books.co.kr ┃ **블로그** blog.naver.com/vita_books ┃ **페이스북** www.facebook.com/vitabooks

ⓒ 장허야오, 2016

ISBN 979-11-5846-100-3 13510

• 이 도서의 국립중앙도서관 출판예정도서목록(CIP)은 서지정보유통지원시스템 홈페이지(http://seoji.nl.go.kr)와
  국가자료공동목록시스템(http://www.nl.go.kr/kolisnet)에서 이용하실 수 있습니다. (CIP제어번호: CIP2016014605)

• 비타북스는 독자 여러분의 책에 대한 아이디어와 원고 투고를 기다리고 있습니다.
  책 출간을 원하시는 분은 이메일 vbook@chosun.com으로 간단한 개요와 취지, 연락처 등을 보내주세요.

  비타북스는 건강한 몸과 아름다운 삶을 생각하는 (주)헬스조선의 출판 브랜드입니다.